TRAITÉ

SUR LA NATURE ET LA GUÉRISON

DES

MALADIES DE LA PEAU.

PARIS. — IMPRIMERIE DE VINCHON, RUE J.-J.-ROUSSEAU, 8.

MÉDAILLE

DÉCERNÉE AU DOCTEUR BELLIOL, PAR LA VILLE DE PARIS.

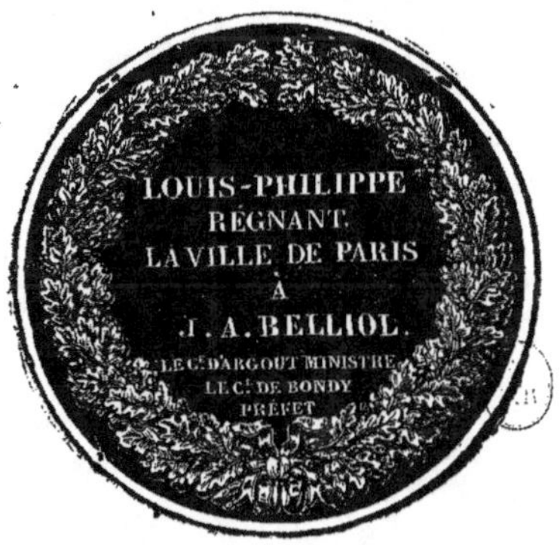

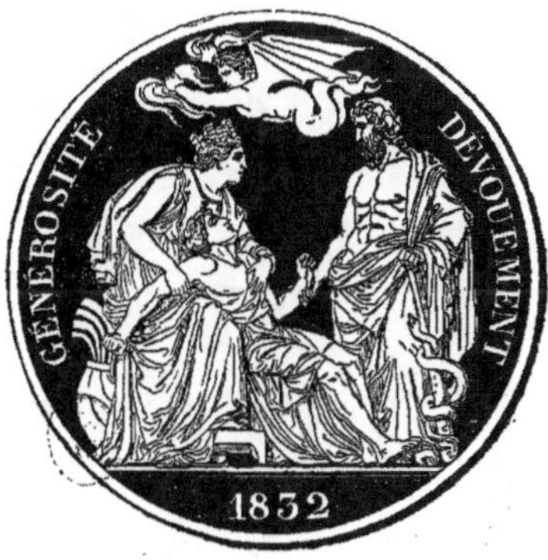

TRAITÉ

SUR LA NATURE ET LA GUÉRISON

DES

MALADIES DE LA PEAU

(Dartres, Teigne, Scrofules, Ulcère, Cancer, Syphilis,)

OÙ SE TROUVENT EXPOSÉS LES AVANTAGES D'UN

Traitement végétal, dépuratif et rafraîchissant ;

PAR LE DOCTEUR BELLIOL.

Précédé du Rapport d'une Commission médicale.

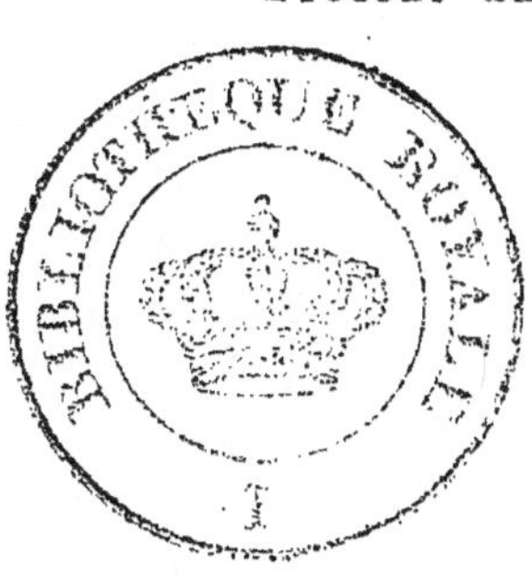

DIXIÈME ÉDITION.

Paris,

Chez l'Auteur, rue des Bons-Enfants, 32;
Et chez Roret, Libraire, rue Hautefeuille, 10 bis.

1843.

A LA MÉMOIRE

Du Baron **ALIBERT,**

MÉDECIN DE LOUIS XVIII,

MÉDECIN EN CHEF DE L'HOPITAL SAINT-LOUIS,

PROFESSEUR DE LA FACULTÉ DE MÉDECINE DE PARIS,

OFFICIER DE LA LÉGION-D'HONNEUR, CHEVALIER DE SAINT-MICHEL,

MEMBRE DE L'ACADÉMIE ROYALE DE MÉDECINE, etc.

O vous qui, dans un monde meilleur, jouissez de toutes les félicités promises à votre âme immortelle, daignez prendre cet écrit sous votre égide. Entre la tombe et le Ciel, il est une terre où la palme de la science vous a été décernée, et où votre nom illustre est vénéré. Que votre âme se réjouisse : vos disciples ont propagé vos doctrines, et l'humanité chante vos louanges.

BELLIOL.

Préface.

Les médecins de l'antiquité, les Grecs, les Latins et les Arabes, ne nous ont que fort peu éclairés sur les affections de la peau ; les médecins modernes qui se sont spécialement occupés de ces maladies, et au premier rang desquels il faut placer Lorry, Alibert et Biett, ont mieux apprécié leur marche, leurs phénomènes et leur génie particulier ; mais les moyens curatifs qui ont été proposés et mis en usage jusqu'à ce jour ne sont que rarement couronnés par le succès ; et sur un grand nombre de malades, à peine en guérit-on quelques uns.

Frappé de résultats si peu satisfaisants, je dirigeai longtemps mes recherches vers ce genre de maladies qui semblent se multiplier de jour en jour ; je les étudiai sous toutes les formes ; je multipliai mes essais ; j'expérimentai toutes les préparations qui ont tour à tour été préconisées ; j'en formai de nouvelles, et quand je crus mon expérience suffisamment éclairée et que d'heureux résultats vinrent sanctionner mes travaux, je présentai, le 4 janvier 1825, à la Faculté de Médecine de Paris, un travail sur cette matière, qu'elle daigna sanctionner, et plus tard, le 2 mars 1833, une commission médicale, après deux années d'expérimentation, fit un rapport qui constate hautement les avantages et la supériorité de ma méthode dans le traitement des maladies de la peau et des diverses affections chroniques qui assiègent l'organisation humaine.

Le nouvel écrit que j'offre aujourd'hui au public, et qui est déjà parvenu à sa dixième édition, est plus étendu ; c'est le fruit de mes nouvelles recherches. Ma doctrine sur les maladies de la peau y est plus largement développée, elle a subi l'épreuve du temps et de l'expérience. Le médecin qui aime son art ne saurait rester stationnaire ; son esprit doit sans cesse chercher à améliorer : quand le siècle marche et que toutes les connaissances humaines tendent à leur apogée, il ne saurait rester étranger à ce grand mouvement. L'art de guérir y occupe une large part, et son but, qui est la conservation des hommes, est à la fois noble et intéressant.

Il m'a semblé que, puisque la peau est le domaine où se développent les dartres, les écrouelles, la syphilis, sa description anatomique et sa physiologie devaient être une introduction naturelle à cet écrit : aussi ai-je obéi à cette conviction : l'ordre me plaît, la méthode est ma suprême loi. Je me suis occupé, dans cet ouvrage, des affections dartreuses en général et de quelques unes de leurs variétés, telles que la teigne et la gale ; j'ai longuement tracé leur histoire, j'ai signalé les causes qui les produisent et le traitement qui leur convient, j'ai signalé les phénomènes singuliers auxquels elles donnent souvent lieu et les formes infiniment variées qu'elles adoptent ; je n'ai rien omis sur les symptômes et le traitement d'une maladie qui, avec le sang, se transmet de génération en génération, dégrade nos formes extérieures, rampe dans les profondeurs de l'organisation, affecte péniblement le système nerveux, et qui, réagissant sur le moral, afflige la pensée, attristé tous les instants de la vie et nous pousse même quelquefois au suicide.

J'ai tracé un rapide tableau de la maladie écrouelleuse et des symptômes affligeants qui la caractérisent ; signalé les causes qui donnent lieu à son développement, et rapporté quelques observations qui m'ont paru remarquables.

J'ai cherché à dévoiler l'origine de la syphilis ; j'ai dépeint les symptômes qui la caractérisent, et tracé la marche à suivre pour en triompher. J'ai prouvé que, lorsque ce mal était négligé et exagéré par de mauvais traitements, il produisait les ravages les plus épouvantables, tandis qu'il s'efface et sans retour lorsqu'on rejette l'emploi des préparations mercurielles pour n'avoir recours qu'aux substances végétales, dépuratives et rafraîchissantes, sagement et convenablement administrées.

J'ai établi les rapports d'analogie qui existent entre les dartres, le mal vénérien et les écrouelles. L'étude des transformations que subissent ces diverses affections, souvent identiques, est féconde en résultats pour la médecine pratique.

J'ai parlé des maladies qui peuvent être entretenues par le vice dartreux, scrofuleux ou vénérien. Que d'affections graves qui attaquent les organes les plus importants de l'existence et qui ne doivent pas seulement être attribuées à l'irritation ou à l'inflammation, mais dont la véritable cause est la dégénération, l'altération de nos fluides, de nos humeurs ! Tout en rendant à M. Broussais la justice qu'il mérite, tout en appréciant combien a été féconde sa théorie de l'irritation appliquée au plus grand nombre de nos maladies, je ne saurais cependant m'empêcher de considérer l'application qu'il en a faite comme beaucoup trop étendue ; il nous a semblé que c'était trop se laisser aller à une idée exclusive, que d'oublier qu'il se forme dans nos fluides des changements, des dégénérations qui influencent maladivement nos parties solides. Il est important pour la médecine pratique d'avoir toujours présent à l'esprit que nos parties solides émanent du sang, et que celui-ci ne doit être considéré que comme une *chair coulante*.

Parmi les observations que j'ai recueillies, j'ai rapporté celles qui m'ont paru offrir le plus d'intérêt; elles viennent justifier les succès que j'ai obtenus et ceux que j'obtiens journellement. Pour mettre le dernier complément à cette nouvelle édition, j'y ai introduit, autant que possible, cet ordre sans lequel les faits passent inaperçus.

J'ai pensé que tracer une série de questions auxquelles le malade puisse répondre lorsqu'il est éloigné de Paris et qu'il réclame nos conseils, devait compléter cet écrit. Les malades étrangers à l'art de guérir ont besoin d'être guidés dans l'exposition des faits qui les concernent; le médecin, mieux éclairé, peut ainsi, selon les circonstances, modifier sa méthode et la rendre plus efficace (*voyez* page 26).

L'ouvrage que j'offre au public a déjà obtenu en Espagne et en Allemagne les honneurs d'une traduction; le succès que ma méthode obtient dans ces contrées a dépassé toutes mes espérances. Quand on a consacré une grande partie de sa vie au perfectionnement d'un art appelé à soulager les maux qui assiègent notre frêle existence, on ressent une secrète joie, un noble orgueil à voir fleurir ses doctrines; on éprouve une douce consolation en songeant qu'on a fait passer quelque espérance au cœur de celui que la douleur assiège et pour lequel la vie est un fardeau. La science n'a pas de patrie, le monde est son domaine; dans tout ce qui respire et qui souffre, le médecin ne voit que des frères.

Il est des hommes pour lesquels la reconnaissance est un tourment et l'ingratitude un besoin. Ils sont peut-être dignes de pitié

ceux qui ont au cœur de telles infirmités ; la nature, marâtre pour
eux, leur a ravi une des plus douces jouissances, celle de se com-
plaire au souvenir des bienfaits dont on a été l'objet. L'ingratitude indigne le cœur ; il n'est pas de vice plus affligeant, plus
odieux, tandis que la reconnaissance est une chaîne précieuse qui
lie les hommes au sein de la société. Ces réflexions naissent sous
ma plume, au souvenir de l'intérêt tendre et bienveillant dont
M. Alibert a daigné entourer ma jeune inexpérience ; combien de
fois sa bonté a soutenu mon courage et aplani pour moi le sentier
âpre des premières études ! Je sens que ma reconnaissance a besoin de se répandre, quand je songe que c'est aux doctes ensei-
gnements d'un maître aussi modeste que savant, que je dois les
progrès que j'ai pu faire dans l'art de guérir.

Médecin en chef de l'hôpital Saint-Louis, c'est lui qui a donné
à cet établissement, que saint Louis, le plus pieux et le plus
vénéré de nos rois, a édifié, cette suprématie qui s'est répandue
jusque dans les contrées les plus éloignées. C'est dans cet asile spécialement consacré au traitement des maladies les plus déplorables
qui puissent affliger l'espèce humaine, qu'il a puisé les matériaux
qui ont servi à l'exécution de son beau travail sur les maladies de
la peau. C'est sur ce théâtre des plus tristes et désolantes douleurs,
que son indulgente amitié est venue me tendre une main amie qui
a soutenu ma faiblesse et mes premiers pas dans la carrière que
j'étais appelé à parcourir. Sa sollicitude était pour moi sans bornes ;
au lit du malade, il dévoilait à mes yeux les mystères de la douleur ; il m'apprenait le secret de guérir ; dans des entretiens particuliers il faisait repasser sous mes yeux des individus affligés
par des maladies extraordinaires, et qui ne se rencontrent, comme
il le dit lui-même, que de loin en loin et à travers l'expérience des
siècles. Il a ouvert mes yeux à la lumière, et les siens se sont,
hélas ! fermés pour toujours.

M. Alibert avait contracté un goût prononcé pour les études

grecques ; il avait apporté dans l'enseignement les formes qui plai-
saient aux anciens, car, à l'instar des philosophes de l'ancienne
Grèce, il haranguait ses disciples en plein air. Tous les ans, au
retour du printemps, quand l'air était et plus tiède et plus pur,
lorsque les arbres se couvraient de verdure, que les oiseaux ga-
zouillaient dans le feuillage, il rassemblait ses jeunes adeptes sous
les ombrages de l'hospice, et leur dévoilait les mystères d'un art
difficile et consolateur. Quelquefois, pour délasser l'esprit de ses
auditeurs, il savait briser la monotonie d'entretiens aussi sévères
en devenant conteur aimable : sa conversation était animée,
attrayante, inépuisable, instructive ; il s'énonçait avec autant de
simplicité que de modestie. Son style éloquent, rempli d'images,
faisait revivre avec bonheur les traits les plus saillants des temps
éloignés ; il avait toute l'antiquité présente à sa mémoire.

Dans ses derniers écrits, il dépeint lui-même avec tant de
charme ces scènes de famille où la science coulait dans nos esprits
sans effort, que je veux le laisser parler ; je veux, pour quelques
instants, croire qu'il vit encore, je veux me prêter à cette douce
illusion qui plaît à mon cœur et rafraîchit ma pensée des souvenirs
du passé. « Le livre que je donne au public, dit-il, n'est que l'extrait
des leçons cliniques que je fais à mes élèves au retour de chaque
printemps. Platon pratiquait jadis son enseignement dans un
jardin du faubourg d'Athènes : c'était sous des arbres chargés de
fleurs et de fruits qu'il convoquait ses disciples chéris, et électri-
sait leurs jeunes âmes ; il les haranguait, tantôt dans une vaste
plaine, tantôt sur le penchant d'une colline : il semblait qu'il
voulût se rapprocher davantage de la nature, comme pour mieux
deviner ses merveilles. Je n'ai ni la riche imagination ni l'éloquence entraînante du philosophe de la Grèce ; mais je suis tout
plein du zèle qui l'animait. Dans l'enceinte des cours spacieuses
dont se compose l'hôpital Saint-Louis, près d'un pavillon solitaire
est une charmille où il semble qu'on respire un air plus salubre
que dans les autres parties de ce vaste édifice. C'est sous ces

tilleuls, dont la verdure est destinée à adoucir la tristesse d'un lieu consacré à l'infortune, que se rendent les malades préalablement choisis dans les salles et qui sont l'objet de l'entretien du jour. Ces malheureux, en proie pour la plupart à cette multitude d'infirmités chroniques qui sèment tant d'amertume sur la vie, se trouvent déjà rassurés en songeant qu'on va disserter sur leurs maux et sur les remèdes appropriés à leurs longues douleurs. Ils s'avancent vers nous avec espérance, guidés par la main secourable de ces religieuses hospitalières, sagement instituées pour adoucir les peines de l'existence, de ces vierges incomparables dont la voix est si consolante, et dont les soins sont si généreux ! Ils ne craignent pas d'exhaler leurs plaintes et de raconter l'histoire de leurs souffrances. »

Il est de fait que cette méthode de représentation est sans contredit la plus instructive : elle a été fort utile à une foule de médecins qui habitaient les provinces, et qui tous les ans venaient s'initier dans les secrets d'une clinique rare et merveilleuse qu'on eût cherchée vainement ailleurs. L'hôpital Saint-Louis était le rendez-vous d'une jeunesse studieuse qui avait compris que c'est dans ces grandes réunions d'hommes que rassemblent de longues douleurs, que notre zèle s'éclaire, que notre expérience grandit, et que nous apprenons le secret d'arracher la vie à la mort. Certes un pareil spectacle afflige la pensée, attriste le regard ; mais le bien de l'humanité, n'est-ce pas là un noble aiguillon qui fait surmonter au médecin le dégoût qu'il éprouve à la vue de si hideuses infirmités ? La compassion, ce sentiment sympathique qui le dirige vers tout ce qui souffre, le remplace bientôt, et quand l'oreille écoute de si tristes misères, les yeux obéissent à ce sentiment le plus noble de tous.

La profession du médecin est peu favorisée ; il ne se place pas au rang des heureux privilégiés qui atteignent fortune et honneurs. Son domaine, c'est la médiocrité; sa vie, c'est d'écouter les plaintes et les douleurs, et tout ce qu'il emporte au tombeau, c'est la plus douce des pensées, celle d'avoir fait le bien. Quand naguère une épidémie désolait notre cité, quand la mort moisson-nait nos familles et qu'un crêpe funèbre voilait notre patrie, quel n'a pas été le dévouement des médecins! en est-il qui ne soit point accouru au cri de la douleur? sur ce champ de bataille où nous avons lutté corps à corps avec un ennemi mortel qui nous frappait traîtreusement, avons-nous senti nos forces faillir? ne nous sommes-nous pas roidis jusqu'au terme du combat? et quand sont venus des jours meilleurs, alors nous avons essuyé la sueur de nos fronts, et comme le soldat harassé, nous n'avons demandé pour récompense qu'un jour de repos : voilà ce que nous avons fait, nous, déshérités des fortunes de ce monde. Une modeste médaille de bronze perpétuera le souvenir de notre dé-vouement; nous la léguons en héritage à nos enfants : que cette empreinte qui porte notre nom et l'image allégorique de notre cité, théâtre de cette abnégation de nous-même, réveille en eux ce noble sentiment qui porte l'homme à secourir son semblable. Notre vie sur cette terre n'est qu'un passage, notre âme s'y dé-pouille de toutes les vanités humaines, des richesses éphémères, et trouve de plus nobles jouissances dans un monde meilleur pro-mis à notre âme immortelle !

Je cède au besoin impérieux de raconter ici un épisode de la vie de M. Alibert; il doit intéresser, car les hommes qui usent leur vie dans une science qui a pour but le bien de l'humanité, doivent être précieux à la société. C'est dans un asile où règne la douleur que s'est cimentée une liaison qui a beaucoup influé sur ma carrière : c'est là où son amitié bienveillante a reçu en échange cette affection respectueuse qui est devenue pour mon souvenir le culte le plus cher. M. Alibert est le héros de ma jeunesse. Ceux qui se sont fait un nom en dévastant le monde, en le cou-vrant de ruines, en faisant couler le sang et les pleurs, ne m'inspirent que l'effroi ; je ne saurais devenir l'admirateur d'un instrument appelé à détruire les hommes. J'aime mieux reposer mes souvenirs sur de plus nobles et saintes vies ; je préfère l'éloquence persuasive de Fénelon qui console les affligés de ce monde ; je me sens plus touché de la charité de saint Vincent de Paule qui donna un berceau à l'enfance délaissée ; je vénère davantage le docte médecin qui a blanchi par l'étude et la méditation, qui a usé sa vie au service de l'humanité, qui a étanché le sang au lieu de le répandre, et qui meurt presque toujours pauvre et ignoré : je préfère, dis-je, ces nobles et utiles existences à ces noms fastueux écrits en caractères de sang. Si un guerrier heureux peut quelquefois réveiller mon admiration, il ne saurait faire vibrer les cordes sensibles de mon âme.

Le zèle de M. Alibert était infatigable ; à l'instar des anciens, c'est au flambeau de l'observation qu'il rédigeait ses écrits ; c'est par des ouvertures cadavériques multipliées qu'il s'instruisait ; c'était dans ces tristes et intéressantes recherches sur la nature inanimée qu'il cherchait le secret de la douleur et de la mort. Il est une circonstance de sa vie qui est toujours présente à ma pensée ; elle dépeint l'homme tout entier, son ardeur pour la science, son amour pour l'humanité : lui plus que personne avait compris qu'on ne progresse dans l'art de guérir qu'au prix des plus grands sacrifices, et que la vie du médecin n'est qu'une veille continuelle, une abnégation de tous les instants.

Il y avait à l'hôpital Saint-Louis un ancien armateur qui avait vu la mer couverte de ses vaisseaux et qui était arrivé à cet état de misère qui ne nous offre souvent d'autre refuge que l'hôpital, cet asile du malheur. Telle est la destinée humaine, qu'on passe trop souvent du faîte des grandeurs et de la fortune à l'état le plus misérable.

Je tairai le nom de cet infortuné : il est des situations qui inspirent tout l'intérêt et qui doivent se voiler pour tous, excepté pour le médecin. Cet homme était âgé de cinquante-cinq ans environ ;

sa vie avait toujours été sobre, et ce n'est qu'au déclin d'une existence prospère qu'il avait contracté l'habitude des boissons spiritueuses ; il avouait ingénûment que son goût aurait répudié un tel abus, s'il n'avait cru y trouver l'oubli de ses souffrances morales. Il était entré à l'hôpital Saint - Louis pour une affection chronique de l'estomac. Sous l'influence de ce dérangement, il était devenu triste et mélancolique ; sa peau s'était recouverte d'une espèce de lèpre, il était pris fréquemment d'accès épileptiques qui donnaient à sa physionomie un caractère effrayant ; ses membres amaigris étaient agités par d'atroces convulsions, sa bouche écumante laissait échapper un râle profond et déchirant. Un traitement approprié avait amélioré l'état de ce malheureux ; mais, ce qui est digne de remarque, c'est qu'avec la diminution de l'affection dartreuse s'accroissaient les symptômes épileptiques, tandis qu'ils s'éloignaient quand l'éruption revenait avec plus de force. Toutefois, on espérait, et ce malade était l'objet de toute notre sollicitude. Un jour, je ne sais comment, il se procura une assez forte quantité d'eau-de-vie, qu'il but ; le mal s'empira, et dans une attaque violente, où son visage devint d'un noir violacé, il succomba,

Depuis quelques jours, M. Alibert était souffrant, il gardait son appartement ; il apprit la mort violente de ce malade ; le temps légal qui permettait l'autopsie de ce cadavre ne finissait qu'à minuit ; il ne voulut pas attendre au lendemain, craignant, disait-il, qu'un temps trop long amenant la décomposition des organes, ne nous permît pas d'apprécier d'une manière certaine la cause matérielle de la mort. Nous étions en décembre, il faisait un froid humide et glacial ; dans l'état de faiblesse où il se trouvait, il était dangereux qu'il quittât sa demeure ; mais rien ne put vaincre sa détermination. Il est des dévouements qui assoupissent quelques instants la douleur, et donnent une énergie momentanée à l'existence ; que d'hommes illustres n'ont prolongé leurs jours que parce que l'amour de la science et de la vérité soutenait leur courage ! c'est quelquefois au feu d'une haute intelligence que la vie, prête à s'éteindre, reprend un nouvel essor.

Minuit sonnait à l'horloge de l'hospice, lorsqu'après en avoir franchi les cours silencieuses, nous pénétrâmes dans l'amphithéâtre des dissections. Ma plume est encore saisie d'émotion et mon cœur bat avec plus de violence quand je retrace à mon souvenir ces instants où, guidés par la science, nous pénétrâmes dans l'asile de la mort. Sur des tables gisaient des corps mutilés dont les membres épars indiquaient de sanglantes études. Le cadavre, objet de nos recherches, était affreusement contracté, il inspirait l'effroi, et jamais, depuis que j'ai mis le pied au sentier de notre art, je n'ai éprouvé une si violente émotion. Il est des instants, des situations qui frappent davantage la pensée et qui font vibrer tristement les cordes de notre âme. Le maître était livré à une profonde méditation; il considérait tout ce que la mort avait de triste chez cet homme, dont la peau violacée était recouverte d'une lèpre hideuse; son œil cherchait à découvrir les mystères de cette affreuse décomposition. Bientôt sa main plongea le scalpel au sein du cadavre. Nous procédâmes longtemps aux recherches les plus exactes, les plus minutieuses, et à la triste lueur d'une lampe nous trouvâmes dans un épanchement du cerveau et dans un cancer de l'estomac le secret d'une mort préparée par de si longues douleurs.

Durant ces intéressantes et lugubres investigations, M. Alibert, malgré ses souffrances, n'avait révélé aucune trace d'émotion; son visage pâle et sévère ne laissait apercevoir qu'une teinte de mélancolie; le besoin de connaître, de pénétrer les mystères de la mort et de la vie, avait absorbé toutes les qualités expansives de son âme. Le jour arrivait à l'horizon, qu'il avait encore l'attitude d'un homme qui a banni toute crainte; son air noble et méditatif me rappelait un de ces sages de la Grèce, dont le visage ne trahissait aucune émotion dans les circonstances même les plus périlleuses de la vie.

Cette nuit de décembre 1833 restera gravée à mon souvenir en caractères ineffaçables ; elle dira à ceux qui veulent s'initier aux secrets de notre art, que ce n'est souvent qu'au mépris de la santé et par des sacrifices de toute espèce, qu'on peut agrandir son domaine. Oui, le chemin de la science est âpre, mais son but est noble ! Elle apprendra à la postérité cette nuit si palpitante d'intérêt, le zèle infatigable du professeur Alibert. L'amour de la science embrasait son âme ; médecin philosophe aussi profond qu'éloquent, il a laissé des écrits qui feront époque. Ses recherches ont ouvert de nouvelles voies à l'observation et au champ de la science qu'il a si richement ensemencé ; des esprits sévères et studieux y trouveront longtemps encore une utile pâture.

Quelques détracteurs jaloux d'une position médicale élevée ont pu vouloir diminuer le mérite d'une vie si noblement remplie ; mais aujourd'hui que sa tombe s'est fermée, ils rendent un éclatant hommage à de longs et utiles travaux. L'envie est comme le malheur, elle poursuit souvent les grands hommes sur les ailes même de la plus brillante renommée, et ne leur fait grâce que sur leur tombeau. J'ai longtemps été honoré de l'amitié de M. Alibert ; dans ses écrits, il a daigné plusieurs fois associer mon nom à son nom illustre ; aussi dois-je espérer qu'on me pardonnera cette digression, en faveur du souvenir respectueux qui a guidé ma plume. « L'homme n'est pas né d'un rocher, ainsi que l'a dit le plus grand des orateurs romains ; il y a dans le cœur je ne sais quoi de tendre et de sensible, qui est sujet à être ébranlé par l'affection comme par une espèce d'orage. » *Non enim silice nati sumus : sed est naturale in animis tenerum quiddam atque molle, quod ægritudine, quasi tempestate quatiatur.*

RAPPORT

D'une Commission de quatre Docteurs de la Faculté de Médecine de Paris, sur la nouvelle Méthode végétale, dépurative et rafraîchissante, du Docteur BELLIOL.

————————

Appelés à prendre des renseignements sur la méthode végétale que le Docteur Belliol emploie dans le traitement des dartres, des écrouelles, des maladies vénériennes et des diverses affections chroniques humorales qui attaquent nos organes, nous avons suivi, pendant deux années consécutives, un très-grand nombre d'expériences qui nous ont permis d'établir notre jugement sur un procédé médical qui mérite de fixer vivement l'attention des médecins. Des faits dont nous avons été les témoins, il nous est permis de tirer les conclusions suivantes, et qui sont dignes du plus haut intérêt :

1° Qu'on ne peut mettre en doute l'efficacité de ce traitement dépuratif, attendu qu'un très-grand nombre de malades, affectés de vives démangeaisons et de dartres fort graves, puisqu'elles envahissaient toute l'étendue de la peau, ont été radicalement guéris. Nous avons vu des malades dans l'état le plus déplorable, par suite de dartres rongeantes anciennes et héréditaires, guérir dans un temps fort court, lors même qu'elles occupaient des parties délicates, telle que le visage, qu'elles étaient profondes et qu'elles dégageaient avec une odeur insupportable une matière purulente et très-corrosive. Des écoulements dartreux des oreilles, du nez, des paupières, ont cédé très-promptement à l'emploi de la *poudre végétale*. C'est sous cette forme que le dépuratif du Docteur Belliol est administré.

2° En quelques mois et par ce moyen, des malades affectés d'écrouelles ont été entièrement guéris ; cependant ils portaient les affections les plus graves : les uns avaient toutes les glandes du cou engorgées, bleuâtres et en suppuration ; d'autres avaient les paupières, les narines, les lèvres gonflées et gorgées d'humeur. Chez d'autres, le vice écrouelleux avait attaqué les os, les articulations ; l'épine dorsale était fortement recourbée, tordue ; les jambes, incapables de supporter le poids du corps par la détérioration du système osseux, avaient affecté les directions les plus vicieuses. Des dégradations épouvantables, d'horribles mutilations, dues au vice écrouelleux, se sont complétement effacées sous l'influence de ce puissant dépuratif.

3° Des maladies vénériennes anciennes et rebelles à tous les traitements, se manifestant soit par un suintement habituel, soit par des bubons, soit par des boutons ou des ulcérations paraissant et disparaissant à certains intervalles, ont été radicalement guéries par ce dépuratif. Des plaies profondes, des dégénérations cancéreuses, des excroissances d'une grande étendue, se sont effacées sous l'influence de ce moyen, lorsqu'elles avaient résisté à tous les médicaments employés en pareil cas, et qu'elles avaient été exagérées par des préparations mercurielles.

4° Nous avons suivi avec un intérêt tout particulier l'emploi de cette poudre dépurative dans le traitement de diverses affections chroniques de nature humorale. Des maladies des yeux, des oreilles, se sont promptement améliorées par ce moyen. Nous avons vu des malades crachant le pus, et atteints de phthisie pulmonaire, recouvrer en moins de six mois une santé florissante. Des hydropiques, réputés incurables, ayant subi plusieurs fois la ponction , très-amaigris par de longues douleurs, portant un teint jaune et safrané, ont été soulagés en quelques jours et guéris en peu de mois. Des constipations opiniâtres, des irritations d'entrailles, des maladies laiteuses, des pâles couleurs, des hémorrhoïdes, des affections cancéreuses du sein, de la matrice, se sont dissipées d'une manière miraculeuse sous l'influence de ce dépuratif. La facilité avec laquelle il résout divers principes acrimonieux qui irritent le système nerveux nous explique son efficacité dans le traitement des maladies vaporeuses, mélancoliques, hypocondriaques et hystériques. En un mot, cette préparation s'est montrée d'une énergique efficacité toutes les fois qu'il a fallu combattre un vice humoral, dartreux, écrouelleux, galeux, vénérien, scorbutique, bilieux, rhumatismal ou glaireux.

5° C'est sous forme de poudre , comme nous l'avons déjà dit , que le nouveau dépuratif est administré. Soumise à l'analyse chimique , nous avons constaté que cette poudre était végétale, et qu'elle ne contenait pas un *atome de mercure*. Elle est composée de l'extrait le plus pur des végétaux dépuratifs. Elle contient des substances gommeuses, rafraîchissantes, qui produisent les plus heureux effets dans toutes ces maladies humorales qui sont toujours accompagnées d'une certaine irritation. Il entre dans sa composition des substances qui poussent à la peau et aux urines, deux voies par lesquelles notre économie tend à se débarrasser des principes acrimonieux qui la tourmentent.

6° Nous avons constaté qu'elle convient aux personnes les plus débiles. Les enfants, fort glaireux de leur nature, et les vieillards , chez lesquels les fonctions de la peau et de la vessie ne s'opèrent qu'imparfaitement, en retirent d'heureux effets. Comme ce médicament est préparé d'après les principes de la doctrine physiologique, il doit se montrer précieux toutes les fois qu'il y a un principe acrimonieux à détruire , et une inflammation à combattre.

7° Le Docteur Belliol , étranger à tout esprit de système , n'a pas prétendu que la poudre végétale qui fait la base de son traitement pût seule suffire pour obtenir la cure des affections multipliées qui assiègent notre économie : il a senti qu'il fallait des moyens accessoires, soit pour abréger la durée d'une maladie, soit pour aider à sa guérison. Aussi use-t-il, lorsque les circonstances l'exigent, d'un purgatif qui est d'un emploi facile, et d'une pommade destinée aux personnes affectées de dartres, d'écrouelles ou de douleurs. Il a senti comme nous que, pour qu'une méthode soit toujours efficace, elle ne doit pas reposer sur un moyen exclusif, et qu'il est nécessaire qu'elle puisse se modifier de manière à s'adapter à l'âge, au tempérament et aux habitudes de chaque individu.

8° Les bornes de ce Rapport ne nous permettant pas de transcrire ici une multitude d'observations qui offrent un très-grand intérêt, nous avons dû, en quelque sorte, ne nous élever qu'à des données générales, et constater aussi succinctement que possible les succès de la méthode végétale dépurative, et ses heureux effets sur l'économie malade. D'ailleurs, le baron Alibert, médecin en chef de l'hôpital Saint-Louis, n'a-t-il pas déjà, depuis plusieurs années, signalé dans son bel ouvrage de *Matière médicale* les brillants succès obtenus par le Docteur Belliol , dans le traitement de toutes ces diverses maladies de la lymphe et du sang ?

Enfin , nous le disons hautement, le Docteur Belliol a fait faire un pas immense à l'art de guérir, en portant le traitement des dartres, des écrouelles, de la syphilis et des maladies chroniqnes, au plus haut degré de perfection. Nous avons l'honneur de proposer à l'Académie royale de Médecine et à l'Institut de France de donner son approbation aux recherches de ce médecin distingué , dont les travaux se montrent si profitables à l'humanité souffrante , et qui vient d'acquérir de nouveaux titres à l'estime publique , car il est un des médecins auxquels la ville de Paris, reconnaissante , vient de décerner une médaille d'honneur pour le dévouement qu'il a manifesté pendant l'épidémie qui a désolé notre cité.

Paris, le 2 mars 1833.

Avons signé le présent Rapport :

MORIN , de la Faculté de médecine de Paris, membre de la Société médicale d'émulation et de celle de Louvain , *rapporteur*.

VIGREUX , de la Faculté de médecine de Paris.

PERBOST DE SAINT-GAUDENS , de la Faculté de médecine de Paris, membre de plusieurs Sociétés nationales et étrangères.

ROBERT, de la Faculté de médecine de Paris, membre de la Société de médecine pratique, médecin honoraire de S. M. le roi de Suède.

RENSEIGNEMENTS

QUE DOIT FOURNIR LE CONSULTANT.

Les personnes éloignées de Paris qui désireront une consultation particulière pourront me donner sur leur état tous les éclaircissements nécessaires, en répondant aux questions suivantes, paragraphe par paragraphe, afin que rien d'important ne puisse être omis. La position du malade une fois bien appréciée, je corresponds avec lui, je l'aide de mes conseils, et le dirige dans la marche à suivre jusqu'à sa complète guérison. Le grand nombre de personnes que j'ai soignées et que je soigne en France et à l'étranger est une preuve que ma méthode est susceptible d'être appliquée avec un égal succès, à quelque distance que ce soit.

RENSEIGNEMENTS RELATIFS AUX DARTRES.

Si on est affecté d'une dartre:

1° Indiquer de quelle époque elle date; déterminer autant que possible les causes qui ont pu donner lieu à son développement.

2° Préciser la position de l'affection dartreuse et son étendue.

3° Indiquer si la dartre est rouge, si elle excite des démangeaisons, si elle suinte, si elle forme des croûtes, des boutons, des écailles, des farines, des plaques arrondies, des ulcères, des tubercules (duretés rouges), des vésicules, des petits points noirâtres à leur sommet, excitant une vive démangeaison, des taches jaunes, noires ou brunes. (*Lire* attentivement les onze espèces de dartres que j'ai décrites.)

4° Indiquer si on a été atteint de la maladie vénérienne; si on a eu la gale, la teigne, et dans sa jeunesse, des écrouelles ou des croûtes à la tête.

5° Indiquer si, à part les dartres, on n'a pas eu ou on n'a pas quelque autre maladie; si on n'éprouve pas des palpitations de cœur, des rhumatismes, des dérangements d'estomac. Ces dernières affections se lient souvent aux dartres.

6° Indiquer si on doit le jour à des parents ayant toujours joui d'une bonne santé, car il est essentiel de savoir si la dartre est ou non héréditaire. Un père ou une mère scrofuleux, ayant eu des maladies vénériennes, ou une affection rhumatismale, ou toute acrimonie humorale, peuvent donner le jour à des enfants chez lesquels se développent des dartres. Comme les vices humoraux, dartreux, syphilitiques et scrofuleux ont entre eux la plus grande analogie, il n'y a rien d'extraordinaire qu'ils puissent se modifier en passant des pères aux enfants.

7° Si c'est une femme qui est affectée de dartres, elle devra indiquer si elle n'aurait pas lieu de soupçonner chez elle l'existence d'un vice laiteux (lait répandu), ou si des fleurs blanches ne coïncideraient pas avec l'affection dartreuse.

8° Indiquer les moyens qui ont été employés pour combattre la maladie, et quel a été leur effet.

RENSEIGNEMENTS RELATIFS AUX MALADIES SCROFULEUSES
(*Écrouelles, Humeurs froides*).

1° Indiquer quelles sont les parties affectées, le nombre de glandes engorgées, celles qui sont ulcérées ou qui sont prêtes à percer.

2° Constater le degré d'engorgement et de rougeur des parties malades; dire si la suppuration est faible ou abondante.

3° Si les articulations sont affectées, indiquer la gêne plus ou moins grande qu'éprouve le malade, soit en agissant, soit en marchant.

4° Indiquer l'âge du sujet, son tempérament, la couleur de ses cheveux, sa taille, sa force, et l'époque du développement de sa maladie.

5° Dire si des os se sont cariés et tordus, et quel est l'état de sa santé en général.

6° Constater l'état de santé des parents.

7° Indiquer les moyens qui ont été employés, et quel a été leur effet.

RENSEIGNEMENTS RELATIFS AUX MALADIES VÉNÉRIENNES.

1° Signaler l'espèce de maladie vénérienne dont on est atteint; en décrire les symptômes; dire depuis quelle époque ils ont commencé à paraître; suivre les progrès et les phénomènes qui les ont accompagnés. C'est en lisant la description de la maladie à laquelle on est en proie qu'il est plus facile de la décrire.

2° Indiquer si la personne avec laquelle on a eu des rapports a une *conduite douteuse*. Il est important de s'informer si elle n'est point affectée de dartres, de la gale, de fleurs blanches ; car ces diverses maladies peuvent produire des symptômes qui ressemblent au mal vénérien, et réclament l'emploi des mêmes moyens. L'ardeur du tempérament ou l'âcreté du sang chez la femme, des communications fréquentes avant, pendant ou après les règles, sont autant de circonstances qui, lorsqu'on est soi-même dans des dispositions peu favorables, peuvent développer des phénomènes analogues à ceux de la syphilis : il faut donc s'abstenir, dans les premiers moments, de se livrer à des soupçons injurieux sur la moralité d'une femme qui pourrait être irréprochable.

RENSEIGNEMENTS RELATIFS AUX MALADIES CHRONIQUES DES ORGANES INTÉRIEURS DUES A UN PRINCIPE DARTREUX, SCROFULEUX OU VÉNÉRIEN.

1° *Si on est affecté de quelque maladie chronique de la tête, du poumon, du cœur, de l'estomac, des intestins, de la vessie, de la matrice, ou de tout autre organe*, indiquer le genre de douleur que l'on ressent.

2° *Si c'est le cerveau qui est affecté*, dire si on éprouve des étourdissements, des tiraillements, de la fatigue dans cette région.

3° *Si c'est le poumon*, dire si on crache abondamment une matière jaune, blanchâtre, verdâtre ou savonneuse ; si on a vomi du sang, si les crachats en sont imprégnés ; si on est essoufflé en montant ; si on a des douleurs dans le dos, si les cheveux tombent et si on éprouve des sueurs.

4° *Si c'est le cœur qui est affecté*, indiquer si les palpitations sont fortes et fréquentes ; si on éprouve de la gêne dans l'acte de la respiration ; si les lèvres et les doigts sont bleuâtres.

5° *Si l'estomac et les intestins sont malades*, dire si l'on éprouve une douleur plus ou moins vive dans une partie du ventre ; si on a des envies de vomir ; si on est constipé ; si on a des vents par haut ou par bas ; si on ressent des maux de tête, des douleurs dans les articulations et surtout aux coudes ; s'il y a courbature générale ; si on a des envies fréquentes de manger, qui, satisfaites, apaisent la douleur de l'estomac.

6° *Si la vessie est affectée*, indiquer si on éprouve une douleur, une pesanteur vers sa région ; si on rend du sang ou des glaires, ou des graviers.

7° *Si la matrice est attaquée*, indiquer si on éprouve des douleurs lancinantes ; si on a des fleurs blanches et des pertes de sang.

8° Signaler l'état de la tête, de la poitrine, de l'estomac, des intestins, de la vessie ; le degré de force, de faiblesse ou d'irritabilité de ces divers organes.

9° Indiquer si l'appétit est bon, si la digestion est facile, et si le sommeil est tranquille, si on est triste, mélancolique.

10° Indiquer si, avant le mal dont on est atteint, on était plus ou moins maigre ; si on n'avait pas l'habitude, à certaines époques, de perdre du sang, ou naturellement, ou par la saignée et les sangsues.

11° Indiquer si dans sa famille il n'y a pas de maladie semblable à celle que l'on éprouve ; car il est bon de s'enquérir si elle ne serait pas de nature héréditaire.

12° Indiquer de quelle époque date la maladie dont on est atteint; rappeler les circonstances qui ont pu présider à son développement; examiner si elle ne pourrait pas être attribuée à des peines morales, des fatigues excessives, des sueurs rentrées, des abus de régime, etc.

13° Indiquer son âge et son tempérament; dire s'il est fort ou faible, sanguin, bilieux, nerveux ou phlegmatique. Indiquer à peu près le poids de son corps, sa taille, la coloration de son visage, la couleur de ses cheveux.

14° Ne pas oublier de mentionner la profession que l'on exerce, car il est des occupations qui favorisent le développement de telle ou telle maladie, et qui s'opposent quelquefois à ce qu'elle puisse être guérie.

15° Indiquer les moyens qui ont été employés et quel a été leur effet.

Si la personne malade est une femme, elle devra joindre aux renseignements ci-dessus les suivants :

1° Elle indiquera si elle est bien réglée.

2° Elle dira si le mal qu'elle éprouve s'est développé par suite d'une suppression.

3° Elle indiquera si elle a eu des enfants, si ses couches ont été heureuses, si elle a nourri, si elle a fait passer son lait avec précaution.

AVIS IMPORTANT.

Les médicaments préparés d'après les recettes du Docteur Belliol n'étant délivrés que sur son *ordonnance*, c'est à lui seul qu'il faut s'adresser, soit verbalement, soit par écrit.

On doit prévenir que quelques personnes, incertaines de l'endroit où elles pourraient trouver ces médicaments, s'étant adressées sans ordonnance à des pharmaciens de Paris ou de la province, qui prétendent en avoir la recette, ont été trompées, et n'ont obtenu que des préparations qui n'avaient aucun rapport avec celles qui sont indiquées dans cet ouvrage, et par conséquent complètement inefficaces.

On comprendra que les moyens accessoires appelés à seconder l'effet des moyens dépuratifs ne peuvent être administrés que lorsque la maladie qui en nécessite l'emploi est parfaitement bien appréciée: aussi le malade devra-t-il répondre avec beaucoup de soin aux questions posées dans les pages précédentes. Les observations les plus minutieuses ne sont pas à dédaigner, car elles peuvent apporter à la méthode du Docteur Belliol des modifications essentielles.

Le Docteur BELLIOL demeure *rue des Bons-Enfants, 32, à Paris*.

Ses consultations ont lieu de 8 à 10 heures du matin et de midi à 2 heures; il ne répond qu'aux lettres affranchies.

CONSIDÉRATIONS GÉNÉRALES

SUR LA PEAU.

Il nous paraît utile de faire précéder cet écrit de quelques considérations anatomiques et physiologiques sur la peau, afin de mieux faire comprendre comment les dartres se forment, s'accroissent et rampent quelquefois dans l'intérieur de nos organes. Avant de s'élancer au sein de l'Océan, le navigateur examine sur la carte la route qu'il doit parcourir ; imitons son exemple : avant d'étudier des affections tristes, affligeantes, et qui dégradent l'homme aux yeux de son semblable, reconnaissons le terrain où elles germent, le domaine qu'elles affectionnent ; procédons avec ordre, car la méthode est un flambeau qui soulage l'esprit et guide l'intelligence.

La peau est au corps ce que l'écorce est à l'arbre ; elle en recouvre toute l'étendue, elle s'applique sur toutes les parties extérieures, dont elle indique et la forme et les saillies superficielles. Sa surface externe, qui est en contact avec l'atmosphère et les corps extérieurs, présente un grand nombre de rides et de plis qui dépendent de la contraction des muscles sous-jacents ou de la flexion des parties, comme on le voit aux articulations ; ces plis deviennent plus nombreux par suite de l'amaigrissement, et ne s'effacent pas chez le vieillard comme chez le jeune homme , parce que chez le premier la peau a perdu son élasticité. Partout continue, cette enveloppe pénètre dans l'intérieur du corps par diverses ouvertures, telles que le nez, la bouche, l'anus, les parties génitales et urinaires, et va tapisser tous nos organes intérieurs d'une membrane *muqueuse*, dont nous reparlerons, qui n'est qu'une continuation de la peau et en diffère plutôt par la couleur que par l'organisation. Ainsi la peau forme un double sac qui, partout continu, donne au corps une enveloppe externe et interne. Toutefois nous reviendrons sur cette disposition anatomique qui explique différents phénomènes maladifs dont l'organe cutané est le théâtre.

L'enveloppe cutanée est formée de diverses couches : 1° *du corion*, plan fibreux qui forme à peu près la totalité de l'épaisseur de la peau et qui en est la trame, le canevas; il présente un grand nombre d'alvéoles ou de petites cellules par où passent les poils, les exhalants, les absorbants, les vaisseaux sanguins et les nerfs qui viennent se rendre à la surface de la peau ; 2° *du corps réti-culaire*, lacis de vaisseaux extrêmement fins, dont les troncs déjà très-déliés, après avoir passé par les pores multipliés du corion, viennent se ramifier à sa surface et contiennent différents flui-des qui font varier la couleur de la peau ; 3° *des papilles*, petites éminences qui s'élèvent de la sur-face externe du corion et qui, perçant le réseau vasculaire dont nous venons de parler, devien-nent, par leurs extrémités, contiguës à l'épiderme et sont regardées comme d'une texture nerveuse présidant au sens du toucher ; 4° *de l'épiderme*, membrane sèche inorganique, dépouillée de vais-seaux et de nerfs; elle est la partie la plus extérieure de la peau ; elle fait l'office d'un vernis sec qui empêche le contact immédiat des corps extérieurs sur les papilles nerveuses et absorbantes, et par là amoindrit l'impression du toucher et s'oppose un peu à l'absorption.

La peau renferme dans son épaisseur des *folli-cules sébacés*, petits corps creux arrondis séparant du sang un fluide huileux qui lubrifie la peau et entretient sa souplesse. Ils abondent surtout aux lieux où la peau garnie de poils est exposée à plus de frottements. Le fluide qu'ils secrètent, tout en conservant à la peau le liant dont elle a be-soin pour l'exercice de ses fonctions, est aussi des-tiné à la défendre de l'impression des corps liquides.

Cette matière onctueuse se prépare aussi au pourtour du nez ; il suffit de presser la peau de cette partie pour la faire sortir. Le vulgaire peu éclairé regarde cette matière suifeuse comme des *vers*, par suite de la forme que lui donne la pression qu'on exerce sur le follicule sébacé. C'est une de ces erreurs qui, au milieu de mille autres, se transmettent par tradition, et dont j'ai dû en passant faire justice. La peau renferme encore dans son épaisseur des corps globuleux dont les poils tirent leur origine. Ces filaments, plus ou moins nombreux, forment à l'homme un vêtement naturel ; c'est surtout à défendre la peau du contact des corps solides que les poils semblent avoir été destinés. La nature n'a rien fait d'inutile ; elle est admirable même dans ses écarts !

La peau est pour l'homme, selon l'heureuse expression de Bichat, une limite sensitive placée à l'extrémité du domaine de son âme, où les corps extérieurs viennent sans cesse heurter, afin d'établir les relations de sa vie animale, et de lier ainsi son existence à celle de tout ce qui l'entoure. La sensibilité n'est nulle part aussi marquée que dans l'enveloppe cutanée ; c'est en quelque sorte un grand théâtre de fonctions et de phénomènes auxquels cette merveilleuse faculté préside sans cesse. Il semble, pour me servir de la pensée ingénieuse de Bichat, que je me plais toujours à citer ; il semble, dis-je, que la nature entassant un excès de vie sur l'enveloppe extérieure de notre organisation, ait voulu la séparer par un caractère plus tranchant de tous les corps bruts qui l'environnent. D'ailleurs, une sensibilité aussi active est d'une nécessité évidente pour favoriser le cours des fluides dans les vaisseaux capillaires qui la parcourent, pour effectuer l'exhalation et l'absorption, pour déterminer l'exercice universel des sens du toucher, pour établir les communications sympathiques de la peau.

Les éminences papillaires formées par les nerfs sont le siége spécial de cette sensibilité exquise départie au système tégumentaire; du moins, plusieurs phénomènes particuliers à l'économie animale semblent le prouver. Ne pourrait-on pas comparer ici le système nerveux à un arbre dont les ramifications et les feuilles viennent s'épanouir à la périphérie cutanée ? Il y a tant d'énergie et de vivacité dans la sensibilité des éminences papillaires, que la nature a eu besoin de la tempérer par une enveloppe extérieure. La sensibilité tégumentaire est influencée par une multitude de causes, et diverses circonstances lui impriment des modifications qu'il ne faut pas ignorer ; c'est ainsi qu'elle varie d'intensité selon les différentes espèces. Elle est presque nulle dans la peau de certains animaux munis de poils, recouverts d'épaisses fourrures, ou armés d'écailles plus ou moins dures ;

l'homme a seul l'inestimable privilège d'être éminemment sensible par toute la surface de ses téguments; et sa nudité, qu'il est contraint de garantir par des étoffes tissues de ses mains, loin d'être, comme on l'a prétendu, un témoignage de sa faiblesse et de son infériorité, est au contraire pour lui une source plus grande de jouissances et de plaisirs, un des plus beaux attributs de son être.

Cette sensibilité inhérente au système tégumentaire subit en outre différentes modifications selon le siège qu'elle occupe, en sorte qu'elle n'a point dans toutes les parties une activité égale; elle est surtout très-prononcée dans l'enveloppe des mains et des pieds, parce que ces membres sont principalement destinés à palper et apprécier les qualités matérielles des corps extérieurs. La vie de la peau prédomine aussi dans l'intérieur des organes des sens, tels que la vue, l'ouïe, l'odorat et le goût; elle abonde et s'accumule, pour ainsi dire, à certaines époques dans l'appareil de la génération. La peau du visage n'est pas moins pourvue de sensibilité; et il est digne d'observation que l'homme, par une impulsion naturelle dont la source est sans contredit dans son organisation, met assez habituellement, dans tous les climats, cette partie en contact avec celle de son semblable, pour lui transmettre les impressions aimantes qui l'agitent. La plupart des quadrupèdes lèchent et caressent leurs

petits du bout de la langue, parce que le sentiment, plus obscur dans la totalité de leur système
tégumentaire, est en grande partie relégué dans
cette portion de leur organisation physique.

La peau n'est point susceptible d'une égale sensibilité dans tous les âges, et cette sensibilité est
plus énergique et plus puissante chez les femmes
que chez les hommes. Beaucoup de phénomènes
l'attestent : on sait quelle finesse acquiert en elles
l'organe du toucher, et combien sont douces et
permanentes les jouissances qu'elles doivent à ce
sens. J'ajouterai que la sensibilité du système tégumentaire varie selon les tempéraments, les caractères et les penchants : les individus doués d'un
tempérament lymphatique diffèrent beaucoup de
ceux dont le tempérament est nerveux ou sanguin.

Non-seulement la peau est douée d'une sensibilité vive, continuellement modifiée par une infinité de causes ; mais cette sensibilité la met dans un
rapport direct avec tous les organes de l'économie.
C'est par l'intermédiaire des membranes muqueuses qu'ils ressentent l'impression des troubles
qui se manifestent vers la peau. Rappelons cette
disposition anatomique dont nous n'avons déjà
parlé que très-succinctement. L'intérieur de tous
nos organes est tapissé d'une membrane mu-

queuse ainsi désignée en raison du fluide qu'elle prépare et qui est tout à fait muqueux. Cette membrane, qui n'est qu'une continuation de la peau, mais plus fine, plus délicate, plus déliée, plus sensible, occupe l'intérieur des oreilles, du nez, de la bouche; elle s'étend sur l'œsophage, dans les voies aériennes, dans l'estomac, les intestins, la matrice, la vessie et le canal de l'urètre; elle est destinée, ainsi que le fluide muqueux et onctueux qu'elle prépare, à prévenir, empêcher l'irritation que pourrait produire dans nos organes les substances qui viennent du dehors ou qui sont préparées dans leur sein.

C'est ainsi que la bile, les matières fécales, l'urine, produits irritants, sont sans effet pernicieux pour les organes qui les contiennent, parce qu'ils sont sans cesse lubrifiés par cette matière muqueuse dont nous avons parlé. Les aliments que reçoit le canal digestif, l'air qui frappe le poumon ne sauraient endommager des organes si précieux, parce que la membrane muqueuse qui les tapisse et les lubrifie s'oppose à tout ce que leur contact pourrait avoir d'irritant, en modifiant, par un mécanisme aussi admirable qu'utile, l'impression de ces corps étrangers, qui glissent en quelque sorte sur des cavités nombreuses sans les offenser ni les déchirer. On doit donc regarder cette enveloppe intérieure comme une limite, une barrière qui, placée entre nos organes et les corps qui leur sont étrangers, les garantissent de l'impression funeste de ces corps, et servent par conséquent au dedans aux mêmes fonctions que remplit au dehors la peau à l'égard des corps qui nous entourent et qui tendent sans cesse à agir sur nous.

C'est par suite du rapport qui existe entre nos organes et la peau, rapport que nous venons d'indiquer et d'expliquer en montrant que la membrane qui tapisse les mêmes organes n'est qu'un prolongement de l'enveloppe cutanée, qu'on peut comprendre comment, durant le cours de certaines éruptions de la peau, il se manifeste des dégoûts, des envies, des nausées, des vomissements, des douleurs d'estomac, et qu'en agissant sur l'estomac ou les intestins on remédie à des affections de la peau qui ne sont très-fréquemment le résultat que de l'irritation de ces organes, irritation qui n'est pas toujours purement inflammatoire, mais de nature souvent dartreuse. Ne voit-on pas fréquemment l'introduction d'une boisson chaude dans l'estomac favoriser la transpiration, et l'introduction d'une boisson froide, au contraire, suspendre d'une manière soudaine cette même fonction ? Un bain mal à propos administré ne suffit-il pas quelquefois pour interrompre le travail de la digestion ? N'est-ce pas une chose reconnue de tout le monde que le contact d'un corps froid à la plante des pieds dans certaines circonstances provoque et accroît les évacuations urinaires? Ces faits ne doivent-ils pas constater la sympathie de la peau avec la vessie et les divers organes de la digestion?

Quant à ce qui concerne l'appareil respiratoire, la sympathie qui le lie à la peau est incontestable. Ne sait-on pas que son refroidissement donne fréquemment lieu à des rhumes? Le transport d'une affection dartreuse sur le poumon, des affections cérébrales par suite de l'éruption de la petite vérole ou de la rougeole, la tendance au priapisme, à l'excitation des organes génitaux par suite d'une affection dartreuse ou galeuse qui souille la peau, sont autant de preuves d'une connexion sympathique entre les divers organes dont je viens de parler et l'appareil tégumentaire.

Hippocrate, Arétée, et tous les disciples de ces grands maîtres, avaient étudié à fond les rapports sympathiques de la peau avec toutes les parties du corps vivant, et ils la regardaient avec raison comme un miroir qui réfléchit nos maladies intérieures. La peau est, en effet, pour le praticien attentif une sorte de glace où viennent se peindre, se réfléchir les affections du corps aussi bien que celles de l'âme : c'est un signe très-fatal lorsqu'elle change continuellement de couleur dans le cours des maladies chroniques : elle devient livide et plombée dans le scorbut, jaune dans les affections du foie, et offre quelquefois une nuance verdâtre chez ceux qui sont atteints d'hémorrhoïdes ou de syphilis. Les maladies du cerveau, du cœur, des poumons, de la vessie, de la matrice, etc., se trahissent aussi non-seulement par la couleur, mais encore par d'autres qualités physiques de la peau, et l'on juge souvent de l'état des parties internes selon qu'elle est froide ou brûlante, humide ou sèche, souple ou roide, etc.

En continuant toujours de considérer la peau comme organe sensible, on est étonné du nombre infini d'altérations morbifiques qu'elle peut contracter. Elle est très-sujette à toutes les nuances de l'inflammation, depuis la plus légère jusqu'à la plus forte; elle est le siège de la petite vérole, de la rougeole, de la scarlatine, et de beaucoup d'autres éruptions. C'est sur la peau que se développent les dartres, la gale, la lèpre, l'éléphantiasis. L'irritation causée par ces diverses maladies produit souvent des démangeaisons intolérables, et les malades cherchent à se délivrer de cette douloureuse sensation par un frottement continuel. J'en ai vu qui se grattaient jusqu'à faire jaillir le sang, et tous s'accordaient à dire qu'ils y trouvaient toujours un nouveau plaisir.

La peau exhale et absorbe au moyen de petits

vaisseaux qui viennent s'ouvrir à sa surface interne. Sa principale exhalation, c'est la sueur : Bichat fait remarquer qu'elle dépose sans cesse sur l'épiderme une foule de substances dont l'air enlève les principales, mais dont plusieurs, peu dissolubles par cet élément, comme les sels par exemple, restent à sa surface et y adhèrent lorsque le frottement ne les emporte pas. Mêlées à l'humeur onctueuse qui suinte à cette surface, aux différentes molécules étrangères que l'air y dépose comme partout ailleurs, ces substances forment sur la peau un enduit qui ne peut, comme la transpiration, disparaître par dissolution. Or, l'eau entraîne tout cet enduit ; voilà pourquoi les bains sont d'un usage vraiment naturel : tous les quadrupèdes se baignent, tous les oiseaux se plongent fréquemment dans l'eau (je ne parle pas de ceux dont ce fluide est pour ainsi dire l'élément) : c'est une loi imposée à toutes les espèces dont la peau rejette beaucoup de substances au dehors. Toutes les races humaines observées jusqu'ici se plongent fréquemment dans les fleuves, les rivières ou les lacs, le long desquels ils font leur séjour. Les pays que beaucoup d'eau arrose sont ceux que les animaux habitent préférablement : ils fuient ceux où ce fluide manque, ou n'est qu'en quantité insuffisante pour leur boisson.

Bichat ajoute : Nous dénaturons tout dans la

société : dans la nôtre , des classes nombreuses n'usent presque jamais du bain :. aussi cherchez surtout dans ces classes-là les maladies de la peau. Quand on sait que les sucs muqueux séjournant trop longtemps sur leurs surfaces les irritent, les stimulent et y causent diverses affections, ainsi qu'on le remarque chez les personnes glaireuses, lymphatiques, est-il étonnant que le résidu de la transpiration que l'air n'enlève pas occasionne diverses altérations sur la peau ? L'été, les bains sont plus nécessaires, parce que beaucoup d'excrétions se faisant par la peau, plus de substances s'y déposent. En hiver , où tout passe par les urines, la surface cutanée se salit moins et a moins besoin d'être nettoyée. A la suite des grandes maladies où il y a eu des évacuations cutanées abondantes, un ou deux bains terminent avantageusement le traitement. Considérons donc l'eau comme agissant accessoirement à l'air sur la peau, comme enlevant à sa surface les substances que le premier ne peut dissoudre, substances qui, variant singulièrement comme celles qui composent l'urine, ont présenté aux chimistes les fluides transpiratoires tantôt alcalins, tantôt acides, souvent salés, quelquefois chargés de substances odorantes, etc. L'eau est le véhicule général : quand elle s'évapore, elle laisse à nu les substances qui ne se volatilisent pas comme elles. C'est sous ce rapport que les frictions sèches sont avantageuses ; elles nettoient l'extérieur du corps.

Nous venons de voir comment les éléments de la transpiration peuvent devenir, par un défaut de propreté, une source d'affections dartreuses en déterminant l'irritation de la peau, irritation qui y produit de la suppuration, des boutons, des croûtes ou des écailles, etc. Quand une fois ces diverses sécrétions humorales existent, l'enveloppe cutanée, en raison de sa propriété absorbante, introduit dans nos fluides des qualités délétères, les vicie, et d'une affection locale fait ainsi une affection générale. C'est ainsi qu'un simple point d'irritation à la peau détermine une affection dartreuse qui envahit quelquefois toute la superficie du corps. Ceci arrive parce que, une fois que la masse de nos fluides est altérée, la nature, toujours conservatrice, tend à expulser vers la superficie de la peau les substances étrangères qui l'irritent et la gênent.

La peau a une telle contexture qu'elle cède très-facilement à l'envahissement des affections qui l'atteignent ; aussi voit-on les dartres prendre sans cesse de l'accroissement ; on pourrait les comparer à la tache d'huile qui s'étend sans cesse. Il est bien rare qu'une éruption dartreuse cesse d'elle-même, et quand cela arrive, c'est pour se manifester vers un autre endroit. Lorsque ces éruptions funestes environnent les diverses ouvertures qu'on remarque sur le corps, elles finissent par y pénétrer, et comme la membrane muqueuse qui les tapisse n'est, ainsi que nous l'avons déjà dit, qu'une continuation de la peau, on comprend aisément qu'elles soient un siège où on les remarque souvent. C'est ainsi qu'on voit les affections dartreuses s'introduire dans l'anus, ramper dans le canal intestinal et susciter d'affreuses tortures; se glisser par le canal de l'urètre vers la vessie, envahir le vagin, gagner l'intérieur des fosses nasales, s'introduire dans la cavité des oreilles, et aller porter ainsi ses ravages dans les parties les plus profondes et les plus éloignées de l'économie. Ce phénomène, qu'on pourrait appeler *envahisseur*, et qui est inhérent aux affections cutanées, tient à la disposition anatomique de la peau, qui, partout continue et liée par d'étroites sympathies, va tapisser nos organes intérieurs. Aussi est-ce vers cette enveloppe externe que nos organes viennent refléchir les soufrances qui les agitent. L'étude de la peau est donc d'une haute importance, puisqu'elle est en quelque sorte la pierre de touche des douleurs intérieures.

Nous avons dit que la peau exhale sans cesse; la transpiration en est la preuve. Cette fonction importante mérite d'être toujours bien régularisée; car il suffit qu'elle soit troublée pour que les maladies les plus graves puissent se déclarer. Aussi est-ce avec raison que, dans mon *Traité sur les affections chroniques*, j'ai considéré la diminution ou la suppression de la transpiration cutanée comme une source fréquente de symptômes maladifs. Ne voit-on pas journellement le reflux de la transpiration à l'intérieur susciter des diarrhées, des dyssenteries, des hydropisies, l'inflammation d'un ou plusieurs organes, des toux laborieuses, des catarrhes suffoquants, des accès de goutte et de rhumatisme, enfin allumer quelquefois les fièvres les plus violentes ? Des observations multipliées m'ont prouvé que la goutte, les affections calculeuses, les scrofules et les tubercules du poumon qui déterminent la phthisie pulmonaire, doivent le plus fréquemment leur origine à la suppression ou à la diminution lente et graduelle des fonctions dépuratives de la peau. L'air saturé d'humidité ou d'émanations de diverses natures, le froid subit et très-intense, le défaut d'insolation tendant à refouler les fluides de la circonférence au centre, et à diminuer l'émanation cutanée, amènent nécessairement des modifications dans les divers organes de l'économie. Le repos trop prolongé, les professions sédentaires exerçant peu les forces musculaires, agissent également dans le même sens, tandis que des circonstances toutes contraires à celles que je viens d'indiquer déterminent des effets inverses, et sont favorables au maintien de l'équilibre organique. Quoique, par suite d'une prévoyance admirable, les fonctions urinaires puissent remplacer quelquefois celles de la peau, ainsi que cela se remarque durant les saisons froides et humides, il n'en faut pas moins surveiller attentivement les fonctions dépuratives de la peau. Sanctorius fait dépendre avec raison la santé de l'équilibre de la transpiration cutanée, et les maladies de sa diminution ou de sa suppression.

Ce n'est pas seulement du défaut d'exhalation de la peau que naissent les maladies, leur germe s'introduit souvent dans l'économie par les vaisseaux absorbants dont l'organe cutané est criblé. Rien ne constate mieux la propriété absorbante de la peau que l'action que le mercure exerce sur la bouche lorsqu'il a été employé en frictions sur quelque partie du corps. Ne sait-on pas que les applications émétisées et opiacées sur l'enveloppe cutanée produisent, le premier le vomissement, et le second l'assoupissement ? Qui n'a éprouvé que les urines sentent l'odeur de la violette quand on a respiré le vernis que les peintres étendent sur les boiseries ? Ici l'absorption a lieu par le poumon, mais n'est-elle pas identique à celle de la peau, puisque la membrane muqueuse qui tapisse l'organe respiratoire n'est qu'un prolongement de ce tissu ? Puisqu'on ne saurait mettre en doute l'absorption départie à la peau, on peut expliquer par cette propriété comment notre sang s'imprègne de divers virus.

La rage, la petite-vérole, le venin de la vipère, s'insinuent dans l'économie par les vaisseaux absorbants de la peau ; c'est par la même voie que la peste, les fièvres pestilentielles, la syphilis, la gale, la teigne et les dartres viennent infecter la masse du sang. Certes la contagion n'a pas toujours lieu, mais cela tient à une disposition particulière de l'individu, à son tempérament, à sa plus ou moins grande susceptibilité, et à une foule de circonstances souvent inappréciables. Toutefois il est important de connaître la faculté absorbante de la peau, d'une part pour éviter autant que possible la contagion, et d'autre part pour pouvoir introduire dans l'économie des médicaments salutaires que l'estomac se refuse d'admettre ou qui excitent trop de dégoût. Il est nécessaire de faire remarquer en passant que la médecine moderne avait trop négligé les avantages qu'on peut retirer de l'absorption des médicaments par l'enveloppe cutanée. Les anciens, qui *connaissaient nos découvertes modernes*, sentaient tout le parti qu'on peut tirer de la médecine iatraleptique (1). Je n'ai point négligé pour ma part une ressource pré-

(1) La méthode iatraleptique consiste à traiter les maladies par les frictions, les linimehts ; enfin par toute espèce d'application extérieure. Pline rapporte que *Prodicus*, natif de Selymbria, et disciple d'Esculape, fut le premier qui la mit en usage. Je ne pense pas que cette méthode puisse être toujours exclusive ; mais, alliée à des moyens intérieurs appropriés, elle est d'une ressource précieuse.

cieuse qu'une saine pratique ne peut qu'encou-
rager.

La peau est soumise à l'action continuelle des
corps qui l'environnent. La lumière augmente sa
force, sa tonicité; loin de son influence les hommes
s'étiolent comme les plantes. Les enfants qu'on
élève dans des lieux sombres et humides, où la
lumière ne pénètre qu'à regret, se décolorent, s'a-
maigrissent, deviennent rachitiques et scrofuleux.
Les émanations bienfaisantes du soleil sont aussi
nécessaires à l'homme que l'air qu'il respire, et si
par la pensée on isole le monde de cet astre bien-
faisant, la nature entière n'est plus qu'un vaste
tombeau. Il faut ici un juste milieu comme en
bien des choses. Quand une lumière trop vive
frappe l'enveloppe cutanée, elle y produit des irritations trop vives, elle y développe des dartres.
Qui ignore que c'est dans les pays brûlés pour ainsi
dire par la lumière du soleil, qu'existent les maladies lépreuses? maladies terribles, étrangères maintenant à nos climats, et que la syphilis semble avoir
remplacées?

On doit établir une différence entre l'action de
la lumière et celle de la chaleur. Cette dernière, en
augmentant l'action de la peau, détermine les
fluides qui sont le résidu de la nutrition, à s'évacuer par la transpiration : quand au contraire elle

est crispée par le froid, elle refuse d'admettre ces fluides qui s'évacuent alors par les urines. Le passage insensible du froid au chaud ne trouble point les fonctions urinaires et transpiratoires, tandis que le contraire a lieu dans une circonstance opposée; aussi voit-on promptement des altérations s'établir dans divers organes. L'appréciation des effets du froid et du chaud sur la peau doit éclairer le médecin, et présider à ces préceptes hygiéniques. Ainsi que le fait remarquer Bichat, la peau résiste à des degrés de température très-supérieurs à celui du corps ; elle oppose une barrière insurmontable au calorique extérieur, qui tend à se mettre en équilibre dans les corps vivants comme dans les corps bruts. Aussi tandis que ceux-ci se mettent bientôt à la température de ce milieu, les corps vivants restent au même degré, quelque supérieure que soit la chaleur qui les environne. Si d'un côté la peau semble destinée par la nature à empêcher qu'une trop grande somme de chaleur ne pénètre dans l'économie, d'autre part elle est un obstacle à ce que le colorique intérieur ne s'échappe tout de suite pour mettre le corps en équilibre environnant et ne soit une cause de refroidissement. Ainsi on voit qu'elle remplit un double but, qui est de résister au froid et à la chaleur, et de laisser l'homme à sa température intrinsèque, qui est à peu près de 32 degrés.

Toutes les parties de la peau ne sont pas, dans l'état ordinaire, pénétrées par le sang; les vaisseaux qui rampent dans ce tissu ne l'admettent pas, ce n'est que dans la profondeur du derme que la circulation sanguine s'opère; à sa surface, on ne voit que des fluides blancs. Mais il suffit de la plus légère cause d'irritation pour l'y attirer, telle qu'une friction ou bien le rapprochement d'un feu un peu vif. A l'instant le réseau vasculaire s'anime, et le sang pénétre là ou il n'était point admis. Une passion vive de l'âme produit le même effet, car sous son influence on voit les joues se colorer. Avec Bichat, je ferai une remarque qui me paraît très-importante, c'est que les vaisseaux sanguins du visage sont, plus que ceux de toutes les autres parties du corps, susceptibles de se pénétrer de sang ; aussi le médecin interroge-t-il fréquemment l'état du système capillaire facial, qui se ressent presque toujours de l'état des organes intérieurs. Ajoutons que cette facilité qu'a le sang à se porter au visage, le dispose à devenir le siège d'une foule d'affections. Les érysipèles de cette région sont beaucoup plus fréquents que ceux des autres parties; c'est là ou siègent, et surtout chez les femmes, ces éruptions boutonneuses qui envahissent souvent le menton, le nez, les joues, le front, et mettent ainsi quelquefois un masque hideux sur le plus charmant visage. J'ai décrit cette espèce de dartre sous le nom de *goutte rose*.

La sensibilité de la peau n'est pas la même partout; elle semble se concentrer sur certaines parties, et devenir nulle dans d'autres. Cette sensibilité est grande à la paume des mains et à la plante des pieds : ne sait-on pas que l'application du froid dans cette partie produit fréquemment des maux de tête, des rhumes de cerveau, etc. ? C'est autant à la texture qu'à la sensibilité de certaines parties de la peau que sont dues les diverses espèces de dartres qui nous atteignent. L'affection croûteuse se manifeste davantage à la tête, la boutonneuse au visage, l'écailleuse sur les mains, la farineuse sur la superficie des membres. Certainement le principe du mal est toujours le même, mais ses formes tiennent à l'état plus ou moins dense de telle ou telle partie de la peau, et à son degré plus ou moins grand de sensibilité. Une matière fondue jetée dans des moules différents, nous offre des formes diverses, mais la base reste toujours la même; il en est ainsi des dartres: elles s'offrent sous des aspects différents, mais le principe qui les produit est toujours identique.

La peau diffère dans sa texture et sa sensibilité selon les sexes : elle est plus fine, plus délicate, plus sensible chez la femme que chez l'homme ; les effets du chatouillement, dit Bichat, sont infiniment plus réels chez le sexe ; tous les arts qui exigent la finesse, la délicatesse du toucher, sont efficacement cultivés par les femmes. L'homme sue généralement davantage ; sa peau, plus onctueuse, plus recouverte de poils, plus coriace, rugueuse, annonce une sécrétion plus grande. Chez l'enfant la peau du crâne est le foyer d'une vie plus active ; elle devient le siège d'une foules d'éruptions qui toutes dénotent un excès des forces vitales. Sous ce rapport « la peau du crâne suit, comme les os de cette partie, et comme les membranes cérébrales, le précoce développement du cerveau, qui, à cause de cette circonstance, est aussi plutôt le siège des maladies chez l'enfant qu'à tout autre âge. » Chez ce dernier, les fonctions transpiratoires sont moins actives et le résidu de leur nutrition passe plutôt par les urines, ce qui est sans doute la cause qui les dispose davantage aux calculs. C'est à vingt ans qu'on commence à suer davantage, et jusqu'à la vieillesse la peau est l'émonctoire des humeurs, qui, étrangères à l'économie, doivent en sortir.

Vers le déclin de l'âge, les forces vitales de la peau s'affaiblissent. *A cette époque* de la vie on absorbe plus difficilement les principes contagieux ; l'exhalaison de la sueur est moindre, ce qui explique la fréquence des maladies des voies urinaires, de la goutte, du rhumatisme et des éruptions dartreuses. Chez le vieillard, la peau résiste moins au froid extérieur ; elle laisse aisément échapper le calorique du corps ; aussi, recherche-t-il toujours la chaleur. Chez lui, la sensibilité s'émousse; il reste alors insensible au milieu des choses parmi lesquelles il a vécu : voilà pourquoi la vieillesse n'est plus l'âge des jouissances. Par une raison contraire, comme le fait remarquer Bichat, l'âge le plus heureux est l'enfance, parce qu'on a devant soi tout le champ des sensations à parcourir. L'homme à chaque pas de sa carrière laisse derrière lui une cause de ses jouissances; arrivé au bout, il ne trouve plus que l'indifférence, état bien convenable à sa position, puisqu'il diminue la distance qui sépare la vie d'avec la mort.

Résumons nos considérations sur la peau. Elle est une barrière vivante et sensible opposée à l'action d'une foule d'objets nuisibles au corps humain, en contact avec l'air, les vêtements, l'eau, les médicaments topiques, les instruments vulnérants et chirurgicaux, les exhalaisons terrestres aqueuses, animales, végétales et morbides; la peau tantôt souffre et s'altère par une influence directement exercée sur elle, tantôt reprend le rhythme habituel de ses fonctions un instant suspendues ou arrêtées, et transmet, pour ainsi dire, le contact des causes morbifiques aux membranes, aux tissus profonds des organes ou des membres; tantôt enfin, s'affecte à l'occasion d'impressions morbifiques exercées sur les membranes muqueuses qui tapissent nos organes intérieurs, ou bien sur le système nerveux ou circulatoire : ainsi, selon les circonstances, la peau est lésée primitivement ou secondairement, seule ou avec d'autres parties du corps. Emonctoire de la transpiration, elle a pour objet de chasser de l'économie les matières qui ne doivent plus en faire partie.

Elle est l'organe suprême du toucher, et c'est particulièrement en s'étendant sur la main, où elle a plus de sensibilité, qu'elle accomplit cette précieuse faculté qui nous met en rapport avec la nature entière. La main est l'instrument du toucher le plus ingénieux et le plus parfait que puisse présenter la généralité des animaux : aucun autre ne l'égale. Aussi est-ce avec raison que *Galien* l'appelait l'*instrument* des instruments. On est allé, dit M. Adelon, jusqu'à attribuer à cet organe la supériorité de l'homme sur les animaux et la suprématie que cet être exerce sur toute la nature : c'est une erreur. La main n'est qu'un instrument ; il faut au-dessus d'elle l'intelligence pour la conduire. Si l'homme est le premier des animaux, c'est à son organisation cérébrale qu'il le doit ; seulement la nature lui ayant donné une grande intelligence, elle a dû lui donner aussi l'instrument nécessaire pour en accomplir les combinaisons ; pouvant concevoir beaucoup de choses, il fallait qu'il pût les exécuter. C'est une observation certaine que, dans la série des animaux, les organes du toucher se perfectionnent à mesure que ces animaux sont plus intelligents; de sorte que par eux on peut juger du degré d'intelligence, non comme en étant la cause, mais comme étant dans un rapport de perfectionnement avec elle.

Considérée sous un point de vue médical, elle est le siège d'une foule d'éruptions fort graves; c'est sur elle que rampent comme des reptiles les dartres qui affectent à la fois les formes les plus bizarres et les plus dégoûtantes ; miroir fidèle, elle réfléchit les souffrances intérieures de nos organes, et la sympathie qui la lie à toutes les autres parties de l'économie nous permet de comprendre toute la puissance des médicaments qu'on applique sur elle. L'emploi de ces moyens, fondé sur cette sympathie dont nous venons de parler, nous offre les points de doctrine les plus vastes et les plus intéressants. Le sujet que nous venons de traiter pourrait encore offrir des aperçus curieux et philosophiques; mais notre plume s'est imposée des bornes. Il nous a suffi d'avoir fait jaillir quelque lumière qui serve à éclairer le médecin sur le théâtre où croissent et se développent les affections dartreuses, et qui puisse guider le malade qui, l'émotion au cœur, vient chercher dans cet écrit un terme à de longues et douloureuses souffrances !

DU SANG,

des Organes de la Digestion, et de l'Irritation,

CONSIDÉRÉS COMME SOURCE DES MALADIES CHRONIQUES DE NOS ORGANES ET PLUS PARTICULIÈREMENT

des Maladies de la Peau.

Sans la connaissance de la nature des maladies, il n'y a pas de traitement rationnel possible ; aussi, les médecins de toutes les époques et de toutes les sectes ont-ils toujours attaché une grande importance à la découvrir ; de là une foule d'opinions plus ou moins ingénieuses, dont l'application a fait naître différents modes de traitements. Les uns établissent que toutes les maladies ont exclusivement leur cause dans l'âcreté, l'altération du sang et des humeurs qui en sont la source ; dans cette idée, ils n'emploient que des dépuratifs, et se gardent bien de tirer du sang. D'autres, ne trouvant l'origine des maladies que dans la plénitude de l'estomac et des intestins, qui, gorgés d'humeurs acides et alcalines, ne peuvent préparer qu'un mauvais chyle, ne trouvent pas de moyen plus rationnel pour guérir que de purger et de déblayer ainsi les premières voies. Ils ne peuvent comprendre les avantages des évacuations sanguines et en repoussent l'emploi. D'autres enfin, et ce sont les sectateurs de Broussais, nient que le sang soit jamais malade, qu'il puisse subir des altérations; ils ne s'inquiètent nullement des humeurs glaireuses et bilieuses qui peuvent obstruer l'estomac, les intestins, le foie et les divers organes du ventre; ils les regardent comme l'effet et non la cause des maladies, et persuadés que toutes les maladies doivent leur origine à l'irritation, à l'inflammation de nos organes, et toujours sans altération de nos fluides, ils tirent toujours du sang par la saignée ou les sangsues, et ne trouvent jamais, disent-ils, la guérison dans l'emploi des évacuations sanguines répétées. Ne s'inquiétant souvent en aucune manière de la faiblesse des malades, ils appliquent des centaines de sangsues avec la plus grande confiance, et saignent quelquefois jusqu'*au blanc*. Telles sont les diverses et principales théories qui comptent plus ou moins de partisans, et d'où découlent par conséquent des méthodes bien opposées pour la cure des maladies.

La nature se joue de tous nos systèmes; elle met bien souvent en défaut tous nos raisonnements les plus spécieux; et pour faire des progrès dans l'art de guérir, il faut s'éloigner de ces spéculations séduisantes, de ces théories exclusives, toujours dangereuses, pour ne se livrer qu'à l'observation des faits; c'est à cette source seulement qu'on peut s'instruire et trouver la vérité. Aussi, ne suis-je point étonné de la célébrité d'Hippocrate; et si ses ouvrages tiennent le premier rang dans l'art de guérir, malgré le grand nombre de siècles qui nous séparent de lui, n'est-ce pas parce qu'ils sont l'expression de la nature? Sa médecine est naturelle; seule elle est faite pour durer toujours et triompher de tous les systèmes. Vénération et respect pour ce grand homme! Gloire et honneur aux Stahl, aux Baillou, aux Duret, aux Houillier, aux Sydenham, qui ont si heureusement suivi ses traces, et ont propagé le goût de la médecine d'observation!

Pénétré de cette pensée que toute théorie *exclusive* est illusoire, et que le doute seul peut conduire à la vérité, j'ai longtemps soumis au creuset de l'expérience les divers systèmes dont j'ai parlé. Pour m'éclairer, je me suis livré à une sévère observation des maladies, et j'ai recueilli avec soin tous les phénomènes qu'elles m'ont offert. N'ayant adopté jusqu'alors aucune opinion particulière, je n'ai pas été forcé, pour en soutenir les intérêts, de nier l'existence des faits, ni de me défigurer à moi-même ceux que j'ai eu

occasion d'observer ; la plupart ont confirmé la
vérité des aphorismes d'Hippocrate, qui étaient
devenus le principal objet de mes méditations.
Pour mettre le complément à mes longues investigations, et examiner s'il y avait toujours rapport
constant entre les lésions d'un organe et les symptômes qui s'offraient à mes yeux, j'ai longtemps
fréquenté les divers hôpitaux de Paris, théâtre de
douleurs, où notre expérience grandit et s'éclaire ;
c'est là que je me suis livré à de nombreuses ouvertures cadavériques, une des meilleures voies
pour découvrir la cause réelle des maladies. C'est
ainsi qu'en étudiant la nature morte, en portant
un scalpel observateur dans la profondeur de nos
organes, et en étudiant leurs diverses lésions, s'est
illustré Morgagni (1). Son ouvrage immortel, in-
tulé : *Du Siége et des Causes des maladies,* est un
flambeau qui éclairera la marche de notre art, et
affermira, sur une base inébranlable, l'édifice
médical.

Profitant des leçons d'une longue expérience et
élevé à l'école de l'observation, examinons si la

______

(1) Morgagni est né à Forli en Italie, d'une famille noble, le 25 février 1682 ; il est mort à 89 ans passés ; il conserva l'usage de ses sens et
une bonne santé jusqu'à une extrême vieillesse. Il disait que ce qui avait
le plus contribué à sa conservation était la simplicité dans son genre de
vie et dans ses vêtements, l'ordre régulier de ses repas et de son sommeil,
et les précautions qu'il prenait de se mettre à l'abri de l'intempérie des
saisons.

cause intime des maladies, loin d'avoir toujours la même origine et d'être toujours *exclusivement* recherchée, ou dans les dégénérations du sang, ou dans les embarras humoraux des premières voies, ou dans l'irritation inflammatoire de nos organes sans altération des fluides, ne doit pas être au contraire cherchée à la fois dans ces trois diverses sources. Je vais discuter ces diverses opinions aussi clairement, aussi succinctement que possible, et m'efforçant d'étayer mes assertions par des faits péremptoires, il en découlera nécessairement un mode de traitement nouveau, et applicable à la guérison des maladies chroniques, parmi lesquelles les maladies de la peau occupent une place si importante.

Du Sang considéré comme source de maladie.

Le corps de l'homme est un composé de solides et de fluides; le sang en forme les sept huitièmes. Les nerfs, les vaisseaux, les ligaments, les os, les chairs et tous nos organes émanent du sang, qu'on peut appeler avec raison une *chair coulante*. Ce fluide part du cœur, et, poussé par l'impulsion, les battements de cet organe, dans des vaisseaux appelés *artères*, qui se ramifient à l'infini en filets invisibles, il va porter la force, la chaleur et la vie dans toutes les parties de notre organisation, et revient par les veines au centre d'où il était parti. C'est là ce que l'on appelle circulation.

Le sang se dépouille, dans son trajet à travers nos organes, de tout ce qu'il a de vital; repris par les veines dans lesquelles il monte contre son propre poids, il devient noir, lorsqu'il était rouge et écumeux dans les artères. Chargé des débris résultant de la continuelle destruction de nos parties, il revient au cœur, au poumon, pour y puiser des qualités vivifiantes; car s'il restait noir comme on le remarque dans le choléra et dans d'autres affections, au lieu de donner la vie à nos organes, il les frapperait de mort. Il se régénère en se mélangeant, en se combinant avec le chyle, produit de la digestion; avec la lymphe, qui est animalisée et absorbée de toutes les parties de notre corps; par la respiration il se régénère encore en se dépouillant de quelques uns de ces principes auxquels il doit sa couleur noire, pour s'imprégner de la portion vitale de l'atmosphère, l'*oxygène*, qui change tout à coup sa couleur et ses autres propriétés. Il circule de nouveau dans le tissu de nos organes; il entretient leur énergie, réveille leur action et leur fournit les matériaux à l'aide desquels ils doivent se réparer et s'accroître. Bientôt encore, en parcourant les artères, il perd les qualités qu'il avait acquises, devient noir, puis rouge; et ainsi tour à tour, par la circulation, s'opèrent ces divers changements jusqu'au terme de la vie.

Le sang, poussé dans le tissu même de nos organes, laisse échapper par les exhalants qui font suite aux plus petits vaisseaux artériels, certains fluides qui doivent rester dans notre économie ou en être rejetés. Dans le tissu cellulaire, il dépose la graisse; dans les articulations, la synovie; aux reins, il fournit l'urine; à la peau, la transpiration; au foie, la bile; à la matrice, le flux menstruel; au système nerveux, ce fluide subtil, invisible, qu'on appelle *fluide nerveux*, *éther* ou *âme sensitive*, et à l'influence duquel sont soumis tous les phénomènes de la vie; à tous nos organes il distribue le principe nourricier qui doit les régénérer; car le corps est soumis, ainsi que je vais le dire, à un continuel mouvement de composition et de décomposition.

Usé par l'action réunie de l'air et de la chaleur et par les frottements intérieurs, le corps vivant perd continuellement ses parties intégrantes, tandis que l'aliment, altéré dans notre estomac par une série de décompositions, animalisé et rendu semblable à la substance de l'être qu'il va nourrir, s'applique aux organes dont il doit réparer les pertes. C'est dans cette identification de la matière nutritive à nos organes, qui s'en emparent et se l'approprient, que consiste ce que l'on appelle nutrition.

La machine animale se détruit donc sans cesse; et, considérée à deux époques différentes de sa durée, elle ne contient pas une seule des mêmes molécules qui la composaient. L'expérience faite avec la racine de garance, qui teint en rouge les os des animaux aux aliments desquels on la mêle, prouve d'une manière décisive cette perpétuelle décomposition de la matière animée et vivante. Il suffit de mettre une assez longue interruption dans l'usage de cette plante pour que la couleur uniformément rouge que présente la substance des os s'efface totalement. Or, si les parties les plus dures, les plus solides, les plus faites pour résister longtemps à la destruction, sont dans un mouvement continuel de décomposition, nul doute que ce mouvement ne doive être bien plus rapide dans celles dont les molécules ont entre elles un moindre degré de cohérence, les parties fluides, par exemple.

On a voulu déterminer la période du renouvellement total du corps; on a dit qu'il fallait un intervalle de sept années pour que les mêmes molécules aient entièrement disparu et soient remplacées par d'autres; mais ce changement doit être plus rapide dans l'enfance et dans la jeunesse, et se ralentir dans l'âge mûr et dans la vieillesse. Et si, comme il n'est pas permis d'en douter, le sexe, le tempérament, le climat sous lequel on habite, la profession que l'on exerce, le régime de vie que l'on observe, accélèrent ou retardent la rénovation de notre économie, peut-on énoncer d'une manière positive sa durée absolue? Toutefois, ce renouvellement continuel de notre organisation prouve que l'on peut régénérer le corps de l'homme et son sang par des moyens convenables.

Le sang est composé de trois parties, qui sont : la partie rouge, la partie blanche ou sérosité appelée eau du sang, et une partie muqueuse, gélatineuse, lymphatique, tenue en dissolution dans la partie blanche. La prédominance de chacune de ces parties constituantes du sang et leur altération peuvent être cause de nos maladies. Le sang est-il *riche*, c'est-à-dire la partie rouge domine-t-elle; on est sujet aux apoplexies, aux saignements de nez, aux crachements de sang, aux fluxions de poitrine, aux hémorrhoïdes, aux inflammations du bas-ventre et à des fièvres inflammatoires plus ou moins graves. Lorsque le sang est noir et épais, qu'il circule mal, il donne lieu aux engorgements du foie, de la rate, du cerveau, et par suite il développe la folie, la mélancolie et l'hypocondrie. Le sang est-il *pauvre*, c'est-à-dire décoloré, la partie blanche domine-t-elle; on est plus disposé aux hydropisies, aux épanchements d'eau dans les diverses cavités de l'économie, telles que la tête, la poitrine, le ventre; on est plus sujet aux pâles couleurs. La lymphe est-elle en plus grande abondance, est-elle altérée; on est sujet à la goutte, aux rhumatismes, aux écrouelles, au rachitisme, aux dartres, au mal vénérien, aux rhumes, aux glaires, à la pituite, aux toux catarrhales, aux vers, etc.

C'est avec raison que Bichat a dit que nos fluides portent fréquemment le germe de nos maladies. Tant que les fluides, dit-il, sont dans leur état naturel, ils déterminent une excitation naturelle; mais qu'ils changent de nature par une cause quelconque, que des principes étrangers s'y introduisent, à l'instant ils deviennent des excitants contre nature, ils déterminent des réactions irrégulières; les fonctions sont troublées, les maladies surviennent.

Le sang s'altère : 1° parce que le chyle peut se charger d'une foule de substances étrangères et y porter des principes funestes de maladies, comme quand des matières putrides mal digérées, des principes de contagion mêlés aux aliments se trouvent dans le canal digestif; 2° parce que la peau absorbe des matières qui se forment sur sa superficie par suite de son irritation, qui donne lieu à des éruptions boutonneuses, croûteuses ou ulcéreuses, ou bien parce qu'elle absorbe des substances répandues dans l'air ou attachées aux vêtements; 3° le sang s'altère encore, parce que des substances étrangères répandues dans l'atmosphère sont absorbées par les poumons; 4° le sang s'infecte fréquemment par des plaies résultant des coupures, des morsures, des déchirures, lesquelles portent souvent dans l'économie animale des principes destructeurs.

Voilà quatre chefs, ajoute Bichat, auxquels on pourrait rallier une foule de cas dans lesquels les fluides sont les causes premières des maladies, en portent essentiellement les principes et deviennent des excitants contre nature pour nos parties solides, où ils déterminent par cela même des phénomènes contraires à l'ordre naturel. Or, il est évident que ce sont spécialement les fluides destinés à la composition des organes qui amènent ainsi les principes morbifiques : ce sont eux qui en sont surtout le véhicule; ils apportent la maladie. Au contraire, les fluides destinés à la décomposition emportent plutôt la maladie. Ces fluides sont : la sueur, l'urine, etc. Aussi notre méthode tend-elle à favoriser ces deux sécrétions, afin d'opérer la dépuration du sang.

On ne peut s'empêcher de reconnaître cependant que c'est sur nos parties solides, sur la texture de nos organes, que se manifestent les symptômes de nos maladies; mais la cause peut en être dans les fluides comme en eux. Un exemple rendra ceci plus sensible. Le cœur peut se contracter contre l'ordre naturel : 1° parce que sa sensibilité organique est exaltée, tandis que le sang reste le même; 2° parce que le sang est ou augmenté comme dans la pléthore, ou altéré de sa nature.

C'est à tort que des médecins ont pu considérer nos fluides comme purement inertes. Il est incontestable que ceux qui servent à la composition du corps vont toujours en se pénétrant d'une somme plus forte de vie, depuis les aliments dont ils émanent jusqu'aux solides qu'ils forment. La masse alimentaire est moins animalisée que le chyle, celui-ci l'est moins que le sang. Ce serait sans doute un objet de recherches bien curieux que de fixer comment des molécules, jusque-là étrangères aux propriétés vitales, ne jouissant absolument que des propriétés physiques, se pénètrent peu à peu des premières. Il n'est pas douteux que nos solides repousseraient un fluide inerte, introduit dans les vaisseaux à la place du sang.

Dire en quoi cette vitalité des fluides consiste est certes chose impossible, mais son existence n'en est pas moins réelle. Observez que dès que le principe de vie a abandonné les fluides, ils tendent aussitôt à la putréfaction et se décomposent comme les solides privés de leurs forces vitales. Quand le sang s'appauvrit et s'altère, tous nos organes s'affaiblissent. Quand les matières qui entrent dans la composition d'un tissu sont de mauvaise nature, le tissu a peu de durée. Ceci peut s'appliquer au corps de l'homme. Quand les matériaux appelés à le former sont altérés, on retrouve cette altération dans la composition de ses organes.

C'est en étudiant les effets de l'alimentation qu'on est à même de constater les diverses modifications que subissent nos fluides. A-t-on usé d'aliments âcres, épicés, dont on n'a pas l'habitude, une chaleur générale, mille sentiments divers de lassitude, de pesanteur, accompagnent la digestion. Parlerai-je des diverses espèces de vins et de leurs effets qui ne vont pas jusqu'à l'ivresse? Qui n'a cent fois acheté la joie douce d'un repas par un trouble général, une agitation universelle, une ardeur dans toutes les parties pendant tout le temps que le vin circule avec le sang? Sans doute que les solides sont alors le siège de tout ce que nous éprouvons; mais la cause n'en est-elle pas dans les fluides? C'est le sang qui, chariant avec ses molécules d'autres molécules qui lui sont étrangères, va exciter tous les organes et surtout le cerveau, parce que la sensibilité de ce viscère a un rapport particulier avec les liqueurs spiritueuses, comme la vessie avec les cantharides, les glandes de la bouche avec le mercure, le canal intestinal avec les purgatifs. Par ce que nous venons de dire on explique aisément comment les abus du régime donnent une plus grande activité aux maladies, et comment ces dernières peuvent se développer par suite des divers principes âcres qui se forment dans le sang ou qui y sont introduits et qui circulent avec lui.

Considérez l'immense influence des aliments sur la santé, la structure et même le caractère. Comparez, dit Bichat, les peuples qui ne vivent que de lait, de fruits, à ceux chez qui les boissons spiritueuses sont spécialement en usage; voyez comment l'alcool porté dans le Nouveau-Monde a modifié les mœurs, les habitudes des sauvages; considérez l'influence lente et successive du régime dans les maladies chroniques, etc., vous verrez qu'en santé comme en maladie, les altérations de nos fluides sont fréquemment préexistantes à celles de nos solides, qui s'altèrent bientôt après consécutivement. Or, les altérations des fluides paraissent dépendre essentiellement du mélange des parties non animalisées avec celles qui le sont.

Le sang contracte diverses altérations; il peut devenir âcre, acide, putride. Il est, en quelque sorte, pourri dans les fièvres malignes et putrides; il est gravement altéré dans le scorbut, où il se montre noirâtre, décomposé et s'échappant des mailles de nos tissus. Son épaississement est tel, que, ne circulant qu'avec peine, il produit l'engorgement de nos organes. Il suffit qu'il soit altéré pour que toutes les humeurs qui en émanent soient viciées. Le fluide nerveux même perd de ses précieuses et importantes facultés s'il doit son origine à un sang impur. C'est un fait incontestable que le sang tend sans cesse chez quelques individus à dégénérer en bile ou en pituite; il en est chez lesquels il tourne en glaires; il est même quelques circonstances, plus rares à la vérité, où le sang produit, par sa décomposition, des petits vers qui s'accumulent dans divers organes, et donnent lieu aux plus graves accidents. Et puisque les ouvertures des cadavres nous montrent, dans le plus grand nombre de cas, le sang plus ou moins liquide, noir, verdâtre, décomposé, putréfié, serait-il permis de mettre en doute ses altérations, puisqu'elles peuvent être d'ailleurs expérimentalement constatées? et chercher dans le sang la cause la plus fréquente de nos maladies, n'est-ce pas marcher d'après les voies d'une sévère observation?

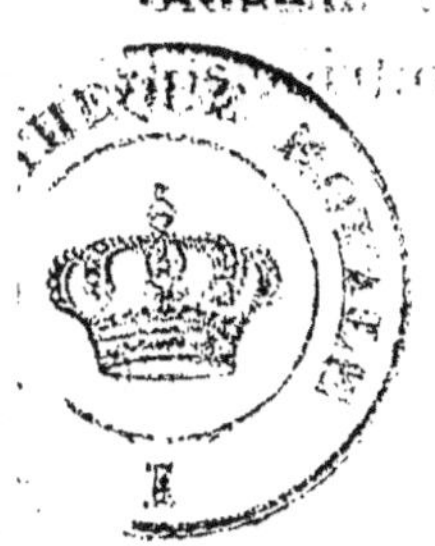

De toutes ces considérations, puisées dans mes expériences et les travaux de Bichat, il m'est permis de conclure que le sang est sujet à de très-grandes altérations; que c'est à elles qu'il faut rapporter une infinité de maladies chroniques de nos organes, et entre autres des affections de la peau. Lorsque des dartres, la syphilis et les scrofules se manifestent, on peut en conclure qu'il existe dans les fluides une profonde altération; tout moyen qui ne tendrait pas alors à neutraliser, chasser du sang les principes hétérogènes qui circulent avec lui, ne saurait jamais procurer une guérison solide. Ce grand axiome : *« Opposez-vous aux principes, »* trouve ici sa plus sévère application.

De l'Estomac et des Intestins, considérés comme source des maladies.

Les aliments, après avoir été mâchés, broyés et pénétrés par la salive, qui leur imprime un premier degré d'altération, sont poussés dans l'estomac et les intestins, organes chargés d'accomplir cet acte qu'on appelle *digestion*, et dont la fin a pour but la transformation des aliments en chyle. C'est dans l'estomac, espèce de poche membraneuse située dans le ventre, entre la poitrine et le nombril, que se prépare et s'effectue le deuxième acte de la digestion. Cet organe, qui a à peu près la dimension d'une vessie de cochon et la forme d'une cornemuse, présente deux ouvertures, une supérieure à gauche qu'on appelle *cardia*, et qui s'adapte à l'oesophage, canal destiné à recevoir les aliments qui viennent de la bouche; une deuxième ouverture qu'on appelle *pylore*, se remarque à droite; à elle s'adapte le commencement des intestins. Ainsi, comme on le voit, l'appareil digestif consiste en un long canal qui s'étend de la bouche à l'anus. Dans ce canal, viennent s'ouvrir les conduits de divers organes, qui, placés à son voisinage, y laissent couler des liqueurs propres à altérer, à fluidifier, à animaliser la matière alimentaire. Les différentes parties de ce tube digestif, qui reçoivent une immense quantité de vaisseaux et de nerfs, n'ont point une ampleur égale : d'abord évasé dans la portion que forme la bouche et le gosier, il devient plus étroit dans l'oesophage ; celui-ci, en se dilatant beaucoup, donne naissance à l'estomac, qui se rétrécit de nouveau pour se continuer sous le nom de *tube intestinal*. La longueur des intestins est de cinq fois environ celle de tout le corps. Cette légère digression anatomique était nécessaire pour mettre ce qui suit à la portée du lecteur.

C'est donc dans l'estomac, comme je le disais,

qu'a lieu le deuxième acte de la digestion. Reçue dans sa cavité, la matière alimentaire, imprégnée par le suc gastrique qui la dissout, et par la bile, qui de l'intestin remonte dans l'estomac, se fluidifie et se convertit en une pâte molle grisâtre, connue sous le nom de *chyme*. Ce produit de la digestion stomacale, après deux ou trois heures d'élaboration, passe par l'ouverture pylorique dont j'ai parlé, et se rend dans le premier intestin, qu'on appelle *duodénum*. Je dois ajouter que le pylore, doué d'une sensibilité très-délicate, peut être regardé comme une sentinelle vigilante qui empêche que rien ne passe qui n'ait éprouvé les changements convenables. Si cette pâte, qu'on appelle *chyme*, qui est le produit des aliments, n'est pas assez bien préparée, elle est repoussée dans l'estomac par une espèce de contraction, et n'est admise dans le *duodénum* qu'après qu'elle a acquis les qualités voulues.

Les aliments arrivés dans le *duodénum*, intestin nommé ainsi parce qu'il a à peu près douze travers de doigt de longueur, éprouvent de nouveaux changements aussi essentiels que ceux que leur a imprimés la digestion stomacale. On pourrait même dire que l'essence de la digestion, son but principal étant la séparation de l'aliment en deux parties, l'une qui forme les excréments, et l'autre le chyle ou matière nutritive, a pour principal organe le duodénum, intestin qui pourrait être considéré comme un second estomac. Là, dans cet organe, commencement des intestins, la pâte chymeuse est encore pénétrée, fluidifiée, animalisée par la *bile* et le *suc pancréatique*, qui arrivent dans le duodénum par un canal particulier. A l'aide de ces fluides dissolvants, la pâte alimentaire décomposée se sépare en deux parties, l'une chyleuse et l'autre excrémentitielle.

Au fur et à mesure que cette masse alimentaire, divisée en deux parties, marche et est poussée dans toute la longueur du canal intestinal, la partie *chyleuse nutritive* est absorbée, pompée par des petits vaisseaux lymphatiques qu'on appelle *suçoirs chyleux*, pour être portée dans le sang qu'elle va régénérer. Des mucosités abondantes, préparées, sécrétées par la membrane intérieure des intestins, enveloppent la masse chymeuse, facilitent sa progression en la rendant plus glissante, tandis que le suc intestinal la pénètre aussi, la fluidifie et en augmente la quantité. Enfin, à mesure que, par la contraction péristaltique des intestins, la matière alimentaire parcourt toute leur étendue, elle se trouve entièrement dépouillée de tout le chyle qui a été absorbé et porté dans le torrent de la circulation, tandis que son résidu ou excrément s'accumule dans les gros intestins et particulièrement dans le rectum, pour en être chassé lorsque besoin d'aller à la selle se fait ressentir. Telle est la série des phénomènes qui constituent ce qu'on appelle la digestion ; opération physiologique qu'il était important de bien connaître, pour pouvoir apprécier comment des digestions viciées peuvent devenir la source de beaucoup de maladies.

Si l'on considère que la digestion est la fonction la plus importante de l'économie, on ne doit pas s'étonner que le moindre dérangement de l'estomac et des intestins devienne une cause de maladie. En effet, si les fibres de ces organes sont ou trop lâches ou trop resserrés, dans l'un et dans l'autre cas la digestion se vicie. Si les aliments ne séjournent pas assez longtemps dans le tube digestif, et qu'ils soient trop promptement chassés par les selles, le chyle n'a pas le temps d'en être séparé, et le corps, ne recevant aucune alimentation, maigrit et se dessèche ; séjournent-ils trop longtemps dans les voies digestives par suite de sa faiblesse, alors les aliments fermentent et deviennent acides. Si la bile, le suc pancréatique et le suc gastrique, qui doivent couler dans des proportions convenables dans l'estomac et les intestins, pour aider à la digestion, arrivent en trop petite quantité, la digestion est encore viciée, le chyle n'est plus réparateur. Ces divers sucs sont-ils trop abondants ; ils produisent des embarras bilieux et glaireux dans les premières voies, et deviennent la cause d'une infinité de maladies.

Cet amas de matières, qui a sa source dans une trop grande abondance de la bile, de mucosités, de glaires et d'aliments mal digérés, et qui peut occasionner des désordres dans toute la machine, est connu sous le nom d'*embarras d'estomac* ou *des intestins*. Ces matières, qu'on désigne du nom de *saburrales*, peuvent être acides, amères, insipides, putrides, empyreumatiques ou rances. Quand l'estomac est ainsi surchargé de mauvaises matières, n'importe de quelle espèce, la perte de l'appétit, les envies de vomir, la douleur, un sentiment de pesanteur et de la réplétion dans l'estomac ne tardent point à paraître. Ces symptômes sont communs à toutes les *saburres*, mais chaque espèce en a de particuliers qui les caractérisent et dont je vais parler.

La saburre acide occasionne des aigreurs, des gonflements, de la tension, de la chaleur, de la douleur à l'estomac, une pesanteur et une douleur de tête, la toux, le hoquet, la constipation et quelquefois la diarrhée et le ténesme. La saburre amère cause une soif immodérée, de la chaleur et de la douleur à l'estomac, un vomissement de matières jaunes ou verdâtres, des évacuations abondantes et douloureuses d'une matière mordicante et âcre. Tous ces symptômes sont ordinairement accompagnés d'une teinte jaunâtre dans le blanc des yeux et même sur tout le corps. La saburre insipide, qu'on désigne encore du nom de glaireuse, se reconnaît à la présence d'un phlegme dur, coriace, insipide; qui rend la bouche pâteuse, épaisse, détruit l'appétit, favorise la génération des vers; car des faits semblent prouver que les glaires peuvent s'animer et donner naissance à ces animaux, dont l'existence produit les symptômes les plus étranges et les plus multipliés. Cette saburre muqueuse ou glaireuse donne lieu au développement de matières flatulentes, qui rapportent avec elles le goût et l'odeur des aliments récemment pris lorsqu'on les rend par en haut. La saburre putride se manifeste par un goût de pourriture à la bouche, avec des rapports flatueux de même odeur. La saburre rance ou empyreumatique occasionne des rots, suivis d'une matière huileuse, âcre comme du beurre ou de l'huile frite; elle occasionne aussi de la douleur, des coliques, des envies de vomir et du malaise. Quelques praticiens regardent cette saburre rance comme le signe avant-coureur le plus certain de la goutte.

Par suite de mauvaises digestions, le chyle, destiné à réparer les pertes continuelles que nous faisons, acquiert de mauvaises qualités; introduit dans le sang, il le vicie; nos humeurs deviennent acides, âcres ou glaireuses, suivant la nature des aliments dont on se nourrit. Le sang, devenu trop épais, circule difficilement dans les petits vaisseaux : il s'oppose à la facilité des sécrétions, telles que la transpiration, l'urine, et cause dans le poumon, le foie, les reins et autres organes, des obstructions souvent fort difficiles à guérir. Quand le sang, au lieu d'être épais, est dissous, et qu'il est âcre, il s'épanche sous la peau et y produit des maladies très-graves. Comme les voies intestinales sont une espèce d'égout par lequel les matières saburrales s'évacuent quelquefois naturellement, les humeurs répercutées, telles que celles de la goutte, du rhumatisme, des dartres, quittent les parties où elles siégeaient pour se porter vers cet émonctoire, où elles viennent former ou grossir ces amas humoraux.

Si l'on considère que l'estomac et les intestins reçoivent une immense quantité de nerfs, et que par eux ces organes correspondent avec toutes les parties du corps, il sera facile d'expliquer par ces rapports ou cette sympathie comment des affections d'organes, même très-éloignés du centre, produisent du trouble dans le canal de la digestion, et comment celui-ci à son tour, irrité, enflammé, gorgé d'humeurs, peut réagir sur diverses parties de notre économie et y produire une multitude de maladies.

De l'aveu de tous les praticiens, il n'est pas d'organes qui soient plus sujets aux affections nerveuses et qui puissent produire un plus grand nombre de maladies que l'estomac et les intestins ; cela tient à leur texture presque entièrement nerveuse, au rôle important auquel ils sont destinés dans l'accomplissement de la vie et de la santé. La migraine, des douleurs violentes de tête, des boutons sur le front ou vers d'autres parties, l'épilepsie, la mélancolie, l'hypocondrie, certains mouvements convulsifs, des affections de poitrine, telles que la pulmonie, l'asthme, dépendent fort souvent du trouble des organes digestifs. Il suffit qu'ils soient engorgés pour qu'on voie aussitôt se développer chez certains individus des douleurs dans les articulations, la goutte et le rhumatisme, et beaucoup d'autres accidents que je m'explique très-facilement et de cette manière : que l'estomac, irrité par des matières âcres et corrosives, transmette son irritation à d'autres parties, à l'aide des cordons nerveux qui établissent leur communication, aussitôt il y a douleur et maladie dans ces diverses parties, qui deviennent en quelque sorte l'écho des douleurs de l'estomac et des dérangements qu'il éprouve. C'est ainsi que j'explique facilement une apoplexie due à un embarras de l'estomac ou des intestins. Qu'arrive-t-il ? Ces organes de la digestion, irrités, transmettent leur irritation au cerveau, toujours par la com-

munication nerveuse ; et comme le sang afflue partout où il y a un point d'irritation (et c'est là une
loi de notre organisation), il s'ensuit que le cerveau irrité s'engorge, et que par suite de ce transport sanguin vers cet organe, il se trouve com-
primé ainsi que les nerfs qui en naissent : de là la
paralysie et souvent même la mort ; car c'est par
les nerfs que la vie arrive à nos organes, et c'est
par leur action libre, régulière, que nous vivons. Dans ce cas d'apoplexie, tirer du sang et déblayer les premières voies, c'est combattre à la fois
l'effet et la cause ; et si on ne guérit pas toujours,
cela tient aux désordres plus ou moins graves du
cerveau, organe qui élabore à la fois l'intelligence
et la vie. Je me résume, et je dis, avec les praticiens les plus recommandables, qu'il est peu de
maladies qui ne puissent devoir leur origine aux
embarras de l'estomac et des intestins, à l'inflammation de ces organes, que les dartres n'ont souvent
pas d'autre source, et que nier cette vérité aussi
ancienne que notre art, et constatée par des faits
nombreux, c'est montrer peu de goût pour la médecine d'observation, la seule vraiment utile à
l'humanité.

De l'Irritation, de l'Inflammation, considérées comme cause des maladies.

Des médecins pensent que toutes les maladies sont exclusivement produites par l'irritation, l'inflammation des parties solides qui entrent dans la composition de nos organes. Selon eux, le sang ne joue qu'un rôle passif dans les phénomènes de la vie, tandis que nos solides seuls peuvent recevoir l'impression des causes capables de produire la maladie. Il est facile de prouver la fausseté de cette assertion. Le sang peut être malade, puisqu'il est décomposé dans le scorbut, dans les fièvres putrides; il peut être malade, puisque, après de nombreuses ouvertures cadavériques, il a été trouvé rempli de pus et entièrement décomposé. Extrait d'une veine chez l'homme vivant, il est souvent noir, épais; d'autres fois, il tire sur le vert et le jaune; et, soumis à l'analyse, il a montré des changements très-sensibles dans sa composition. Les humeurs qui ont leur source dans le sang subissent quelquefois des changements notables; ainsi, la bile devient âcre et verte, l'urine se charge de flocons de matières épaisses, rougeâtres ou brunâtres; la morve devient corrosive, les mucosités qui lubréfient l'estomac et les intestins deviennent âcres, acides, et forment ce qu'on appelle des glaires. Chez certains individus, les plaies ne peuvent se guérir, le pus qu'elles rendent est de mauvaise nature ; chez d'autres, la peau se recouvre de dartres, de croûtes, de boutons, de clous ; des dépôts se forment çà et là, des amas de matières purulentes se rencontrent dans diverses cavités, telles que la tête, le ventre, la poitrine ; enfin nos organes, soumis au scalpel, nous montrent des suppurations profondes. Nous dira-t-on maintenant que le sang ne joue aucun rôle dans nos maladies ? qu'il ne peut être altéré ? Les hommes dont tout le savoir n'est que système, vaincus sur ce point, disent alors que le sang et les humeurs qui en dérivent ne sont toujours altérés que consécutivement à l'inflammation de nos parties solides. Voyons jusqu'à quel point cette assertion peut être fondée.

Il est faux que l'irritation, l'inflammation de nos tissus, précèdent toujours les altérations du sang. Le miasme morbifique qui produit la peste, la fièvre jaune, la petite-vérole, la rougeole, la gale, le mal vénérien, ne manifeste son existence sur nos tissus qu'après avoir séjourné dans le sang un temps plus ou moins long. L'altération du sang a donc précédé, dans cette circonstance, l'inflammation de nos organes. Certes, je ne veux point nier qu'une maladie ne commence souvent par l'inflammation d'un organe, puisqu'un coup de soleil peut produire un érysipèle, une inflammation du cerveau ; puisque l'impression d'un corps froid peut produire une fluxion de poitrine, et qu'une boisson irritante peut développer une gastrite ; mais je dirai qu'une altération du sang peut prédisposer à ces diverses maladies, et que, lors même que cela ne serait pas, il suffit que nos solides soient altérés pour que nos fluides le soient bientôt. Dans la peau frappée d'érysipèle, la transpiration cesse, le sang y abonde, il circule moins facilement, par cela même qu'il séjourne plus long-temps dans cette partie ; il s'altère par la plus grande chaleur qu'il éprouve ; et, ramené dans le torrent de la circulation, il infecte la masse du sang, déjà modifiée par l'humeur âcre de la transpiration qui n'a pu se faire jour. Dans le cerveau, même phénomène, altération du sang, qui, ne revenant que faiblement au poumon, et ne pouvant se régénérer, reste noir. Dans une fluxion de poitrine, le poumon ne permet le passage du sang qu'avec peine ; il ne peut *s'oxygéner*, il reste noir ; la transpiration pulmonaire est viciée, l'altération du sang est encore infaillible. Dans une gastrite, les digestions, viciées par l'irritation, deviennent imparfaites ; le suc gastrique et la bile s'altèrent aussi ; des matières âcres, corrosives, s'accumulent dans les premières voies, et, absorbées avec un chyle imparfait, nullement réparateur, elles vont infecter le sang, la masse de nos humeurs, et donnent lieu aux plus graves désordres.

C'est donc ainsi qu'une affection *purement lo-cale,* une simple lésion, une inflammation de nos organes, produit l'altération du sang. Alors, d'effet qu'elle était, cette altération acrimonieuse devient cause, et entretient l'irritation de nos parties so-lides. Aussi de là découle cette absolue nécessité de ne pas se borner, dans le traitement des mala-dies, à l'emploi des saignées et des adoucissants ; il faut encore dépurer le sang, évacuer les pre-mières voies, afin de hâter la guérison de la ma-ladie, d'empêcher son retour, et de s'opposer à ce qu'elle ne devienne chronique. Toute inflam-mation d'organes qui ne cède pas à un traitement ordinaire, et qui a une durée illimitée, doit être presque toujours considérée comme étant entre-tenue par l'altération de nos fluides, état qui nécessite plus énergiquement encore l'emploi des dépuratifs et des évacuants.

Ces considérations préliminaires sur les mala-dies en général m'ont paru nécessaires pour ini-tier, en quelque sorte, les malades à l'étude des affections chroniques : étrangers à notre art, ils n'auraient pu me comprendre. Aussi, pour les guider sûrement, ai-je dû apporter de la lucidité dans l'exposition des faits, et de l'ordre dans la distribution des matières que j'ai traitées. J'ai procédé en passant des choses les plus simples aux plus compliquées : c'était la marche la plus ra-

tionnelle, « car la méthode, dit le professeur Alibert, est le rameau d'or qui nous guide dans les
profondeurs impénétrables de la pensée. » La vie
est d'ailleurs si courte pour l'étude de la science
et de la philosophie, qu'il faut attacher le plus
grand prix à tout ce qui abrège les procédés de
notre raison.

RAPPORTS D'ANALOGIE

ENTRE LES DARTRES,

LA SYPHILIS ET LES SCROFULES.

Peu de maladies ont autant d'analogie entre elles que les dartres et la syphilis. L'identité de ces deux affections a été reconnue par les praticiens les plus recommandables, puisqu'ils usent des mêmes moyens curatifs pour les combattre. C'est avec raison que l'on regarde le mal vénérien comme une dégénérescence de la lèpre et des autres maladies de la peau qui ont régné en Europe, depuis le IVe jusqu'au XVe siècle, d'une manière si générale, si effrayante. La France, à elle seule, offrait alors un si grand nombre de lépreux, qu'en 1225, sous le règne de Louis VIII, il y avait dix-neuf mille hôpitaux destinés à les recevoir. A cette époque, on n'établissait aucune différence entre les symptômes qui caractérisent le mal vénérien et ceux de la lèpre. Lorsque cette dernière maladie disparut, la syphilis se dessina davantage,

6

ce qui prouve qu'elle n'est qu'une modification de la lèpre ancienne et des affections dartreuses qui souillent la peau humaine.

Gardanne, Sanchez, Perenotti et Clossin, parmi les médecins modernes, sont ceux chez lesquels cette opinion paraît le mieux soutenue. D'autre part, M. le baron Larey a observé en Égypte que la lèpre, dont les dartres ne sont qu'un faible dégré, y était souvent la suite d'affections vénériennes dégénérées (voyez *Relation chirurgicale de l'armée d'Orient*). Cette observation est parfaitement d'accord avec ce que les voyageurs nous disent de la lèpre connue dans l'Inde sous le nom de *khorah*, qu'on a remarquée être souvent la suite de la vérole, principalement de celle qui a été mal traitée. D'ailleurs, des milliers d'observations ne prouvent-elles pas que la plupart des personnes qui ont la syphilis finissent par avoir des dartres, surtout lorsqu'elles ont été soumises à l'emploi du mercure?

Peu de maladies ont autant d'analogie et de similitude que la syphilis et les écrouelles (*humeurs froides*). L'une et l'autre de ces maladies produisent des écoulements humoraux, des ulcérations, des plaies de mauvaise nature, des engorgements glandulaires, des excroissances, le gonflement et la carie des os. Ces deux affections se transmettent également par voie de génération. Les écrouelles sont très-fréquentes dans les grandes villes ; elles se sont multipliées dans notre capitale d'une manière effrayante à mesure que le mal vénérien s'est répandu davantage et s'est modifié dans sa transmission héréditaire. Un grand nombre d'observations m'autorisent à affirmer que souvent les enfants écrouelleux naissent de parents vénériens, de manière que l'affection semble être transmise aux enfants, qui expient, en quelque sorte, les écarts de leurs pères par les accidents les plus terribles de la maladie scrofuleuse.

Après avoir prouvé l'intime analogie qui existe entre le principe dartreux et le principe vénérien, entre ce dernier et le vice écrouelleux, il ne me reste plus qu'à prouver l'identité des dartres et des écrouelles, afin de justifier que le même mode de traitement convient à ces trois maladies, qui ont la même origine, les mêmes symptômes, et qui se modifient de la même manière. Qui pourrait nier cette affinité, quand on voit que toutes les personnes affectées d'écrouelles ont des dartres ; que le même tempérament dispose également à ces deux maladies auxquelles on oppose le même mode de traitement ? et d'ailleurs, ne voit-on pas très-fréquemment des enfants nés de pères dartreux donner dès leur naissance des signes du vice

écrouelleux , et, à leur tour, des pères écrouelleux transmettre à leurs descendants tous les
symptômes qui caractérisent les affections dartreuses ? Des faits semblables, qui s'offrent tous les
jours à l'observation, ne viennent-ils pas confirmer, d'une manière péremptoire, l'identité parfaite qui existe entre les écrouelles et les dartres ?

Il est impossible de ne pas reconnaître que ces
divers principes, dont l'origine est la même, ne
puissent donner lieu au développement des diverses affections chroniques dont je parlerai à la
fin de cet ouvrage. Une observation assidue m'a
confirmé que les dartres , la syphilis et les
écrouelles, sont une source fréquente des maladies
chroniques du cerveau , des yeux , des oreilles,
du poumon , du cœur , de l'estomac , des intestins, des reins , de la vessie , de la matrice , et du
système nerveux. Ils sont la source des taches,
des croûtes , des écailles , des boutons , des ulcères
qui assiégent la peau, des démangeaisons qui la
tourmentent. Ces divers principes humoraux qui
ne diffèrent réellement que par les formes qu'ils
affectent, les endroits où ils exercent leurs ravages,
produisent l'engorgement des glandes , leur ulcération, des chancres , des cancers , des écoulements, des excroissances, des bubons, le gonflement des os, les déviations de la colonne vertébrale

et autres ramollissements ou distorsions des os dans l'enfance ou l'âge avancé.

Ce n'est pas seulement extérieurement que ces divers principes exercent leurs ravages ; chariés avec le sang, ils vont tourmenter nos organes intérieurs et donner lieu au développement des maladies les plus graves, les plus cruelles ; ils occasionnent des écoulements sanguins et humoraux du nez, des pissements de sang, le catarrhe vésical, la pierre et la gravelle, des hémorrhoïdes, des crachements de sang, l'asthme, la pulmonie, la gastrite, la gastralgie, les pâles couleurs, des écoulements humoraux des parties génitales, la suppression des règles, des sueurs nocturnes habituelles, et l'aridité de la peau, qui devient quelquefois sèche comme un parchemin. Ces divers principes peuvent produire des diarrhées habituelles, la constipation, des douleurs goutteuses, rhumatismales, nerveuses, qui errent çà et là, des convulsions, la folie, la mélancolie, l'hypocondrie, l'épilepsie ; en un mot des milliers d'affections chroniques auxquelles la science assigne des noms différents, et qui ne sont que des rejetons, des manifestations d'une seule et même dégénération humorale. Chaque organe a une sensibilité particulière, une manière d'exprimer ses douleurs ; c'est ce qui fait qu'on assigne souvent des causes différentes à nos diverses affections, quand très-fréquemment, au contraire, elles ne sont que le résultat d'un principe *identique* toujours le même et se cachant sous des masques différents.

Comme le principe galeux, qui n'est qu'une variété du principe dartreux, peut être une source d'affections graves, je dois dire un mot de quelques effets qui lui sont particuliers. C'est peut-être avec quelque raison qu'on a regardé la gale comme la mère des milliers de maux diversifiés à l'infini dont le genre humain se trouve si cruellement affligé. Toutes les affections chroniques qui figurent sous cent noms différents dans la science médicale sont considérées par beaucoup d'auteurs très-recommandables comme n'ayant pas d'autre origine. La gale peut sommeiller un très grand nombre d'années dans la masse du sang et ne se développer que par une circonstance quelquefois tout à fait imprévue. Elle se transmet de génération en génération ; elle est , nous le répétons, la cause ignorée de beaucoup de maladies.

La gale s'use par le temps ; elle dégénère, elle devient moins contagieuse, elle s'étend sur la peau, y dessine des dartres rebelles, et y produit de pénibles et douloureuses démangeaisons. Elle produit des écrouelles, et particulièrement chez les enfants qui naissent d'un père ayant eu cette maladie. L'affection galeuse porte ses ravages sur le cerveau, le poumon, sur l'estomac ; elle occasionne la surdité, des écoulements d'oreilles, des maladies des paupières, et produit quelquefois la perte de la vue. Cette maladie est la plus contagieuse de toutes; quand elle est récente, elle se communique avec une telle facilité que, passant d'un malade à un autre pour leur tâter le pouls, un médecin l'inocule souvent à plusieurs personnes sans le savoir ; des linges, des gants, une serviette, qui ont servi à un galeux suffisent pour communiquer ce principe d'infection. Au chapitre qui traite de cette maladie, nous avons rapporté quelques faits assez curieux.

Des faits que je viens d'établir, de cette similitude entre la syphilis, les dartres et les écrouelles, similitude reconnue aujourd'hui par les praticiens les plus recommandables, il découle cette conséquence rigoureuse, que ces trois affections doivent être traitées de la même manière, sauf quelques modifications, puisque leur principe est *un*, seulement dégénéré et affectant des formes diverses. D'ailleurs c'est ce qu'on a fait jusqu'à ce jour; car le mercure est, en quelque sorte, le seul médicament qu'on leur ait opposé. N'est-il vraiment pas étrange que ce moyen ait pu avoir une si longue vogue dans le traitement de ces maladies, lorsqu'il est prouvé aujourd'hui que, loin de les guérir, il les développe, accroît leurs accidents et

produit sur l'économie les plus funestes résultats ?
Mais l'homme est ainsi fait, qu'il se façonne difficilement aux nouvelles idées ; quand une fois il a mis le pied dans le sentier de l'erreur, il ne le quitte qu'à regret, et ce n'est qu'en agitant sans cesse à ses yeux le flambeau de la vérité qu'il se dépouille des langes de la routine pour entrer dans une voie et meilleure et plus vraie.

DE L'EMPLOI DU MERCURE

ET DE SES DANGERS.

Le mercure est un moyen employé sous toutes les formes pour combattre les maladies humorales ; c'est la panacée, le remède universel, et la ressource aussi de beaucoup de charlatans. Des praticiens ont encore la bonne foi de penser que c'est un remède infaillible dans le traitement des affections vénériennes, dartreuses, écrouelleuses, et beaucoup d'autres affections chroniques, et pourtant il n'y a rien de moins certain que ses effets dans ces maladies. Mais ce qu'on ne saurait nier, ce sont les graves inconvénients qui sont le résultat de son emploi ; aussi M. Broussais, que j'aime tant à citer, parce que ses observations sont toujours pleines de justesse, dit avec beaucoup de raison que le mercure développe de l'inflammation dans l'estomac et les intestins, organes qui finissent quelquefois par se désorganiser ; il ajoute « que » les gastrites (inflammations d'estomac) provo-

» quées par l'abus des anti-vénériens mercuriels,
» se transmettent facilement aux poumons, et
» que la pulmonie en est la suite, si le traitement
» rafraîchissant n'est administré promptement et
» avec beaucoup d'énergie (1). » J'ai remarqué
que tous les individus qui ont fait usage des préparations mercurielles finissent par être affectés
de quelque maladie chronique : souvent c'est le
poumon, l'estomac, les intestins ou le foie qui
sont attaqués ; souvent aussi ce funeste médicament va porter sa terrible influence sur le cerveau,
et donne lieu à une foule de maladies nerveuses
fort graves. Ceux qui ont abusé de ce dangereux remède sont sujets aux affections dartreuses et rhumatismales ; bien plus, il leur vient
encore aux parties génitales, à des époques plus
ou moins éloignées, des ulcères, des boutons, des
végétations, et tous les phénomènes particuliers
à la maladie vénérienne ; les enfants auxquels ils
donnent le jour n'ont qu'une chétive existence, ils
peuvent à peine se développer, et, accablés d'infirmités, ils meurent en quelque sorte avant d'a-
voir commencé la vie !

Rien ne constate davantage les dangers qui accompagnent l'administration du mercure, que
les efforts que l'on fait depuis longtemps pour

---

(1) *Examen des Doctrines médicales*, t. 1er, p. 5.

lui substituer des médicaments qui n'aient pas ses graves inconvénients. Pour bien connaître les effets du mercure sur notre économie et ses fâcheuses influences sur l'homme malade, il faut d'abord les étudier sur l'homme sain. Descendons dans les mines où on l'exploite ; visitons les ateliers où on l'emploie dans les arts; c'est dans ces lieux que nous pourrons nous faire une juste idée de ses horribles effets. C'est dans ces mines, ces ateliers, que l'on rencontre des hommes jeunes encore, déjà accablés d'infirmités, décrépits avant d'avoir vieilli, et tous, jeunes et vieux, en proie à des maladies aiguës et chroniques. S'ils ne sont pas suffoqués dans les premiers temps qu'ils se livrent à l'exploitation de ce métal dangereux, le mercure qui pénètre leur corps les fait périr de langueur; presque tous deviennent paralytiques, et meurent de consomption.

Le mercure porte une action irritante sur l'estomac et les intestins. M. Colson a vu des accidents d'empoisonnement se manifester après l'ingestion dans l'estomac d'un quart de grain de mercure (sublimé corrosif), dissous dans de l'eau. Des cancers de l'estomac, vulgairement appelés maladies du pylore, des diarrhées opiniâtres, des dyssenteries fort douloureuses, et des ulcérations dans le canal intestinal, sont très-souvent la suite de l'emploi des préparations mercurielles. M. le docteur Charnay a publié des observations (*Journal universel de Médecine*) qui constatent qu'une irritation de l'estomac, résultat d'un seul traitement mercuriel, n'exige pas moins de six mois ou un an pour être détruite. Des observations, faites et publiées par ordre du gouvernement, sur différentes méthodes d'administrer le mercure, et puisées dans l'ouvrage de Horn, constatent que les préparations mercurielles peuvent décomposer nos humeurs, même assez rapidement, et produire des fièvres putrides mortelles. Le mercure porte très-souvent à la bouche, et détermine des *salivations mercurielles* dont les conséquences sont quelquefois terribles. J'ai donné mes soins à un lampiste qui, par suite de quelques pilules de Béloste, qui, comme on le sait, contiennent très-peu de mercure doux, éprouva une salivation que rien ne put arrêter. Les gencives étaient gonflées, saignantes ; la bouche était remplie d'ulcères qui exhalaient une fétidité insupportable. Il mourut, après un mois de souffrances, d'une hydropisie de poitrine et d'un commencement d'anévrisme au cœur.

L'emploi du mercure est très-dangereux chez les femmes qui ont une menstruation orageuse ; les accidents qui se montrent dans ces cas sont exaspérés par cette préparation. Ce dangereux médicament, administré aux femmes grosses, peut déterminer des hémorrhagies de matrice capables d'amener l'avortement. Des observations nombreuses viennent à l'appui de notre assertion.

Le mercure porte presque toujours son action délétère sur l'organe respiratoire. Nous avons acquis la preuve qu'il occasionne assez fréquemment des crachements de sang, des douleurs de poitrine et des pulmonies. Il est d'observation constante que les enfants nés de parents fatigués par des traitements mercuriels, apportent une constitution débile et une disposition aux maladies de poitrine. C'est aussi à la suite de l'emploi dangereux de ce métal, qu'on voit souvent des ulcères acquérir une dégénérescence cancéreuse, des plaies ordinaires prendre un mauvais caractère, devenir baveuses, et verser une humeur fétide et sanguinolente.

Le mercure porte aussi son action malfaisante sur le système osseux et fibreux. Ainsi, il occasionne dans la continuité des membres, et particulièrement aux articulations, des douleurs qu'on peut nommer mercurielles, causées très-probablement par le mélange du mercure à nos humeurs, et l'expérience démontre journellement ce que Hunter avait observé, qu'il détermine le gonflement des os et leur carie. Le docteur Penada rapporte, dans les Mémoires de l'Institut

impérial et royal lombardo-vénitien, l'observation d'une *chute de la majeure partie de la mâchoire inférieure* par l'effet des fumigations mercurielles. Il est des individus qui, par l'effet d'un
traitement mercuriel, éprouvent des douleurs
épouvantables qui finissent par amener la carie
partielle ou totale des os.

C'est peut-être sur le système nerveux que le
mercure exerce le plus souvent son action délétère. Ainsi la surdité, la perte de la vue, et des
tremblements nerveux, sont très-souvent la suite
de son emploi. Ce médicament agit encore sur le
cerveau ; il affaiblit les facultés intellectuelles,
produit la stupeur, l'imbécillité et la perte de la
mémoire. Le père Edme, chirugien de l'hospice
de Charenton, avait remarqué que sur vingt individus placés dans cette maison pour y être traités
de la folie, il y en avait dix-neuf qui avaient été
soumis à des traitements mercuriels. Les préparations mercurielles, en décomposant et viciant nos
humeurs, nous disposent aux affections dartreuses
et écrouelleuses, et ce n'est souvent qu'à des époques éloignées que se montrent les maladies qui
proviennent des traitements mercuriels prolongés.

Des médecins ont voulu nier que le mercure
fût absorbé et transporté dans le système circulatoire : des faits nombreux constatent sa présence

dans nos humeurs et dans la substance intime de nos solides. A l'appui de cette assertion, Walter Pope, dans les *Transactions philosophiques*, année 1665, déclare avoir vu dans les mines de mercure du Frioul une homme qui *était si rempli de mercure*, que lorsqu'il mettait un pièce de cuivre dans sa bouche, elle devenait aussi blanche que de l'argent ; il en était de même lorsqu'il la frottait avec ses doigts.

Swediaur rapporte qu'on a trouvé des globules de ce métal dans les poumons d'un homme qui avait longtemps fait usage des préparations mercurielles. Ce médecin, qui a peut-être le mieux étudié les effets du mercure, a observé des cas de salivation invétérée qui ont duré plusieurs années ; et ne se sont terminés que par l'épuisement et la mort. Après avoir signalé les graves inconvénients du mercure, prouvons, par quelques faits seulement, que c'est doublement à tort qu'on a recours à ce médicament infidèle et dangereux.

Feu Cullerier, grand partisan du mercure, avoue dans les *Archives générales de Médecine* (tome XII, page 427), qu'il ne guérit pas toujours les maux vénériens. Astruc lui-même, ce défenseur enthousiaste des préparations mercurielles, a dressé une liste des affections vénériennes contre lesquelles le mercure est inefficace, et ce tableau comprend presque tous les symptômes de la syphilis. Louis avoue qu'il échoue très-souvent. Bromfeil a constaté qu'un grand nombre de cures sont palliatives. Van-Swieten accuse de mensonge les auteurs qui prétendent que le mercure guérit toutes les affections syphilitiques, car il dit en avoir rencontré contre lesquelles il avait en vain administré toutes les préparations mercurielles imaginables. Boerhaave a signalé l'impuissance du mercure contre la carie vénérienne. Enfin presque tous les auteurs s'accordent à avouer que le mercure ne guérit pas toujours la syphilis; et d'ailleurs, ce qui démontre d'une manière péremptoire que les cures obtenues par ce moyen ne sont que palliatives, c'est l'action que le virus syphilitique continue d'exercer sur les organes de la génération, quoiqu'il ait été combattu par plusieurs traitements mercuriels. En voilà assez sur les dangers et l'inefficacité des préparations mercurielles.

DES EAUX MINÉRALES

et de leur inefficacité.

Au nombre des moyens dont on use le plus fréquemment pour guérir les maladies chroniques de la peau et celles qui attaquent nos organes, on doit placer les *eaux minérales*, administrées sous la forme de boissons, de douches et de bains. Il n'est presque pas de praticien qui ne croirait manquer aux devoirs de sa profession s'il ne soumettait à ce genre de médication les malades qui viennent le consulter : cependant, loin de retirer de ce moyen tous les avantages qu'on lui attribue, combien de fois, au contraire, n'a-t-on pas eu lieu de se repentir de leur administration ! Les eaux minérales, et surtout les eaux sulfureuses, irritent le système nerveux, les organes intérieurs et plus particulièrement les poumons ; aussi est-ce avec raison que le professeur Broussais les a signalées comme irritant vivement le cœur et tous les vaisseaux sanguins. Ce célèbre praticien ajoute que les eaux augmentent la disposition à l'hémorrhagie, la produisent même chez ceux qui n'en sont pas affectés et déterminent souvent l'anévrysme du cœur, la paralysie et l'apoplexie.

Les diverses sources d'eaux minérales répandues avec abondance sur toute la surface du globe, deviennent un centre où se réunissent aux beaux jours de l'année, la douleur, la mode et le plaisir. Sans doute que des êtres souffrants, qui traînent une vie malheureuse, peuvent y trouver quelque amélioration à leur sort ; mais est-ce à l'usage des eaux minérales qu'ils doivent l'attribuer ? Non sans doute, car dans les villes qu'ils habitent et où ils peuvent se les procurer dans l'état le plus parfait de pureté, ils n'en obtiennent pas le moindre avantage. Si d'heureux changements se font ressentir, n'est-ce point aux distractions qu'ils éprouvent qu'ils en sont redevables? Un voyage lointain, l'oubli des affaires, l'air vif et pur des montagnes ; un soleil qui donne la vie, des sites pittoresques qui récréent nos yeux, et l'espérance qui naît si facilement au cœur de l'homme, ne sont-ce pas là les causes réelles d'un heureux changement dans la santé? Mais ces effets du moral sur le physique ne sont que passagers ; le malade rentre dans ses foyers, et bientôt disparaît cette amélioration qui lui avait fait rêver un entier rétablissement. Ce n'est plus cet air pur, ce soleil vivifiant, ces sites enchanteurs ; c'est une vie monotone, ce sont de tristes pensées, des espérances trompées ! Homme, ta vie n'est que douleurs, que déceptions ! Fragile comme le verre, tu luttes en vain contre les éléments destructeurs qui t'environnent ; ta vie s'use sous la lime du temps, et l'immensité de sa grande voix t'appellerait bientôt dans son sein, si un art salutaire et consolateur ne t'arrêtait quelque temps encore, au bord de l'abîme !

On a prodigieusement écrit sur les eaux minérales ; mais, à l'exception des ouvrages des chimistes qui les ont analysées, ce qui est relatif à l'application pratique porte trop souvent l'empreinte de la prévention la plus aveugle. Les livres des médecins attachés aux établissements d'eaux minérales surtout, semblent bien plutôt dictés par un intérêt particulier, qu'écrits dans celui de la science. Telle est l'espèce d'engouement dont les eaux minérales on été l'objet, dit le docteur Rattier, que tout récemment à Paris on a vu annoncer comme minérale une eau où l'analyse chimique n'avait fait découvrir aucune substance médicamenteuse. Eh bien ! le propriétaire arguait en sa faveur de cette circonstance, en disant que sa grande pureté devait justement la faire rechercher. Nous n'avons pas su jusqu'à quel point il a réussi à persuader les buveurs et les baigneurs.

Des monuments nombreux, anciens et modernes, attestent l'importance qu'on attache à ces eaux, et de nos jours, malgré les progrès des connaissances positives, une source d'eaux minérales et une place de médecin inspecteur sont deux choses fort lucratives ; car il est bon de savoir que les eaux minérales font partie de la médecine des riches, et qu'on ne peut espérer d'en profiter sans une bourse bien garnie, surtout lorsqu'on se rend à une de ces sources que la capricieuse déesse a regardées d'un œil favorable.

En lisant les auteurs qui ont écrit sur les eaux minérales, et surtout les ouvrages des médecins attachés aux grands établissements de ce genre, car presque tous ont fait des livres pour signaler le pittoresque de la situation, la pureté de l'air, et les cures merveilleuses, on est frappé de cette circonstance, que presque toutes les eaux minérales, quelles que soient leur composition et leur température, sont conseillées et vantées également contre toutes les maladies chroniques, quelle que soit leur origine, et quels que soient les symptômes qui les caractérisent. Il suffit pour s'en convaincre de lire la liste des nombreuse affections contre lesquelles on les recommande, et l'on trouvera qu'elles sont efficaces contre les maladies vénériennes, les dartres, les affections catarrhales chroniques, l'asthme humide, les congestions lymphatiques, les scrofules, les maladies laiteuses, les suppressions menstruelles, les engorgements du vagin et de l'utérus, les diarrhées séreuses, la jaunisse, les engorgements des vicères abdominaux, les rétractions des muscles, des tendons, des ligaments; que de plus elles cicatrisent les anciens ulcères et les plaies d'armes à feu. Quoi! il existe des eaux ferrugineuses, salines et sulfureuses, chaudes et froides, et toutes ont des propriétés égales et sont appelées à combattre les mêmes affections! Et c'est au dix-neuvième siècle qu'il faut ajouter foi à des assertions de cette nature! L'espèce humaine compte-t-ele donc des esprits si crédules qu'on espère y faire pénétrer de telles absurdités?

Si quelquefois les eaux minérales produisent des heureux effets, c'est plutôt par la manière dont elles sont administrées, et ce serait le cas de dire que la forme l'emporte sur le fond : nous pouvons citer en preuve de l'influence qu'exerce sur l'économie *l'eau pure* convenablement administrée, les bons résultats qu'on obtient des eaux de Loèche, dont on fait usage de la manière suivante (ces eaux sont sulfureuses et ont une température de trente-six à quarante degrés): « A l'arrivée du malade, dit M. Alibert (*Diction-* » *naire des Sciences Médicales*), on lui présente » une grande robe de flanelle, dont il doit se cou-

» vrir le corps, et une pèlerine de même étoffe,
» pour garantir les épaules du froid. *La cure est*
» *ordinairement de trois semaines*. On débute par
» une heure de bain le premier jour, le second
» par deux heures, et ainsi de suite, jusqu'à ce
» qu'on soit parvenu à huit heures de bain par
» jour, dont quatre le matin et quatre le soir. La
» seconde semaine de la cure se nomme *haute bai-*
» *gnée*; et chaque jour, six ou huit heures de
» bain sont de rigueur. Vient ensuite la semaine
» de *débaignée*, pendant laquelle on diminue gra-
» duellement le bain. Le phénomène qu'on nomme
» *la poussée* s'annonce ordinairement vers la fin
» de la première baignée ; on *renouvelle* les cures
» quand la première n'a pas été décisive. » Je le
demande à tout homme non prévenu : l'eau pure
ne serait-elle pas aussi salutaire que l'eau de
Loëche, si on la donnait de la même façon ?

Mais un point essentiel pour le service des eaux
minérales, c'est qu'il faille les aller chercher au
loin. Voilà pourquoi les eaux de Passy et d'Enghien
ne seront jamais bonnes aux habitans de Paris, et
feront des merveilles chez un Russe ou un Anglais;
et c'est aussi là ce qui manque aux eaux minérales artificielles, bien plus que quelques atomes de
sels ou quelques pouces cubes de gaz acide carbo-
nique, ou autre. Ces eaux artificielles, vantées
outre mesure par quelques médecins, et trop dé-

préciées par d'autres, nous montrent à peu près ce qu'on doit penser des eaux minérales en général. « A Dieu ne plaise, dit le docteur Rattier, que nous veuillons nier les vertus des eaux minérales, et diminuer les consolations et le soulagement qu'elles peuvent quelquefois apporter au malade. Nous ne voulons qu'expliquer rationnellement leur effet, et les dépouiller de ce prestige de spécificité dont on s'est plu à les environner. » Disons-le donc hautement et sans considération pour les intérêts que cela peut froisser, la part des eaux minérales dans les succès qu'on leur attribue serait peut-être bien faible si l'on ne faisait entrer en ligne de compte le voyage, c'est-à-dire l'exercice et la distraction qui en sont la suite ; le changement d'air, le régime et l'usage des boissons abondantes. Ajoutez à cela les réunions, les fêtes, et les autres moyens d'amusement que les propriétaires de ces établissements y accumulent pour y attirer la bonne compagnie, et vous aurez le secret de la vogue qu'ont eue les eaux minérales, vogue qui s'éteint de jour en jour, car on ne pourrait espérer qu'un médicament dont l'efficacité n'est fondée que sur la mode, pût ne pas passer avec elle.

EFFICACITÉ

DES

SUBSTANCES VÉGÉTALES SUDORIFIQUES ET DIURÉTIQUES

dans le traitement des maladies de la peau et des affections chroniques de nos organes.

Les anciens médecins donnaient le nom de dépuratif à des substances qu'ils considéraient comme propres à dépurer le sang et la masse des humeurs. Ils ne se rendaient pas compte de la manière d'agir des substances qu'ils employaient ; ainsi parmi leurs dépuratifs on compte des médicaments qui ne produisent aucun effet appréciable, et qui n'agissent sur aucune des voies dont la nature se sert pour éliminer les matières dont le séjour trop prolongé deviendrait nuisible à l'économie : je veux parler des deux grands émonctoires, qui sont la transpiration et la sécrétion urinaire. Pour obtenir un effet vraiment dépuratif, dans toute l'acception du mot, il faut introduire dans l'économie des substances qui agissent d'une manière toute spéciale sur les vaisseaux exhalants, sur les organes excréteurs, particulièrement les reins et la peau, afin de solliciter la sortie des matières dont la présence altère la composition de nos fluides. La plupart des moyens qu'on employait et qu'on emploie encore pour dépurer le sang ont des qualités âcres et échauffantes, et, comme j'ai déjà eu l'occasion de dire que les inflammations modifient les sécrétions humorales en leur donnant plus d'âcreté; il s'en suit que les moyens excitants qu'on met en usage, loin de dépurer, ne font au contraire qu'accroître l'altération des humeurs, puisqu'ils augmentent l'état inflammatoire. On doit mettre au rang des dépuratifs, les préparations sudorifiques et diurétiques. Je parlerai plus tard de ces moyens, et je prouverai quelle efficacité ils peuvent avoir lorsqu'ils sont appliqués avec habileté.

Certains médecins, et après eux Broussais, ont prétendu que toutes nos maladies avaient leur source dans l'altération de nos solides indépendamment de nos fluides, et que ces derniers n'étaient jamais malades; d'où il suivrait que dépurer le sang deviendrait chose inutile. Comment croire en effet que le sang ne soit jamais malade, lorsque dans maintes circonstances on l'a trouvé altéré, soit à l'ouverture des cadavres, soit par suite de l'analyse chimique ? Mais, objectera-t-on, dans tous ces cas l'altération des liquides est sub-

séquent à celle de nos parties solides, car à l'ouverture des corps, les solides ne présentent souvent aucune altération appréciable aux sens. Cependant on ne peut nier qu'elle ne puisse exister,
puisque le trouble des fonctions en est la preuve.
Conséquemment si nos parties solides peuvent
éprouver des changements inappréciables aux sens
on perd le droit de nier l'existence de lésions semblables dans les liquides, et l'on autorise les humoristes à voir les maladies humorales là où leurs
adversaires voient aujourd'hui des affections nerveuses. Nos parties solides ne sont-elles pas sans
cesse formées par les fluides ? et si ces derniers
sont altérés, les premières ne doivent-elles pas ressentir dans leur contexture les influences de cette
disposition maladive ? Le sang n'est pas dépourvu
d'une vitalité particulière, et puisqu'il est destiné
à régénérer l'organisation, n'est-ce pas avec raison
qu'on l'a appelé *une chair coulante ?* Qu'il soit primordialement ou secondairement affecté, il n'est
pas moins vrai que par suite des altérations qu'il
est susceptible de contracter, il devient la source
d'une infinité de maladies. Cette vérité, aussi ancienne que la médecine, et que Galien a étayée
de toute la force de son génie, avait trouvé parmi
les médecins modernes quelques contradicteurs ;
on s'était éloigné des vrais sentiers d'une médecine
philosophique pour se jeter dans des hypothèses
que réprouvent la raison. De tout temps on a créé

des systèmes, on ne cessera d'en créer : ces systèmes ont trouvé des admirateurs, ils en trouveront encore ; on les oubliera, comme on les a oubliés.

L'opinion qui semble dominer aujourd'hui, c'est que toutes les maladies peuvent tour à tour être occasionnées par l'altération de nos parties solides et la viciation de nos fluides, qui forment plus des trois quarts de notre organisation. D'ailleurs, j'ai expliqué comment une affection locale inhérente à un organe finit par vicier les fluides, et comment le sang, lui-même altéré, peut développer des maladies graves. Le scorbut n'est-il pas une preuve de ce que j'avance, puisque toutes nos parties solides se détériorent sous l'influence de cette dégénération sanguino-humorale ? C'est donc tour à tour vers l'emploi des moyens propres à dépurer le sang, à détruire son acrimonie, et à calmer l'irritation et l'inflammation des parties affectées, que doivent tendre les différentes méthodes que possède l'art de guérir.

Des sudorifiques, ou Médicaments qui agissent sur l'exhalation de la peau.

Dans tous les temps, les médecins se sont livrés à une étude approfondie des fonctions du système tégumentaire, considéré comme organe exhalant ; dans tous les temps, ils ont senti que l'exercice de ces fonctions était immédiatement lié à la conservation de l'homme vivant : ils ont dû en conséquence s'occuper des moyens divers de les rétablir, quand elles sont altérées ou interrompues. On désigne assez ordinairement sous le titre de *sudorifiques* les remèdes que l'on croit propres à rappeler ou favoriser la transpiration cutanée, soit que la matière de cette évacuation s'échappe en vapeur imperceptible de la surface du corps, soit qu'elle se condense à sa sortie, sous une forme aqueuse qui constitue le phénomène de la sueur.

On s'est d'autant plus attaché à la recherche des médicaments de ce genre, qu'on est convaincu que les troubles ou les irrégularités de l'exhalation cutanée sont suivis de maladies graves et opiniâtres. Personne n'ignore que lorsque les sueurs habituelles se trouvent supprimées chez certaines personnes, principalement chez les hommes, il en résulte différentes affections, soit aiguës, soit chroniques. Ne voit-on pas journellement le reflux de la transpiration à l'intérieur susciter des diarrhées, des dyssenteries, des hydropisies, l'inflammation de nos organes et de leurs membranes, des toux laborieuses, des catarrhes suffocants, des accès de goutte, enfin allumer les fièvres les plus violentes? qu'on ne s'étonne donc pas des soins que prennent, comme par instinct, certains individus faibles, pour écarter toutes les causes qui peuvent intercepter le cours nécessaire de la transpiration.

Les anciens paraissent avoir particulièrement médité sur les fonctions de la peau, considérée comme organe exhalant, si l'on en juge par le soin avec lequel ils se sont attachés à distinguer la différence des sueurs comme moyen de mieux connaître une maladie et d'apprécier sa terminaison. Ils ont observé que les sueurs variaient à l'infini; ils ont signalé dans leurs écrits des sueurs épaisses, ternes ou visqueuses; des sueurs salées, fades ou amères; des sueurs fétides ou inodores; des sueurs verdâtres ou jaunâtres; des sueurs froides, chaudes ou mordicantes, etc. C'est ainsi qu'une femme à l'hôpital Saint-Louis suait une humeur sanguinolente. On observe aussi des sueurs qui varient également par rapport au temps de leur apparition, qui a lieu tantôt au commencement, tantôt à la fin d'une maladie, et qui sont tantôt intermittentes et tantôt continues, etc.

Mais ce n'est pas uniquement par le phénomène des sueurs que les fonctions de la peau deviennent d'un grand intérêt pour le médecin : l'absence totale de cette évacuation est un sujet d'étude non moins important dans quelques circonstances. J'ai vu plusieurs fois, dit le docteur Alibert, se former, durant le cours de certaines affections chroniques, une couche sale de matière sur toute l'étendue de la peau, ce qui lui donnait un aspect jaunâtre. Dans ce cas, ses fonctions exhalantes étaient presque anéanties, ou du moins profondément altérées. Il est digne de remarque que la peau et les reins ont un rapport alternatif d'activité et de fonctions, et que lorsqu'on transpire moins on urine davantage, *et vice versâ*. C'est ce qui faisait dire à Galien que la matière des urines était la même que celle des sueurs.

Les sudorifiques sont indiqués pour toutes les altérations qui surviennent dans les facultés exhalantes de la peau, aussi juge-t-on leur emploi indispensable dans les affections catarrhales, rhumatismales, etc., qui proviennent d'une transpiration empêchée ou retenue; dans certaines obstruction des glandes, dans l'hydropisie, la paralysie, l'inflammation lente de nos organes et les affections dartreuses. Comme d'ailleurs la sécrétion de la peau est la grande voie par laquelle l'économie tend sans cesse à se débarrasser des matières qui la surchargent, il est facile de comprendre combien il est précieux de solliciter cette évacuation dans le traitement des maladies qui reconnaissent pour cause un principe humoral dont l'élimination devient si éminemment salutaire.

Le gaïac, le sassafras, la salsepareille, la squine, la calaguala, la bardane, la patience, le sureau, l'astragale, la saponaire, le *lobelia syphilitica,* sont les principales substances que l'art de guérir emploie dans le but de favoriser la sécrétion exhalante de la peau. Quelques-unes ont une énergie bien constatée, tandis que l'efficacité de quelques autres a été mise en doute par des praticiens recommandables. Aussi ai-je dû essayer tour à tour ces divers produits végétaux, afin d'éclairer mon opinion, et ce n'est qu'après de nombreuses expériences que j'ai pu fixer mon choix.

L'efficacité des substances végétales sudorifiques dans le traitement des dartres, des écrouelles, de la syphilis, est aujourd'hui pour tous les médecins comme pour moi, un fait incontestable. Leur emploi, que n'accompagne jamais le moindre inconvénient, s'est montré héroïque dans cette foule de maladies chroniques qui assiégent nos organes, et où il s'agit de dépurer la lymphe et de régénérer en quelque sorte la masse du sang. Ces heureux résultats sont loin d'être nouveaux, car les substances sudorifiques ont eu un grand nombre de partisans au XVIe siècle ; alors on les administrait à forte dose, calculée d'après la violence et l'ancienneté de la maladie ; mais elles tombèrent bientôt en discrédit vers la fin du XVIIe et au commencement du XVIIIe siècle, parce qu'à cette époque on les donnait communément en faible décoction, ce qui les privait de toute leur activité. C'est alors que les préparations mercurielles jouirent de quelque crédit ; mais comme on ne tarda pas à s'apercevoir des graves dangers qu'entraîne souvent leur emploi, les substances végétales reprirent bientôt la faveur dont elles jouissent aujourd'hui.

C'est particulièrement aux médecins anglais, et surtout à ceux qui sont placés à la tête des grands hôpitaux militaires, que nous devons les nombreuses observations qui ne peuvent plus laisser de doute sur l'efficacité des substances végétales sudorifiques dans le traitement de la syphilis et des dartres. Si l'on fouille dans les annales des peuples, il sera facile de s'assurer que ces maladies ont trouvé un antidote précieux dans les différents produits du règne végétal. Jetons un coup d'œil rapide sur quelques faits qui confirment cette assertion. Les bois sudorifiques, apportés d'Amérique en 1508, furent bientôt employés avec succès contre la syphilis, en Espagne, en Portugal et peu à peu en Italie. Hutten, Lecoq, Vesale, Fallope, assurent

avec raison que ces substances éminemment dépuratives peuvent guérir les maladies les plus anciennes, les plus rebelles, soit dartreuses, soit
écrouelleuses, soit organiques, lorsqu'elles doivent
leur origine à un principe humoral. Plusieurs médecins ont constaté que ces médicaments ont guéri
des affections syphilitiques, lors même qu'elles
attaquaient les os ou la peau.

En Égypte, où les affections vénériennes sont
très-communes, les moines les guérissent fort bien
sans mercure, par le seul emploi des bois sudorifiques, et sans astreindre leurs malades à la moindre gêne quant au régime ou à leurs occupations
ordinaires. Dans l'Amérique méridionale et les Indes orientales, ces plantes dépuratives sont regardées généralement comme un remède infaillible
contre la syphilis la plus rebelle. Dans les grandes Indes, les médecins anglais guérissent des affections syphilitiques invétérées en administrant
à leurs malades des substances végétales en poudre,
qui expulsent de leur corps jusqu'à la dernière parcelle du principe humoral. Swediaur parle d'un
malade qu'il vit à Londres, qui, affecté d'ulcères
syphilitiques, fut guéri par l'emploi de la salsepareille *réduite en poudre*. J'avouerai ici que je
dois à ce fait, et à la pratique des médecins anglais dont je viens de parler, l'heureuse idée d'administrer en poudre les substances végétales. Je

reviendrai sur ce mode de préparation que j'ai perfectionné.

Les substances végétales administrées avec méthode sont d'une efficacité incontestable, et si les médecins n'en font pas un usage exclusif, c'est, disent-ils, parce que leur préparation est défectueuse. En effet, les substances sudorifiques ne sont employées que sous forme de décoctions et de sirops, et ainsi préparées, elles ne peuvent atteindre le but qu'on se propose. Les tisanes ou décoctions, non-seulement répugnent aux malades par leur saveur, mais encore fatiguent et irritent l'estomac, et comme elles ne contiennent que très-peu du principe extractif dépuratif, leur effet devient presque nul. Un malade peut à peine en prendre six verres par jour, tandis que pour obtenir un effet réel, il faudrait pouvoir absorber vingt verres de tisane tous les jours, ce qui est impossible, car il n'est pas d'estomac qui puisse résister à cette espèce d'inondation.

Quant aux sirops ou robs, ils sont presque sans action sur notre économie : il entre dans leur composition une partie de liquide sur deux parties de sucre, et ce n'est à proprement parler que de ce dernier ingrédient qu'on fait usage. Cela est si vrai, qu'un malade qui prend six cuillerées de sirop consomme quatre cuillerées de sucre ; dès

lors, quel effet doit-on espérer de ces préparations? Ce qu'il est d'ailleurs important de considérer, c'est que les malades perdent un temps précieux pendant lequel ils auraient recours à des
moyens plus énergiques et plus efficaces. Il n'y a
vraiment qu'une forme sous laquelle les substances
végétales puissent être employées avec un succès
certain, c'est sous forme de poudre : prises ainsi,
elles ne perdent aucune des qualités précieuses
dont la nature les a douées; on calcule bien mieux
leur dose, et par conséquent les effets qu'on a
droit d'en attendre.

Des diurétiques, ou médicaments qui provo-quent la sécrétion urinaire.

L'action salutaire de ces médicaments ne se
borne pas uniquement à rendre le flux des urines
plus abondant, ils ont toutes les propriétés communes aux autres évacuants. Les reins sont en
quelque sorte l'émonctoire général de l'économie
animale. Qui ignore qu'une multitude de maladies effectuent leurs crises par cette voie? Les observations journalières des praticiens ont démon-
tré que des abcès du foie, de la poitrine, etc., se
sont vidés par des urines bourbeuses et purulentes.
Personne ne conteste de quelle utilité peut deve-

nir une évacuation copieuse de ce genre, dans les hydropisies de poitrine, du ventre et des différentes autres parties du corps. On ignore les procédés que suit la nature pour transporter dans la vessie ces sortes de produits humoraux, mais le fait n'en est pas moins avéré.

Les diurétiques ont une efficacité bien constatée dans le traitement des maladies chroniques, et particulièrement des affections de la peau. Comme elles sont le plus souvent entretenues par la dégénérescence de nos humeurs, il est facile de concevoir que tout ce qui tend à expulser du sang les matières nuisibles qui l'assiégent, doit devenir une ressource précieuse pour les combattre. La nature elle-même nous indique la sécrétion urinaire comme étant la voie la plus sûre pour dépurer le sang, puisque des urines claires, limpides ou bourbeuses, sont tour à tour l'indice ou de la santé ou de la maladie. L'art de guérir doit donc retirer d'heureux avantages des moyens qui tendent à favoriser plus abondamment la sortie des urines ; puisque, je le répète, la nature choisit fréquemment cette voie. C'est d'ailleurs montrer un esprit essentiellement observateur que de mettre en pratique ce bel aphorisme d'Hippocrate : *Éconduisez les matières surtout par les voies où elles tendent, pourvu que ce soit par des issues convenables.*

Il existe entre les reins et la peau un commerce de sympathie et d'action dont l'art de guérir doit profiter. Tout le monde sait que la matière de la transpiration insensible et celle de l'urine ont une telle analogie, que ces deux fonctions se suppléent souvent dans l'économie animale. Cette considération physiologique a souvent éclairé nos méthodes curatives dans le traitement long et difficile des maladies de la peau; car personne n'ignore que les maladies chroniques, aussi bien que les maladies aiguës, se terminent quelquefois, soit par une abondante transpiration, soit par des urines épaisses, bourbeuses, rouges ou sédimenteuses. Les médicaments diurétiques doivent donc être rangés parmi les moyens les plus efficaces et les plus salutaires de notre art, quand ils sont administrés avec cette prévoyante sagacité qui en garantit constamment le succès.

Les substances diurétiques dont l'emploi est le plus fréquent sont, dans le règne végétal, l'arrête-boeuf, le chiendent, le fraisier, le genièvre, le raisin d'ours, la pariétaire, l'asperge, le colchique, la térébenthine de Venise et le pissenlit; c'est à cette dernière plante que le célèbre Zimmerman eut recours pour combattre la dernière maladie de Frédéric II, roi de Prusse. Le règne minéral nous offre un puissant diurétique, c'est le nitre. Ce serait commettre une étrange erreur que de croire que, puisque ces substances ont toutes des vertus diurétiques, le choix peut en être indifférent; chacune d'elles, au contraire, indépendamment de ses qualités évacuantes, a des propriétés toniques, excitantes ou émollientes, qu'il est essentiel de mettre à profit : ce qui prouve combien il est important d'avoir profondément étudié les effets des divers agents médicamenteux pour en faire une juste application.

Ce que j'ai dit des sudorifiques, relativement à la manière de les employer, s'applique également aux diurétiques : ces médicaments sont d'autant plus propres à solliciter des évacuations urinaires qu'ils sont administrés sous forme de poudre. Il suffit alors que ces médicaments soient étendus dans quelques verres d'eau pour qu'il en résulte un flux abondant d'urine, que des pintes de tisanes ou de décoctions de ces mêmes substances ne pourraient amener. Je le répète, les substances végétales administrées en décoction perdent de leur énergie, tandis que sous forme de poudre elles manifestent une puissance dont l'art de guérir doit tirer le plus grand avantage.

Convaincu que, dans la plupart des maladies chroniques, dartreuses, vénériennes, scrofuleuses ou rhumatismales, il y a le plus souvent principe humoral à détruire, irritation sanguine et nerveuse combattre, j'ai senti le besoin de doter l'art de guérir d'un médicament renfermant à la fois des propriétés dépuratives et rafraîchissantes. C'est vers les substances émollientes, antinerveuses, sudorifiques et diurétiques, que j'ai dû tourner mes regards. Les premières calment l'irritation des organes, et, les ramenant à leur état primitif, rétablissent le jeu des fonctions, tandis que les secondes, expulsant par la transpiration insensible et les urines les matières qui circulent dans la masse du sang, détruisent ainsi l'acrimonie de nos humeurs. J'ai combiné ces substances, et les ai administrées sous les formes et les doses les plus variées ; et c'est après des essais multipliés que j'ai pu constater qu'elles n'ont des qualités calmantes et dépuratives efficaces qu'autant qu'elles sont administrées autrement qu'en tisane ou sirop.

Le choix des substances antinerveuses, rafraîchissantes, sudorifiques et diurétiques, était encore chose importante ; aussi chacune d'elles a tour à tour été employée, et c'est en multipliant mes essais que j'ai pu m'assurer, par des faits sévèrement observés, de leur degré d'efficacité. Mon choix a donc été le fruit d'une longue expérience. Je dois répéter encore que les diverses substances médicamenteuses prises en tisane ou en sirop se montrent peu efficaces, qu'il n'y a véritablement que la forme de poudre qui leur conserve

toutes leurs vertus ; et que cette forme est celle
que j'ai adoptée. C'était un grand problème à résoudre que d'arriver à donner à un malade sous
un petit volume, et sans le fatiguer, une grande
quantité du principe extractif d'un médicament.
Ce problème, je l'ai résolu, puisqu'on prend en
trois verres par jour ce que vingt verres d'une
décoction désagréable pourraient à peine contenir. Quels effets ne doit-on pas attendre d'un dépuratif qui, par sa forme et le choix des substances qui le composent, se montre à la fois doux
et puissant !

Cette composition, mélange à la fois de substances calmantes antinerveuses, sudorifiques et
diurétiques, je l'ai désignée sous le nom de *Poudre végétale dépurative et rafraîchissante*. Elle est
d'un goût agréable, elle s'applique avec succès au
traitement des dartres, de la gale, des écrouelles,
de la syphilis, et de toutes les maladies chroniques,
humorales ou inflammatoires, quelque forme
d'ailleurs qu'elles puissent revêtir. Elle convient
parfaitement à tous les âges, à tous les sexes,
à toutes les constitutions, et comme elle n'est
formée que de substances douces et dépuratives,
elle peut être employée pour les tempéraments les
plus délicats. Il est des individus qui, par suite de
plusieurs traitements avec le mercure, recèlent
dans leur sang des parcelles de ce dangereux métal :

l'emploi de cette poudre, agissant sur les fonctions de la peau et des reins, favorise son expulsion, et délivre ainsi les organes d'un principe qui, en même temps qu'il favorise la dégénération du sang et des humeurs, porte une vive irritation non-seulement sur les os, mais encore sur le système nerveux.

La poudre végétale pousse fortement aux urines; elle est essentiellement utile lorsqu'elles sont rouges et sablonneuses. Son usage habituel s'oppose efficacement au développement de la gravelle, et par suite, de la pierre. Les personnes constipées, celles qui éprouvent de l'insomnie, celles qui ont le sang échauffé et le système nerveux irrité, trouveront dans son emploi journalier des avantages qu'aucun médicament ne pourrait leur offrir. En effet; ce spécifique, introduit dans le sang, en adoucit l'acrimonie, et tempère les matières ardentes dont il est infecté; il résout sa viscosité, son épaississement, et, parcourant avec lui les organes de la circulation, il expulse par la transpiration insensible, par les urines et par les autres voies naturelles, les matières fondues, séparées et rendues fluides. Ce médicament ne fait ici qu'aider la nature, qui tend sans cesse à se débarrasser des matières acrimonieuses qui l'assiégent. Le sang, dans son mouvement circulatoire, imitant en quelque sorte les eaux de la mer , qui jette au rivage ce qui flotte dans son sein, pousse sans cesse vers la peau tout ce qui lui est étranger : aussi la voit-on souvent recouverte de clous, de boutons ou d'éruptions dartreuses qui suscitent de cruelles démangeaisons. Mais ce n'est malheureusement pas toujours à l'extérieur que se fait un pareil transport : souvent il a lieu vers le poumon, le foie, ou d'autres organes importants ; et à quels dangers n'est-on pas alors exposé ! Le médicament dont je parle sait éliminer tout ce qui met obstacle à l'accomplissement des fonctions de l'économie.

Qu'on ne s'étonne pas de nous voir, dans le cours de cet ouvrage, indiquer cette préparation pour tant de maladies chroniques, si diverses en apparence. Qu'un principe vénérien, dartreux ou scrofuleux , produise des dartres, des douleurs , des ulcères, une irritation nerveuse, ou une pulmonie, n'est-ce pas là toujours la même cause à combattre, et n'est-il pas rationnel d'avoir recours au même agent, sauf à le modifier ou à l'aider par des moyens accessoires, dont je suis loin de rejeter l'emploi ? D'ailleurs, s'il nous est difficile de comprendre comment ce médicament peut se montrer toujours efficace contre des maladies si diverses en apparence, ne l'attribuons qu'à la faiblesse de nos lumières, et, ne nous laissant guider que par l'expérience, reconnaissons que,

véritable Protée, il sait toujours parvenir au but
que la nature a en vue quand elle n'est pas absolument vaincue par la force du mal. Ajoutons
que ce moyen médical est propre à remédier à
l'altération de nos organes, et encore à empêcher
ou à détruire la corruption de nos fluides, *non-
seulement* en expulsant par les voies urinaires et
transpiratoires, les matières humorales, acrimonieuses, étrangères à l'économie, mais encore en les
neutralisant, effet inhérent aux substances végétales dont j'ai préconisé l'emploi et qui entrent dans
la composition de cette préparation dépurative
rafraîchissante.

Parmi les moyens accessoires que je mets souvent en usage, il en est deux qui méritent une
mention particulière : le premier est un *purgatif*,
qui s'emploie sous forme de pilules, ne cause
aucune fatigue, et est d'un usage très-facile; il a
l'avantage non-seulement de débarrasser les intestins sans les irriter, mais encore il les fortifie;
car la rhubarbe entre dans sa composition, et on
sait que cette substance amère, qui a été nommée
par quelques médecins le *purgatif des enfants*,
facilite la digestion et produit dans l'économie les
plus heureux changements. Les autres substances
que contiennent ces pilules purgatives agissent
spécialement sur la partie inférieure du tube intestinal, le rectum, qui sympathise avec la tête;

elles conviennent donc essentiellement aux personnes habituellement constipées, à celles qui ont la tête embarrassée et qui peuvent craindre une attaque d'apoplexie.

Comme l'impression des purgatifs sur le canal intestinal y fait abonder les divers fluides humoraux avec plus d'abondance, on comprend tous les avantages qu'ils peuvent offrir dans plusieurs affections de l'organe cérébral, telles que la folie, la migraine, dans certaines altérations de la vue et de l'ouïe, dans l'apoplexie, la paralysie et dans l'épilepsie. Ses effets ne sont pas moins constants dans les maladies pulmonaires, rhumatismales et goutteuses, ainsi que dans les maladies du foie et dans les hydropisies, quand on sait les combiner à des moyens dépuratifs efficaces. Quand on a parfaitement apprécié la correspondance que les entrailles entretiennent non-seulement avec la tête, mais encore avec toutes les autres parties du corps, on s'explique aisément les heureux effets des évacuants dans ces diverses maladies et les dangers des constipations opiniâtres dont les effets se font souvent ressentir dans les parties de l'économie les plus éloignées. C'est encore cette sympathie intime et continuelle des membranes muqueuses et intestinales avec la peau qui explique leurs heureux effets dans le traitement des affections dartreuses. Est-il besoin d'ajouter que les purgatifs sont utiles toutes les fois que le canal digestif est obstrué, fatigué, irrité par des embarras de matières glaireuses, biliaires, rances ou acides, ou par des vers? C'est après s'être préparé plusieurs jours par l'emploi de la poudre végétale rafraîchissante qu'on a recours avec plus de succès aux moyens évacuants.

Il existe plusieurs manières d'administrer les purgatifs : on peut les donner en tisane, en potions, en teinture, en conserves, en tablettes, en poudre et en pilules. J'ai cru longtemps que les purgatifs, employés sous forme de poudre, offraient plus d'efficacité qu'administrés de toute autre manière ; aujourd'hui, mieux éclairé par de nombreuses expériences, j'ai constaté que, dans le plus grand nombre des cas, la forme pilulaire est la plus propre à remplir les nombreuses indications qui se présentent. Ma prédilection pour cette manière de purger s'appuie sur les considérations suivantes : 1° les pilules glissent en quelque sorte sur l'estomac, n'irritent point cet organe, et ne vont agir que sur les intestins en les faisant évacuer ; 2° on dose mieux les purgatifs qu'on prend en pilules, car en décoction le degré de force n'est jamais le même ; 3° dans la majorité des cas, l'essentiel est que le purgatif manifeste son action vers la partie inférieure du canal intestinal, à l'anus ; or, comme l'aloës a la propriété d'agir plus particulièrement sur ces parties, et que ce médicament, en raison de son amertume, ne peut être administré qu'en pilules, on comprendra toute la supériorité de ce dernier mode de préparation ; 4° la forme pilulaire est également préférable lorsqu'on veut remédier à la constipation, détourner de la tête une trop grande affluence sanguine ou séreuse, et combattre des irritations nerveuses du cerveau ; 5° comme les purgatifs produisent des effets plus ou moins actifs, en raison de chaque tempérament, et qu'on est souvent forcé de tâtonner un peu avant de pouvoir apprécier la dose purgative convenable, j'ai trouvé que la forme pilulaire se prêtait merveilleusement à cette expérimentation, car on ajoute ou retranche une, deux ou trois pilules, avec la plus grande facilité ; 6° enfin les malades peuvent prendre des pilules purgatives à leurs repas sans le moindre dérangement, et sans éprouver ce dégoût qu'inspirent les moyens évacuants pris sous une autre forme. Et qu'on ne pense pas qu'il soit sans importance de rendre moins désagréables les médicaments que l'art de guérir met en usage : des esprits éclairés ont compris que le malade a déjà assez de ses douleurs sans qu'il faille y ajouter encore par l'emploi des substances qui inspirent souvent des répugnances invincibles : sans doute qu'il n'est pas toujours permis d'atteindre le but, mais du moins faut-il s'efforcer d'en approcher le plus possible.

Un deuxième moyen dont l'emploi est indispensable dans une multitude de cas, c'est une *pommade résolutive antidartreuse*. Elle est spécialement destinée aux personnes affectées de dartres, d'écrouelles, de plaies, d'ulcères, de tumeurs et de douleurs. Employée en frictions, elle débarrasse la peau des impuretés qui l'assiégent, des démangeaisons qui la fatiguent. Elle détruit l'engorgement des glandes, fond les tumeurs et cicatrise les plaies les plus anciennes.

Nota. — Par suite d'une erreur d'impression, la page suivante porte le chiffre 3o5, ce qui ferait justement supposer qu'il existe une lacune entre elle et celle-ci ; il n'en est rien, ce n'est qu'une faute de pagination qui s'est continuée jusqu'à la fin de l'ouvrage. Toutes les matières sont placées dans leur ordre, et cette DIXIÈME ÉDITION, tout à fait conforme aux précédentes, n'a fait que subir des améliorations. Je répète donc encore qu'il n'y a *aucune omission*, et que la page 3o5 et les suivantes font suite à la page 136.

EMPLOI

DE LA POUDRE VÉGÉTALE DÉPURATIVE.

1° Cette poudre, qui est d'un goût très-agréable, se prend trois fois par jour, à la dose d'une bonne cuillerée à café (1), délayée chaque fois dans un verre d'eau pure ordinaire, froide ou simplement dégourdie en hiver, si on le désire. En tout, par conséquent, trois cuillerées à café à prendre dans trois verres de liquide tous les jours.

2° Cette poudre peut être délayée dans de l'eau pure, attendu qu'elle est légèrement sucrée. Cependant on peut, pour rendre cette boisson plus agréable encore, y ajouter du sucre, du sirop de gomme, d'orgeat ou de capillaire. On peut encore la prendre dans du lait, du petit-lait et dans du suc de carotte, dont j'ai parlé à la fin de cet ouvage, si la maladie en réclame l'emploi.

(1) Une cuillerée à café équivaut à ce que les cinq doigts de la main réunis peuvent prendre. La boîte doit durer cinq jours environ.

3° Un premier verre doit être pris le matin, à jeun, le deuxième vers le milieu du jour, et le troisième le soir en se couchant. Quoique ces époques soient préférables, cependant il n'y aurait pas d'inconvénient à prendre ces trois verres à d'autres heures de la journée, pourvu que ce fût toujours une heure avant de manger ou trois heures après.

4° Les malades qui ne pourraient prendre tout d'un trait un verre de liquide, le diviseront en deux parties, prises à un quart d'heure ou une demi-heure de distance.

5° L'usage de cette poudre rafraîchissante dispense de toute espèce de tisane; il ne gêne en aucune manière les occupations habituelles, et peut se cacher à tous les yeux. L'exercice, en donnant plus d'activité aux fonctions de la peau et de la vessie, favorise singulièrement son effet dépuratif. Elle doit être continuée jusqu'à complète guérison.

6° Cette poudre étant souvent trop rafraîchissante pour les vieillards ou les individus faibles, il est alors utile d'ajouter à chaque verre deux cuillerées à soupe de vin de Bordeaux ou de tout autre vin de bonne qualité.

7° Comme quelques malades pourraient supposer que la poudre peut être employée avec la même efficacité sèche ou mélangée à de la confiture ou à tout autre ingrédient, il est nécessaire de les prévenir qu'elle n'a d'effet salutaire que prise étendue dans un liquide, et que plus la quantité de liquide est grande, plus l'effet du médicament est notable; car plus largement étendu, il pénètre mieux dans le système circulatoire. On peut donc prendre chaque cuillerée de poudre dans un grand verre d'eau : introduite ainsi dans le canal digestif, elle est promptement absorbée et portée dans la masse du sang qu'elle va modifier. Son effet dépuratif ne tarde pas à se faire sentir, en favorisant la transpiration insensible et la sécrétion urinaire. Je dois faire remarquer cependant que ce médicament n'agit pas toujours à la fois par ces deux voies, et que comme les fonctions de la peau et des reins se suppléent tour à tour, il est des malades chez lesquels son action dépurative ne se manifeste que par la transpiration insensible, tandis que chez d'autres, ce sont les reins dont l'action est notablement augmentée, car alors les urines coulent avec plus d'abondance que dans l'état ordinaire. Ajoutons que la poudre végétale agit ou sur les reins, ou sur la peau, selon les dispositions de chaque individu, car tel est porté à transpirer, tandis que tel autre urine avec plus d'abondance. Quelle que soit d'ailleurs la voie par laquelle agisse ce médicament, il n'en a pas moins un effet à la fois dépuratif et rafraîchissant.

8° Cette poudre peut se conserver sans perdre ses propriétés, quel que soit le climat qu'on habite. Comme elle attire l'humidité, il est nécessaire qu'elle soit tenue dans un endroit sec et aéré. Si elle se durcissait, il suffirait de l'écraser avant de la faire dissoudre.

Modification des doses de la Poudre végétale pour l'enfance.

1° Les enfants qui naîtront affectés de dartres, de teigne, d'écrouelles, de maladie vénérienne ou de quelque affection chronique humorale des yeux, des oreilles, de la tête, de la poitrine ou du ventre, seront toujours radicalement guéris si l'on met leur nourrice à l'usage de la poudre végétale, qui, sans nuire à leur santé, communiquera à leur lait des qualités dépuratives infiniment salutaires. La dose de la poudre est celle que j'ai déjà indiquée : trois fortes cuillerées à café par jour ; elle sera continuée jusqu'à complète guérison de l'enfant. La poudre végétale suffit aux nourrices ;

les purgatifs ne sauraient leur convenir, car ils ta-
riraient leur lait.

2° Les enfants au-dessous de huit ans qui, nés
de parents malsains, seront soumis à mon traitement dépuratif, ne prendront la poudre végétale
qu'à la dose d'une demi-cuillerée à café, trois fois
par jour. Les enfants au-dessus de huit ans jusqu'à quinze prendront deux cuillerées à café en
deux prises, et au-dessus de cet âge, la dose entière.

3° Les enfants au-dessous de huit ans qui ne
prendront la poudre qu'à la dose de trois demi-
cuillerées à café, comme je l'ai déjà dit, ne dé-
layeront chaque dose que dans un demi-verre de
liquide, car une trop grande quantité de boisson
leur fatiguerait l'estomac.

EMPLOI

1° Ces pilules, à la fois toniques et purgatives, employées avec la *poudre végétale dépurative et rafraîchissante*, concourent à la guérison des dartres, des écrouelles, des maladies vénériennes et de toutes les affections chroniques de la tête, de la poitrine, du ventre, de la vessie et du système nerveux, tenant à une *acrimonie du sang et des humeurs*. Elles favorisent l'écoulement de la bile, donnent de l'appétit et fortifient l'estomac, à cause de la rhubarbe qu'elles contiennent. Elles se sont montrées efficaces dans des douleurs nerveuses ou vagues de la tête, dans des étouffements, dans des toux humides, dans des faiblesses des membres, des étourdissements, des tintements d'oreilles, des palpitations de cœur, dans des vomissements et des crampes d'estomac. Elles ont éloigné et guéri des attaques de migraine qui se répétaient, et en ont promptement adouci les accès; elles ont dissipé des jaunisses avec gonflement du foie. Il est des accidents nerveux qui dérivent d'une constipation habituelle : ces pilules, prises pendant quelques jours, offrent un moyen sûr pour faire cesser cet état et entretenir la liberté du ventre.

On rencontre souvent des personnes qui prennent sans effet des lavements simples ; elles obvient à cet inconvénient en faisant usage des pilules purgatives lorsque le besoin d'évacuer se fait sentir.

2° Les circonstances où il faut se purger et le nombre de fois qu'il est nécessaire de le faire sont indiqués au traitement de chaque maladie.

3° Une dose de quatre, six ou huit pilules, selon les individus, suffit le plus souvent pour se purger une fois et produire l'effet d'une médecine ordinaire, qui consiste à pousser cinq à six selles environ ; partant de là, on devra augmenter ou diminuer le nombre des pilules ; car il est à remarquer que chaque personne, en raison de sa constitution, est plus ou moins difficile à émouvoir : quelques-unes sont obligées de prendre, ce qui est très-rare, douze pilules pour obtenir un effet fortement purgatif, tandis qu'à d'autres quatre ou cinq pilules suffisent ; les femmes surtout, de leur nature plus irritables que les hommes, sont dans cette catégorie. En règle générale, on peut établir que cinq ou six pilules produisent autant d'effet chez une femme que dix pilules chez un homme.

4° Ces pilules peuvent se prendre à toute heure, à déjeuner, à dîner ou à souper, entre deux tranches de soupe, dans du pain à chanter, dans du miel, de la confiture, ou enveloppées, écrasées ou fondues dans du sirop de gomme ou d'orgeat ; tout cela est au choix du malade. On peut boire et manger par dessus. Si on les trouve trop grosses pour être avalées, on les coupe en deux. Leur effet a lieu quatre, six, huit ou dix heures après leur emploi, selon que l'on est plus ou moins difficile à purger. L'effet de ces pilules est d'autant moins rapproché que leur nombre est moins grand.

5° Ce purgatif ne nécessite aucune préparation. Toutefois l'usage de la poudre végétale, en rafraîchissant et délayant les matières contenues dans le canal intestinal, dispose parfaitement à l'emploi de ce moyen *toni-évacuant*.

6° *L'usage* de ces pilules ne change rien à la manière de vivre ordinaire et n'empêche point de vaquer à ses affaires.

7° Un lavement à la graine de lin, à la guimauve ou à l'eau simple, pris le jour même du purgatif, dans la soirée, ou le lendemain matin, seconde avantageusement l'effet de cet évacuant.

8° Il n'est pas toujours nécessaire de prendre six, huit, dix pilules et plus à la fois ; les cas où cette dose est nécessaire sont indiqués dans le cours de cet ouvrage. Les personnes qui n'ont que quelques légères indispositions de la tête, du cœur ou de l'estomac, des maux de nerfs ou de ces maux vagues et difficiles à définir ; celles qui sont naturellement constipées, qui ont une disposition à l'apoplexie, qui ressentent souvent par instinct le besoin de dégager la poitrine, le ventre et les premières voies, de la pituite, des glaires ou de la bile qui assiégent et tourmentent ces organes; ces personnes, dis-je, devront, dans le but de prévenir quelque affection grave, prendre deux, trois ou quatre pilules tous les huit ou dix jours. La dose sera augmentée ou diminuée selon le besoin; car, je ne saurais trop le répéter, elle doit toujours être proportionnée à l'âge du malade, à son degré d'irritabilité et à son plus ou moins de facilité à évacuer.

Doses du Purgatif pour l'enfance.

1° Une pilule suffit à un enfant de deux ans.

2° Les enfants au-dessous de huit ans prendront deux ou trois pilules.

3° Au-dessus de huit ans et jusqu'à dix-huit, il faut prendre quatre ou cinq pilules, et au-dessus de dix-huit ans, cinq, six ou huit.

4° Un enfant doit pousser deux ou trois selles au plus; en partant de ce point, il est facile de juger quelle est la dose qui lui convient.

EMPLOI

DE LA POMMADE RÉSOLUTIVE.

Cette pommade, utile contre les dartres, les écrouelles, la teigne, la gale, les tumeurs, les engorgements glandulaires, les plaies, les ulcères de mauvaise nature et les douleurs, s'emploie de la manière suivante.

1° Dans les affections dartreuses ou galeuses, on prend, avec les doigts réunis, de la pommade qu'on étend sur les parties malades, et on frictionne assez fort pour la faire entrer dans le tissu de la peau, qu'elle doit échauffer légèrement, car ce n'est qu'ainsi qu'elle produit un effet curatif : l'étendre seulement sur la peau n'aurait aucun résultat ; il faut qu'elle y pénètre. La friction doit durer quelques minutes si la dartre est étendue, et quelques secondes si elle l'est peu. Après cette opération, on essuie les parties frictionnées. J'ajouterai que la friction sera plus rude sur les parties de la peau qui sont moins délicates. On conçoit, par exemple, que sur le visage on doit agir avec moins de force que sur les bras.

2° Lorsque l'affection est à la tête, la friction sera plus forte, et on coupera les cheveux assez courts, afin de pouvoir y porter facilement la pommade. Dans les cas graves, les cheveux doivent être rasés entièrement, et cette opération répétée tous les quinze jours pendant quelques mois. Cela devient même indispensable dans le traitement de la teigne, et les cheveux n'en repoussent qu'avec plus de force. Tous les dix ou douze jours on lavera la tête avec de l'eau savonneuse. — Voyez le traitement des dartres.

3° Lorsque des croûtes trop fortes recouvrent la peau et qu'elles empêchent la pommade de pénétrer sur le tissu malade, on peut appliquer d'abord des cataplasmes de farine de graine de lin à nu jusqu'à ce qu'elles soient tombées, et user de la pommade de la manière déjà indiquée.

4° Les plaies doivent être pansées avec de la pommade étendue sur de la charpie, de la toile fine ou du papier brouillard qu'on percera de petits trous. Si elles étaient environnées d'une plaque dartreuse, il serait nécessaire de recourir à la friction avant de procéder au pansement.

5° Lorsqu'on emploie la pommade pour combattre des douleurs, la friction doit être faite assez fortement pour appeler la rougeur vers la peau. Faite devant le feu, et surtout en hiver, elle est plus efficace, car la peau se dilate, et le médicament pénètre beaucoup mieux.

6° Lorsque la pommade résolutive n'irrite pas trop les parties malades, *elle doit être employée pure;* mais si elle se montrait trop active pour des parties délicates, telles que le visage, les organes génitaux, l'anus, on la mélangerait à égale quantité de saindoux ou de pommade de concombre, et même, au besoin, on l'étendrait davantage afin de la rendre moins irritante. Si on peut la supporter pure, cela n'en vaut que mieux, et c'est ainsi qu'il faut *l'essayer d'abord.* La sensibilité de la peau varie tellement selon les individus, qu'il est impossible de donner à cette pommade un degré de force qui convienne à tout le monde; par le mélange que je viens d'indiquer, qui se fait à froid sur une feuille de papier, on arrive aisément au point voulu.

7° La friction doit être faite matin et soir si l'affection est grave, et une fois seulement si elle est légère. Lorsqu'on remarque du mieux, on laisse des jours d'intervalle entre les frictions, puis ou les interrompt et on y revient tour à tour, selon l'intensité du mal et la force des démangeaisons.

8° Il est nécessaire que les plaies soient pansées matin et soir ; les tumeurs et les douleurs doivent être frictionnées deux fois par jour si elles sont graves.

9° La friction se fait ordinairement avec la main nue ; on peut mettre un gant si on le désire.

10° Lorsque la pommade se durcit par le froid, on peut la rendre plus liquide et plus maniable en l'approchant du feu.

Modification de l'emploi de la Pommade pour l'enfance.

1° Chez les enfants très-jeunes, la peau étant douée d'une grande sensibilité, il est quelquefois nécessaire de mélanger la pommade par moitié avec du saindoux ou de la pommade de concombre : on peut ensuite en faire l'essai, et la mélanger encore s'il est nécessaire, jusqu'à ce qu'elle puisse être supportée sans douleur.

2° Si l'enfant a de douze à quinze ans, on peut essayer d'employer la pommade pure, surtout si la maladie est à la tête, partie où la peau est moins sensible. Des enfants plus jeunes la supportent souvent pure, si c'est la partie chevelue de la tête qui est malade.

DE L'EMPLOI

DE QUELQUES MOYENS ACCESSOIRES DANS LE TRAITEMENT DES MALADIES DE LA PEAU ET DES AFFECTIONS CHRONIQUES DE NOS ORGANES.

Ma méthode ne se compose pas seulement de l'emploi d'un médicament, mais aussi d'un ensemble de moyens que l'expérience a coordonnés et qui sont susceptibles de combattre avec efficacité les affections de la peau et toute la série des maladies chroniques qui assiégent notre organisation. Vouloir qu'un seul et unique médicament, *sans appui de tout autre moyen*, puisse se ployer aux affections les plus diverses, et combattre les symptômes qui les caractérisent, c'est faire preuve de folie, ou bien se montrer tout à fait étranger aux plus simples règles de l'art de guérir : je laisse à un charlatanisme éhonté de si ridicules prétentions. J'ai mis à profit tous les médicaments dont une longue expérience a constaté les heureux effets. A l'exemple de quelques médecins, je n'ai pas proscrit les émissions sanguines et les vésicatoires ; je n'ai pas frappé d'anathème l'émétique, le quinquina ou l'opium, etc. ; et tout cela dans le but de prouver qu'un seul médicament suffisait aux innombrables maladies qui nous tourmentent; j'ai au contraire appelé à mon aide tous les agents médicamenteux dont l'expérience des siècles a constaté les effets, et, les combinant avec bonheur à des moyens à la fois végétaux, dépuratifs et rafraîchissants, j'ai pu triompher des maladies les plus graves, et qui avaient résisté à des médications longtemps et inutilement continuées. Médecin éclectique, je ne me suis pas enthousiasmé pour tel ou tel moyen au détriment d'un autre, mais, semblable à l'abeille qui puise sur chaque fleur de quoi composer son miel, j'ai pris dans chaque méthode ce qu'elle pouvait avoir de bon pour en composer un tout, et j'ai lieu de m'applaudir de cette marche. Etranger à tout esprit de système, c'est par le doute et par une sage expérimentation des phénomènes maladifs, que j'ai porté le flambeau dans des obscurités qu'on pouvait regarder comme impénétrables.

Quelque efficaces que puissent être la poudre végétale dépurative, la pommade résolutive antidartreuse et les pilules toni-purgatives, j'ai compris la nécessité d'appeler quelquefois à mon aide les divers moyens que la médecine ordinaire met en usage. C'est cette heureuse alliance des diverses préparations appliquées selon les besoins et les circonstances, et sans esprit de système, qui constitue ce qu'on appelle *l'éclectisme* (1). On peut

(1) Le médecin qui professe l'éclectisme n'a point de système : il adopte les opinions qui lui paraissent les plus raisonnables, ne rejette aucun médicament, les essaye tous ; il n'a d'autre guide que la nature, et se montre ennemi de toute exagération.

admirer l'auteur d'une brillante théorie, embellie, soutenue avec toute la force de la logique et toutes les ressources de l'éloquence, mais il faut lui préférer le *médecin-guérisseur*, qui n'a d'autre guide que l'expérience, et qui n'use pas sa vie en de vaines théories. Sans doute cet homme n'est point l'oracle de nos académies, il n'étonne point le monde de son nom, mais il arrache à la mort des êtres souffrants ; il est béni de ses concitoyens ; et lorsque le soir il se retrouve au foyer domestique, il peut se dire : *J'ai rempli ma journée.*

Puisque l'acrimonie du sang, des humeurs, et l'irritation nerveuse, sont la source des affections de la peau et de la plupart des maladies chroniques, on ne doit pas s'étonner qu'il faille pour les combattre des moyens sagement combinés. Si le sang est âcre, il est facile de sentir la nécessité de le dépurer, et d'avoir recours aux émissions sanguines, soit par la lancette, soit par les sangsues ; s'il est en trop grande abondance. Si nos tissus, nos organes, sont irrités, on éprouve le besoin de les calmer et de les rafraîchir. Si des matières bilieuses, glaireuses, existent dans l'estomac ou les intestins, on conçoit qu'il est urgent de les évacuer. Chez les personnes affectées de dartres, de syphilis et de scrofules, on dépure le sang par l'emploi de la poudre végétale, qui favorise la transpiration insensible, pousse aux urines, calme et rafraîchit nos organes. Chez une personne forte, la saignée combat une pléthore générale, donne plus de jeu à la circulation, dégage le poumon, le foie et le cerveau; les sangsues ont généralement plus de succès dans l'inflammation d'autres organes, tels que l'estomac, la vessie, la matrice, etc. Par l'application d'un vésicatoire, d'un séton ou d'un cautère, selon les circonstances, on balance et détruit une inflammation interne, en même temps qu'on favorise la sortie d'une humeur fixée sur un organe. L'emploi des *pilules toni-purgatives* déblaye, en les fortifiant, l'estomac et les intestins. Voulons-nous donner du ton à l'organisation en général, ou bien à un organe en particulier, nous avons recours à une *liqueur fortifiante* dans laquelle entrent des substances amères et ferrugineuses. Voulons-nous combattre des obstructions du foie, des glandes du cou ou du sein, ou de tout autre organe de l'économie, nous usons d'une *liqueur désobstruante*. Voulons-nous mettre un terme à des douleurs rhumatismales goutteuses, nous employons avec succès une *liqueur antirhumatismale* dont le succès justifie l'emploi. Avons-nous à combattre des irritations tenaces, telles que celles qui attaquent le poumon, le foie, l'estomac, nous avons recours au *suc de carotte*, dont nous avons indiqué la préparation à la fin de cet ouvrage, page 654. S'agit-il de diminuer la sensibilité du système nerveux et de fixer sa trop grande mobilité, on joint à l'usage des bains et des ferrugineux l'emploi d'une *liqueur antinerveuse* (1). On tarit des écoulements chroniques par des astringents et des fortifiants. Les frictions générales sèches impriment à l'organisation une activité essentiellement salutaire. L'emploi d'une pommade *résolutive antidartreuse* nettoie la peau ou la débarrasse de diverses éruptions qui l'assiégent et des démangeaisons qui s'y font ressentir ; sous l'influence de ce moyen, les ulcères se guérissent, et les tumeurs et les glandes engorgées se dissolvent, quand on associe d'ailleurs à ce moyen interne l'emploi des préparations dépuratives et fondantes. Enfin, des lavements adoucissants, toniques, ou antinerveux combattent des inflammations, des débilités ou des irritations nerveuses du canal intestinal.

Le médicament dépuratif est toujours indispensable, mais on peut quelquefois négliger l'emploi

(1) Ces diverses liqueurs fortifiantes, désobstruantes, antirhumatismales et antinerveuses, sont préparées d'après nos prescriptions, et se prennent de concert avec la poudre végétale rafraîchissante, lorsque leur emploi est nécessaire. Nous avons déjà indiqué que ce moyen dépuratif se prend trois fois par jour, à la dose d'une cuillerée à café chaque fois, délayée dans un verre d'eau pure ou sucrée, etc. Ces diverses liqueurs, dont les circonstances motivent le choix, sont ajoutées au verre du matin et du soir concurremment avec la poudre et à la dose d'une cuillerée à soupe chaque fois. Vers le milieu du jour la poudre dépurative se prend seule sans addition de liqueurs. Il est rare qu'une troisième cuillerée de ces diverses liqueurs accessoires devienne nécessaire pour la journée.

du purgatif, quand il tourmente ou fatigue l'organisation, ou bien encore quand il fait naître une invincible répugnance, et surtout quand les voies digestives sont irritées. Il ne faut pas cependant en conclure qu'on doive toujours s'en dispenser : on peut seulement, dans quelques circonstances en user moins fréquemment ou même les rejeter tout-à-fait.

Le traitement que j'emploie n'a rien de gênant ni de fatigant, il ne s'oppose en aucune manière aux occupations habituelles, et n'inspire point un dégoût souvent insurmontable pour beaucoup de malades. D'après un préjugé populaire, les médicaments les plus désagréables sont les plus efficaces; témoin ce vieux proverbe : *ce qui est amer à la bouche est doux au cœur;* c'est dans un siècle qui a vu reculer les bornes de l'esprit humain, que nous devons rejeter de pareilles erreurs : et si l'homme doit jouir de la somme de bonheur qui lui est destinée, ce n'est que lorsqu'il marchera d'un pas ferme dans le sentier de la vérité.

C'est une erreur de croire qu'il faille attendre le printemps et les beaux jours pour suivre avec succès un traitement dépuratif. Un retard est quelquefois dangereux ; et une maladie fait souvent de tels progrès qu'il n'est plus possible d'arrêter sa marche, quelques moyens qu'on mette en usage.

C'est parce qu'en hiver la nature a moins d'énergie, que la transpiration et toutes les fonctions sécrétoires sont moins actives, et que par cela même elle se débarrasse plus difficilement des irritations qui la tourmentent et des principes acrimonieux qui l'assiégent, qu'il est nécessaire de l'aider et d'obtenir par un traitement convenable des améliorations qu'elle serait impuissante à produire si elle était seule et livrée à ses propres ressources. Sans doute que la belle saison se montre très-favorable à l'usage des médicaments, mais j'ai voulu seulement faire comprendre que loin que l'hiver puisse être un obstacle à leur utile emploi, il les réclame au contraire, puisque durant cette période de l'année les maladies s'aggravent et deviennent souvent incurables, pour ne pas dire mortelles.

Si les habitudes et les passions modifient notre moral, de même les médicaments modifient notre organisation, et comme cette modification, dont le but capital est de ramener un organe malade à son état primitif, ne peut s'opérer que d'une manière lente et insensible, on comprend facilement combien il faut de persévérance dans le traitement qu'on oppose aux maladies de la peau et des affections chroniques en général, quel que soit leur siége, si l'on veut obtenir quelques succès. La nature a une telle tendance à reproduire les mêmes symptômes, les mêmes phénomènes, que si on se relâche quelque peu, on perd les avantages obtenus, et le traitement est à recommencer. Il faut donc tenir longtemps la nature sous le joug d'un agent médical quand on veut triompher d'une maladie, et ce que je dis ici s'applique surtout au traitement des affections héréditaires.

Si d'une part une maladie a besoin d'être longtemps bridée, qu'on me passe cette expression, pour assurer sa guérison et empêcher son retour, on ne peut cependant pas s'empêcher de reconnaître que nos organes s'habituent tellement à l'action des médicaments les plus énergiques, des poisons même, quand ils sont pris à des doses fractionnées, qu'ils finissent à la longue par n'en plus éprouver l'effet. Ces considérations font sentir la nécessité d'interrompre de temps en temps l'emploi d'un médicament, afin qu'il n'émousse pas les organes par son action continuelle, et qu'il ne perde pas sa faculté de guérir. On ravive en quelque sorte ses propriétés en le suspendant et le reprenant tour à tour. Je conseille donc de discontinuer le traitement tous les dix ou douze jours, de se reposer deux ou trois jours, et de le reprendre après. Ce repos est nécessaire, d'abord parce qu'il accroît l'énergie du médicament, qui s'use par l'habitude qu'en contracte notre organisation, ensuite parce que la continuation du même moyen fatigue et dégoûte. Pour qu'un médicament puisse opérer favorablement , il faut autant que possible qu'il ne fasse pas éprouver au malade une répugnance qui pourrait parfois en compromettre l'effet.

Il est encore une erreur dans laquelle tombent beaucoup de malades, c'est de croire qu'on guérit d'autant plus vite que l'on augmente les doses d'un médicament. Qu'arrive-t-il alors ? c'est que non-seulement la guérison s'opère plus lentement, mais encore que l'on développe souvent dans les organes digestifs des inflammations graves qui viennent compliquer l'affection première. Qu'on se persuade bien que l'efficacité des médicaments tient presque autant aux doses auxquelles on les administre, qu'aux propriétés dont ils sont doués. Un malade ne doit donc jamais aller au-delà des prescriptions médicales, ou alors qu'il n'impute les insuccès qu'à son imprudence.

Hippocrate, dans son livre *de l'art*, parle avec la haute sagesse qui le caractérise de l'usage avantageux ou nuisible des remèdes: « Ceux qui sont utiles, dit-il, le sont à cause de l'administration bien ordonnée que l'on en fait ; ceux qui sont préjudiciables le deviennent parce qu'on en abuse. » Ajoutons que leur mauvaise préparation nuit à leur efficacité ; c'est ainsi que pendant long-temps la poudre végétale, la pommade résolutive et les pilules toni-purgatives, médicaments dont j'avais publié les recettes, ont été mal appliqués par les médecins et mal préparés par les pharmaciens. Ces diverses compositions, qui variaient par leur couleur, leur odeur et leur consistance, n'obtenaient souvent aucun résultat et ne se montraient vraiment efficaces que dans mes mains. Cela tient à ce qu'une avidité coupable en altérait la composition, en remplaçant des substances d'un prix élevé par d'autres qui coûtaient beaucoup moins. J'ai dû alors, dans l'intérêt de l'art et de l'humanité, ne confier la préparation de ces médicaments qu'à un pharmacien de mon choix, et qui ne déclinât point ma haute surveillance. J'ai voulu qu'on ne pût les obtenir que sur mon ordonnance, afin de donner toute garantie sur leur efficacité : il ne suffit pas, pour guérir, qu'une préparation soit irréprochable sous le rapport de sa composition, il faut encore, comme le disait le père de la médecine, qu'elle soit sagement administrée. Le bon emploi des médicaments est l'âme de la pratique, et les secours les plus convenables peuvent devenir dangereux par une mauvaise application. Un bon remède n'est donc efficace que parce qu'il est administré par une main habile. C'est ainsi que la massue d'Hercule n'était redoutable que dans ses mains.

RÉGIME.

Au chapitre qui traite des dartres, de la syphilis et des scrofules, j'ai tracé le régime qui leur convient; mais comme en parlant des diverses affections d'organes qui tiennent à ces principes humoraux, je n'ai pas indiqué les principes hygiéniques qui doivent présider à leur guérison, il me suffit de tracer ici quelques règles générales qui leur sont applicables.

C'est au malade à rendre le régime plus ou moins sévère, selon la gravité de son mal. Il va sans dire qu'il doit être bien différent quand on a une dartre sur la peau ou une irritation *gastro-intestinale* ou *pulmonaire*. Il doit encore différer selon que l'on est fort ou faible; dans le premier cas, l'alimentation pourra être moins nourrissante que dans le second. Enfin les habitudes doivent être prises en considération.

Les malades qui se soumettent au traitement dépuratif doivent éviter tout ce qui est capable d'échauffer ou de donner de l'âcreté aux humeurs. C'est une chose bien connue, et qui est incontestable, que le gibier, les viandes salées ou fumées, le cochon et les ragoûts dont on relève la saveur par trop d'épices; que les liqueurs alcooliques, les

vins spiritueux dans leur état de pureté, empêchent ou contrarient la guérison des maladies
chroniques; aussi Hippocrate voulait-il que tous
les aliments lourds ou indigestes fussent interdits
aux personnes atteintes de ces maladies. On ne
peut, en effet, nier que toutes les nourritures
échauffantes ne soient en opposition avec le résultat qu'on doit attendre des remèdes, et lorsqu'on suit avec attention la marche de ces affections, on reconnaît toujours, le lendemain, les
écarts de régime que les malades ont commis la
veille. Peu d'instants même après un repas où l'on
aura usé de trop de vin, de boissons excitantes ou
d'aliments échauffants, on ressent de l'irritation
dans l'organe affecté : si c'est le poumon, on tousse,
on sent de l'ardeur à la poitrine ; si c'est la gorge
qui se trouve atteinte d'un mal chronique, on
éprouve dans cette partie de la chaleur, de la sécheresse, des picotements; si la vessie et le canal de
l'urètre sont irrités, sous l'influence d'un régime
excitant cette irritation se ranime : si ce sont les
intestins, la constipation se manifeste: si c'est la
peau qui est atteinte d'une affection dartreuse, un
écart de régime ne tarde pas à éveiller de douloureuses démangeaisons. L'éloignement de toute
alimentation échauffante est donc de la plus im-
périeuse nécessité.

Conséquemment à nos principes, les madades

pourront faire usage du bœuf, du mouton, du veau, de la volaille. Le poisson leur convient s'ils n'ont ni dartres, ni disposition à cette maladie. Les œufs, les plantes potagères, les salades de laitue, de romaine, peu assaisonnées, c'est-à-dire sans poivre, et faiblement vinaigrées, ne leur sont point nuisibles, ainsi que les fruits bien mûrs et peu acides ; le vin sera trempé de beaucoup d'eau, et lorsque les malades pourront se soumettre à cette seule et dernière boisson sans s'affaiblir, ils auront déjà fait un pas vers leur guérison ; ils se priveront de café et de thé, à moins qu'une très-longue habitude n'en ait rendu l'usage indispensable ; dans ce dernier cas, on devra mitiger ces boissons avec beaucoup de lait. Qu'on ne perde pas de vue que c'est déjà un régime que d'user avec modération de toute chose.

Les malades devront se soustraire au froid et à l'humidité ; ils y parviendront en portant des gilets de flanelle en contact immédiat avec la peau. Des frictions sur toute la surface cutanée, pratiquées avec une brosse douce ou un morceau de flanelle, produisent des effets essentiellement salutaires, en ranimant l'organisation et en favorisant les fonctions de la peau. Les vêtements secs et chauds, les bains tièdes ou chauds, et froids dans quelques circonstances que nous aurons soin de désigner, concourent efficacement à la guérison des maladies chroniques. Un exercice convenable dans un air aussi pur que possible et une grande propreté, sont deux choses sur lesquelles je dois insister. L'usage des lavements à l'eau simple ou avec une décoction de graine de lin est encore salutaire ; ils ont l'avantage de tenir le ventre libre en même temps qu'ils produisent sur le canal intestinal un effet rafraîchissant. Qu'on ne s'étonne point de me voir mentionner dans ce chapitre l'emploi des lavements; le régime comprend, outre les aliments et les boissons, l'ensemble de tous les agents hygiéniques dont l'homme peut faire usage : ainsi le sommeil et la veille, qui ne doivent pas être trop prolongés, le travail et le repos, qui doivent se renfermer dans des bornes convenables, tout ce qui peut exciter des sentiments gais et agréables, enfin l'éloignement d'occupations trop sérieuses et de tout excès, tels sont les moyens et les circonstances les plus propres à seconder les effets de ma méthode dans le traitement des affections chroniques de la peau et des divers organes de l'économie.

On ne saurait méconnaître les influences que les diverses propriétés de l'air exercent sur les organes de l'économie, et si, pour vivre dans un meilleur état de santé, il est nécessaire de respirer un air pur et de se trouver dans une température moyenne, on comprendra facilement de quel avantage il peut être pour les personnes faibles et affectées de maladies chroniques, et surtout pour les femmes, les enfants et les vieillards, de vivre sous l'influence de cette condition atmosphérique. Lors donc que les circonstances le permettront, les malades seconderont parfaitement-bien les effets du traitement, en quittant l'air impur des villes pour habiter la campagne : on se sent revivre aux douces chaleurs de la Provence ou sous le beau ciel de l'Italie. Heureux donc celui qui peut quitter de froides contrées, et aborder à ces plages heureuses où tant d'hommes ont trouvé une santé qu'ils avaient vainement cherchée ailleurs !

CONSIDÉRATIONS GÉNÉRALES

LES DARTRES.

Il est peu de maladies plus répandues que les affections dartreuses. Héréditaires dans les familles, elles se transmettent de génération en génération et perpétuent ainsi leur existence. Lors même qu'on en porte le germe en naissant, souvent on les voit ne se développer qu'à l'âge de trente ou quarante ans, et même à une époque plus reculée de la vie.

Les dartres sont des irritations, des inflammations de la peau, entretenues par une acrimonie intérieure. Elles affectent presque toujours une marche lente et chronique, n'arrivent que très-rarement à une période de décroissement, mais, au contraire, acquièrent une intensité d'autant plus grande qu'elles s'éloignent davantage de l'époque où elles ont pris naissance. Lorsqu'elles commencent à se manifester, on aperçoit sur la peau un assemblage de petits boutons rouges, abondans, épars ou réunis, dont l'apparition est annoncée par un sentiment de tension très-incommode, ou par une démangeaison plus ou moins violente.

Bientôt ces boutons, d'où suinte une humeur âcre, se convertissent en légères écailles farineuses, ou en larges exfoliations épidermoïques; quelquefois ce sont des croûtes épaisses, jaunâtres, verdâtres, qui affectent différentes formes et couvrent le siége du mal, et quelquefois aussi la matière de la suppuration agit sur la peau en la corrodant. Tantôt ce sont des taches jaunes, brunes, safranées ou noirâtres; tantôt des écailles dures, des pustules tuberculeuses, des gerçures énormes, des végétations meurtrières, qui creusent, rongent et consument nos tégumens, comme ces insectes avides qui dévorent l'écorce des arbres. Dans d'autres cas, ce sont des ulcères horribles d'où s'échappe une humeur brûlante et corrosive. De combien de genres de dégradations l'enveloppe cutanée n'est-elle pas susceptible!

Les dartres ne diffèrent pas de la *lèpre;* elles n'en sont que le premier degré : une affection dartreuse, fortement invétérée, envahissant une grande partie du corps, et caractérisée par une profonde détérioration du tissu cutané, constitue la lèpre, mal cruel dont le nom seul est capable d'inspirer l'effroi. Si les dartres envahissent quelquefois avec rapidité toute la superficie de la peau, dans le plus grand nombre de cas elles ne se développent que lentement, on n'aperçoit que quelques boutons çà et là, quelques taches, quelques légères écailles, on ne ressent qu'une certaine démangeaison, et ce n'est qu'à une époque plus ou moins éloignée qu'elles s'étendent de manière à recouvrir toutes les parties du corps, souvent même au point d'en gêner les mouvemens et de les rendre excessivement douloureux.

Cette maladie jette de si profondes racines qu'à sa première apparition on doit chercher à s'en débarrasser : une dartre ne serait-elle que de la grosseur d'une lentille, elle indique déjà un vice inhérent à l'économie. Le principe dartreux se montre sous les formes les plus variées. Envahit-il la peau, il donne lieu à des écailles, à des croûtes, à des boutons, à des ulcères, à des taches, à des clous, à des érysipèles, à l'engorgement des glandes. Se porte-t-il sur les organes du mouvement, il occasionne ou la goutte ou le rhumatisme. Affecte-t-il des organes intérieurs, il développe la mélancolie, des maux d'estomac, des migraines, des toux opiniâtres, des maladies des yeux, la surdité, l'anévrysme du cœur, et beaucoup d'autres maladies que j'ai passées en revue dans le cours de cet ouvrage.

Souvent le principe dartreux ne fait aucune
éruption à la peau. On n'y remarque pas le plus
léger bouton, la plus légère écaille, et cependant
le malade est tourmenté par d'affreuses démangeaisons, par de pénibles insomnies. Dans ce cas,
un traitement plus énergique est nécessaire pour
débarrasser l'économie de ce ferment corrupteur
qui ne peut se faire jour vers la peau, et qui menace les organes intérieurs.

Lorsque le principe dartreux passe à plusieurs
enfans de la même famille, chez l'un il peut attaquer la peau, chez l'autre un ou plusieurs organes intérieurs, tandis qu'aucun symptôme ne
se manifestera chez le troisième, qui cependant
transmettra à ses enfans une maladie qui ne se
sera pas développée chez lui. Mais souvent chez
ce dernier, une affection profonde du poumon,
du foie, du cerveau, prouvent qu'ainsi que ses
deux frères il avait eu sa part d'un funeste héritage.

Il est des personnes qui sont loin de se douter
qu'elles sont infectées du principe dartreux, parce
qu'il ne peut se faire jour à la peau. Mais si elles
réfléchissent aux divers symptômes qu'elles éprouvent, tels que douleurs des membres, irritations
d'estomac, démangeaisons, suintement d'humeur
à la peau, insomnies, maux de tête, amaigrissement, elles ne peuvent plus douter qu'elles ne

soient en proie aux ravages de cette maladie, surtout si elles se sont trouvées dans les circonstances qui donnent lieu à son développement ou le favorisent.

On voit fréquemment des enfans nés de pères dartreux ou teigneux donner dès leur naissance des signes du vice écrouelleux, et à leur tour des pères écrouelleux transmettre à leurs descendans tous les symptômes des affections dartreuses. Ces faits confirment le rapport intime qui existe entre les écrouelles et les dartres.

Chez les jeunes gens, les personnes fortes et bien constituées, le principe dartreux est plutôt intérieur, et affecte moins gravement la peau, qui est douée de beaucoup de force et de tonicité. Chez le vieillard, au contraire, elle est radicalement affaiblie, et elle s'imbibe comme une éponge de la matière dartreuse; aussi les organes intérieurs sont-ils moins exposés aux ravages de ce vice destructeur. Il est remarquable qu'après de graves maladies, la peau est toujours affaiblie, et des dartres qui n'étaient que peu étendues envahissent quelquefois toute l'économie.

Les affections dartreuses sont susceptibles d'une foule de modifications, soit dans leur marche, soit dans leur coloration, soit dans leur terminaison, suivant la constitution, l'âge des malades, les conditions hygiéniques dans lesquelles ils se trouvent, suivant la complication de telle ou telle inflammation interne. Ainsi, par exemple, il est très-fréquent de voir, sous l'influence d'une irritation aiguë ou chronique de l'estomac, des intestins ou du poumon, une éruption dartreuse qui durait depuis plusieurs mois se flétrir, quelquefois même se dissiper peu à peu et disparaître entièrement, pour se reproduire de nouveau, se reformer lentement aussitôt que le malade entre en convalescence. L'on ne manque pas de dire alors, prenant l'effet pour la cause, que *l'éruption est rentrée, et s'est portée sur l'organe malade;* mais c'est à tort, car l'inflammation intérieure a évidemment précédé la disparition de l'éruption, et son retour vers la peau n'a lieu que lorsque cesse l'inflammation des organes intérieurs.

Lorsqu'une dartre diminue dans un endroit, c'est pour augmenter dans un autre, ou attaquer d'autres parties, ou bien encore se porter à l'intérieur et donner lieu quelquefois tout d'un coup, et d'autres fois lentement, à des désordres très-graves. Que de personnes n'ai-je pas vues maigrissant de jour en jour, dévorées par un principe acrimonieux rentré, ou qui leur avait été communiqué, à leur insu, par la cohabitation avec une personne affectée de dartres ou d'écrouelles!

Les dartres disparaissent quelquefois subitement d'elles-mêmes, ou par un mauvais traitement, et alors à quels dangers n'est-on pas exposé? Un rhume, une fluxion de poitrine, un crachement de sang, une gastrite, des maux de gorge, des migraines, des maladies des yeux et des oreilles, des palpitations et des anévrysmes du cœur, peuvent en être le résultat. On appelle un médecin peu habitué à traiter les affections de la peau, on ne lui avoue pas qu'on ait eu des dartres, et la cause du mal dans le plus grand nombre des cas restant ignorée, les moyens ordinaires échouent, et le malade meurt d'une dartre rentrée.

Les causes qui développent les dartres sont nombreuses; les plus fréquentes sont les peines morales, une nourriture échauffante, une gale rentrée, une syphilis dégénérée. Toutes les fois que cette dernière maladie est ancienne, qu'elle a été mal traitée et qu'on a abusé des préparations mercurielles, elle dégénère en *dartres*, que l'on voit se développer aux parties génitales, ou ailleurs, sous forme de boutons, d'ulcères, se manifestant et disparaissant tour à tour, à intervalles plus ou moins rapprochés.

Il n'en est pas des affections dartreuses comme des autres maladies qui se guérissent le plus souvent par les efforts salutaires de la nature. Les dartres, au contraire, ne font que s'accroître en étendue, et si quelquefois elles semblent disparaître, c'est qu'elles rentrent pour jeter de profondes racines dans toute l'économie.

Les dartres se dessinent ordinairement sur la peau en plaques ou éruptions arrondies; elles affectent souvent des formes bizarres, qui surprennent les observateurs. Elles s'étendent en exécutant une sorte de mouvement de reptation sur la périphérie du corps vivant, et leur marche sinueuse a quelque analogie avec celle des reptiles.

Quoiqu'elles puissent occuper indistinctement toutes les parties de nos tégumens, cependant elles ont cela de particulier, que chaque espèce paraît affectionner telle ou telle partie plus que telle autre : ainsi la dartre farineuse apparaît généralement sur les endroits de la peau qui sont d'un tissu fermé et serré, elle siège aux parties externes des membres ; on la rencontre quelquefois sur le cuir chevelu. La dartre écailleuse se déclare le plus souvent aux oreilles, au nez, aux mamelons, à l'anus, au périnée, à la partie interne des cuisses, aux parties génitales. La dartre croûteuse se manifeste ordinairement sur le milieu de la joue, et même sur les deux, dans les points correspondans au réseau capillaire qui les

colore. La dartre rongeante dévore les lèvres, les
ailes du nez. La dartre boutonneuse envahit le
menton, le front, le derrière des épaules ; enfin
chacune d'elles semble avoir un lieu de prédilection, et je ne doute pas que ce ne soit à la texture
plus ou moins serrée, plus ou moins délicate de
la peau, que sont dues les formes particulières
qu'affecte chaque espèce de dartres ; car le principe humoral est toujours le même dans son essence, et n'offre des différences qu'aux les yeux.

Ces affections tourmentent particulièrement les
malades dans les premiers momens consacrés au
sommeil. Les démangeaisons et les douleurs
qu'elles suscitent varient autant qu'elles-mêmes ;
tantôt elles sont presque nulles, tantôt elles sont
très-vives, même insupportables : les douleurs
peuvent être sourdes, dévorantes et quelquefois
atroces.

L'éruption des dartres ne se fait jamais avec une
sorte de violence, ou du moins cela n'a lieu que
très-rarement. Elles n'attaquent pas toujours une
seule ou plusieurs parties du corps : mais leurs
ravages sont souvent si étendus, que toute la peau
s'en trouve infectée ; quelquefois même elles font
tomber les cheveux ou en altèrent la couleur.
« Croira-t-on, dit M. Alibert, que les dartres se
propagent, dans certains cas, jusque sous les

ongles et en provoquent la chute ? » Dans cet envahissement universel des tégumens, la peau contracte un endurcissement considérable ; dans
d'autres circonstances, elle devient d'une ténuité
extraordinaire, se resserre, et simule à s'y mé-
prendre les ravages de la brûlure.

Les affections dartreuses se déplacent facilement
pour se manifester ailleurs ; leurs caractères extérieurs disparaissent souvent, sans pour cela
que cette affection diminue d'intensité et d'énergie. Quelquefois en rentrant elles ont produit,
selon les organes sur lesquels s'opère le transport
humoral, des convulsions, des aliénations d'esprit, des maladies de poitrine, du foie, des anévrysmes, des rétentions d'urine. On lit dans les
Transactions philosophiques, que la rentrée des dartres a parfois occasionné le *mutisme*. J'ai recueilli,
dans l'ouvrage de Raymond, de Marseille, deux
exemples funestes des désordres qu'entraînent
leur disparition subite. « Une dame âgée de vingt-
» huit ans, d'une constitution bilieuse, était atteinte
» d'une dartre qui occupait le creux des mains ;
» comme elle en était très-incommodée, elle la traita
» avec de l'eau salée, ce qui la fit disparaître très-
» rapidement ; mais, peu de temps après, cette
» dame parut triste et rêveuse ; elle éprouva des pe-
» santeurs de tête, de l'assoupissement, devint plus
» sensible et finit par tomber dans l'épilepsie ; ses

» accès étaient irréguliers et ne laissaient aucun
» doute sur leur caractère : perte de connaissance
» subite, froideur tétanique ou mouvemens préci-
» pités et violens des muscles, respiration très-
» difficile, écume à la bouche, etc. L'histoire de
» la maladie fit bientôt reconnaître que tout ce
» désordre était dû à la rentrée de la dartre. »

« Un monsieur portait sur toute la partie in-
» térieure des cuisses une dartre écailleuse qui
» lui occasionnait des démangeaisons insupporta-
» bles, il se sentit un jour délivré de cette incom-
» modité; aussitôt une affection du cerveau, ca-
» ractérisée par un profond assoupissement, se
» développa, et il succomba. »

J'ai déjà dit que les dartres étaient formées d'un
assemblage de petits boutons d'où s'échappait
une humeur âcre et purulente. Cette humeur est
quelquefois si abondante, que les linges dont les
malades sont recouverts en sont entièrement imbi-
bés, et que tout le corps est, pour ainsi dire,
dans une suppuration générale. A combien de
dangers ne s'exposerait-on pas si l'on tarissait,
sans dépuratif interne, la source de ce suintement, qui a un but manifestement salutaire dans
le plan curatif de la nature !

Les dartres ne se bornent pas à porter leurs ra

vages sur la peau , ces éruptions funestes rampent aussi sur les membranes muqueuses qui tapissent l'intérieur des fosses nasales , de la bouche, du gosier. Nous les voyons souvent se jeter sur les yeux et altérer diversement la vue ; suivre le trajet du conduit auditif et produire la surdité ; attaquer le fondement et y développer une fistule ; nous les voyons aussi se propager jusque dans les intestins, où elles produisent des cancers presque toujours incurables. Les praticiens remarquent que la vessie en est fréquemment infectée, et cette observation remonte jusqu'à Hippocrate. Chez les femmes elles s'échappent, en quelque sorte, sous la forme de fleurs blanches, parce qu'il est peu d'organes qui s'imbibent avec plus de facilité du virus dartreux que la matrice ; ce qui explique les fréquentes ulcérations de cet organe (*cancers de la matrice*).

Rien n'est encore plus commun que de voir les dartres se compliquer de l'engorgement des glandes du cou , des aisselles ou des aines , etc . c'est alors que les malades commencent à tomber dans la langueur et la mélancolie. Quelquefois ils sont minés par une fièvre qui est , pour ainsi dire , imperceptible. Les digestions sont laborieuses ; les voies intestinales se remplissent de vents ; le sommeil est pénible et souvent interrompu. Presque toujours les dartreux se plaignent d'un accablement extrême , d'une sorte de somnolence , etc.

A mesure que le vice dartreux fait des progrès, la maigreur augmente aussi à vue d'œil; le foie et la rate s'engorgent, et lorsqu'on touche le ventre, les malades se plaignent d'une vive douleur. Chez certains individus, les extrémités inférieures enflent, tandis que chez d'autres elles sont extraordinairement amaigries. Il en est qui sont fatigués par une toux opiniâtre, à la suite de laquelle survient une expectoration de matière glaireuse. D'autres éprouvent une telle gêne dans la poitrine qu'ils ont à redouter la suffocation. Quelquefois toute leur peau se résout en matière farineuse, et bientôt ils sont en proie à une véritable consomption dartreuse. Insensiblement les dartres arrivent à leur troisième période, et les organes du bas-ventre contractent des obstructions incurables. Il peut aussi survenir une hydropisie générale, dont les effets sont toujours funestes.

C'est particulièrement dans un âge avancé que la violence des dartres est extrême. En effet la transpiration est presque nulle chez les vieillards; les vaisseaux n'ont ni la même flexibilité ni la même vigueur que dans la jeunesse; la peau est molle, flasque, elle a perdu sa tonicité et se laisse facilement imprégner par le virus dartreux. Alors une matière farineuse abondante se manifeste; les forces baissent et diminuent par degrés, et les malades succombent dans une agonie déchirante.

Il est des circonstances où le virus dartreux porte ses ravages sur la peau avec une telle violence, qu'elle se gonfle, se tuméfie, se gerce ou se détériore entièrement dans sa texture, au point de présenter une consistance qui la fait ressembler à l'enveloppe de certains quadrupèdes. Dans ces effroyables déformations, les malades conservent à peine l'apparence humaine ; ils ont la physionomie terrible des lions ou la face hideuse des satyres, selon la remarque de l'immortel Arétée. Cette maladie est devenue à juste titre un objet d'épouvante et d'effroi. Quelques personnes l'attribuent à un ferment corrupteur qui se communique à tous les corps qu'il touche ou qu'il approche, et par un singulier contraste, d'autres considèrent les dartres comme des affections légères et de peu d'importance, et vont même jusqu'à prétendre que, dans tous les cas, il faut se garder de les guérir, parce que leur développement est salutaire à l'économie. Que penseraient pourtant ces mêmes personnes, si elles voyaient, ainsi que moi, plusieurs des individus qui en sont atteints tomber et languir dans une extrême maigreur ; si elles voyaient leurs fonctions vitales se déranger successivement, et préparer ainsi la ruine entière de leurs forces ?

Les dartres sont-elles contagieuses par le simple contact ? Beaucoup de médecins n'hésiteraient point à répondre à cette question par l'affirmative, mais lorsqu'on veut l'examiner avec quelque attention, on est très-embarrassé pour la résoudre. Cependant le pus d'une dartre vive, rongeante ou ulcérée, est capable de transmettre l'irritation aux parties qu'il touche, et d'y faire naître une maladie semblable à celle dont il est le produit. La lèpre, si voisine des dartres, et qui, selon moi, n'en diffère que par des symptômes plus graves et plus hideux, est contagieuse par le simple contact : on sait de quelles précautions usaient les juifs pour en empêcher la propagation, et combien de ladreries ou léproseries furent instituées lorsque les croisés rapportèrent de la Terre-Sainte cette horrible maladie. De nombreuses observations puisées dans ma pratique particulière tendraient à me faire penser que ces maladies sont presque toujours contagieuses, si je n'avais journellement des exemples du contraire. Plusieurs maris ont long-temps et impunément cohabité avec leurs femmes affectées de dartres, et d'un autre côté, j'ai été appelé à donner mes soins à beaucoup de personnes à qui elles avaient été communiquées. Que conclure de tous ces faits, si ce n'est que les affections dartreuses ne sont pas toujours contagieuses, mais qu'elles peuvent le devenir dans certaines périodes de la maladie, surtout lorsque des causes prédisposantes facilitent sa transmission d'un individu à l'autre.

Je ne dois pas terminer cet aperçu général sur les affections dartreuses sans parler de leurs complications et des rapports qu'elles ont avec d'autres maladies. Une sorte d'affinité paraît lier les dartres avec certains ulcères, certaines excroissances et pustules de la peau. En effet, le même vice produit souvent ces affections différentes. Les symptômes qui les constituent sont fréquemment les mêmes, et c'est toujours avec succès qu'on leur oppose le nouveau traitement anti-dartreux.

A l'exemple de Mercuriali et de Turner, M. Alibert a établi une distinction entre la teigne et les dartres ; cependant ces maladies ont entre elles une analogie parfaite, elles doivent leur origine au même principe, elles suivent la même marche, elles cèdent au même traitement. Et n'est-ce pas multiplier à plaisir et abusivement les espèces, que de séparer des affections tout-à-fait identiques, par cela seul qu'elles ont un siége différent? un érysipèle est toujours un érysipèle, quels que soient les endroits de la peau qu'il occupe.

Les dartres ont aussi la plus grande analogie avec les écrouelles ; elles s'allient souvent aux affections vénériennes et scorbutiques. Dans ce cas, elles ont une physionomie particulière qu'il est important de reconnaître, afin de pouvoir modifier le traitement et combattre avec succès ces diverses combinaisons morbifiques.

Classification des différentes espèces de Dartres.

Je donne ici l'ordre dans lequel j'ai classé les différentes espèces de dartres que ma pratique m'a fait reconnaître. Tout en adoptant les descriptions que le professeur Alibert a données de ces diverses éruptions (1), j'ai cru devoir faire subir quelques changemens à sa classification. Quoique cet homme célèbre ait laissé une grande lacune dans le traitement qui convient à ces maladies, il n'en faut pas moins reconnaître qu'il a beaucoup fait pour la science, et que ses ouvrages portent l'empreinte d'un talent éminemment remarquable. J'ai peine à comprendre, que lorsque tous ses contemporains se plaisent à lui rendre la justice qui lui est due, Thomas Bateman (2) ait pu fermer les yeux sur le mérite et les travaux de l'homme auquel l'hôpital Saint-Louis doit une grande partie de la célébrité qu'il a acquise en Europe, et que ce docteur ait été assez injuste, assez partial pour dire de l'ouvrage du médecin français : *The merit of his publication belongs prin-*

(1) Alibert, *Maladies de la peau*, tome 1, p. 188, 201 et suivantes.

(2) Thomas Bateman, *Traité des maladies de la peau*, traduit de l'anglais, par le docteur Guillaume Bertrand.

*cipally to the artists whom he has had the good fortune
to employ.* (1) Je m'honore trop d'avoir été le disciple du professeur Alibert, de cet homme illustre
qui m'avait accordé sa bienveillante amitié, pour
ne pas protester de toutes les forces de mon âme
contre une basse et condamnable jalousie. Aujourd'hui que la tombe s'est ouverte pour lui,
c'est à ses nombreux élèves, dont il était également aimé, à répandre ses principes, ses opinions,
ses maximes, et à le venger de quiconque oserait
ternir un seul rayon d'une gloire qu'il s'est si
justement acquise.

Espèce première. — *Dartre éphélide,* se manifestant par des taches jaunes et safranées, d'autres fois, fauves, plus rarement noirâtres, de
formes et de dimensions très-variables.

Espèce deuxième. — *Dartre furfuracée* ou *farineuse,* se manifestant par de légères exfoliations
de l'épiderme, semblables à de la farine ou à du
son : elle forme quelquefois sur la peau des pla-

(1) Voici la traduction de la phrase de Bateman: *Le mérite de
cet ouvrage appartient principalement aux artistes qu'il a eu le
bonheur d'employer.* Il veut parler ici des planches parfaitement
gravées qui ornent le grand ouvrage du professeur Alibert, et
qui reproduisent d'une manière admirable diverses affections
cutanées. Mais n'est-ce point là le moindre mérite de cet ouvrage
pour quiconque l'a lu et médité? A l'imitation des enfans, le
médecin anglais n'en aurait-il regardé que les gravures ?

ques circulaires ou arrondies , dont les bords sont plus rudes que le milieu.

Espèce troisième. — *Dartre squammeuse* ou *écailleuse*, se manifestant par des exfoliations de l'épiderme plus larges que dans l'espèce précédente.

Espèce quatrième. — *Dartre crustacée* ou *croûteuse*, se manifestant par des croûtes jaunes , grises , blanchâtres ou verdâtres , de formes variées.

Espèce cinquième. — *Dartre rongeante*, se manifestant par des boutons qui se creusent et forment des ulcères rongeans qui fournissent un pus âcre et fétide.

Espèce sixième. — *Dartre pustuleuse* ou *boutonneuse*, se manifestant par des pustules plus ou moins rouges ou volumineuses , plus ou moins rapprochées.

Espèce septième. — *Dartre prurigineuse*, se manifestant, comme l'espèce précédente, par des boutons qui ont à peu près la même couleur que la peau, se terminant par de très-petites croûtes noires circulaires , lorsqu'elles ont été écorchées avec les ongles, et qui causent d'horribles démangeaisons.

Espèce huitième. — *Dartre phlycténoïde* ou *vési-*

culaire, se manifestant par des vésicules de forme et de grandeur très-variées.

Espèce neuvième. — *Dartre érythémoïde*, se manifestant par des plaques d'un rouge foncé, ardentes, prurigineuses.

Espèce dixième. — *Dartre tuberculeuse*, se manifestant sur une ou plusieurs parties de la peau par des tubercules ou des tumeurs, des végétations, des fongosités qui rendent le corps des malades plus ou moins difforme. Quelquefois la peau devient rude, s'épaissit; les excroissances s'enflamment, s'ulcèrent, et laissent échapper une humeur âcre qui corrode les parties environnantes.

Espèce onzième. — *Icthyose cornée*, se manifestant à la peau par des écailles nacrées, grisâtres, noires ou dures comme la corne : ces écailles sont quelquefois plates ou coniques, très-nombreuses, et posées les unes à côté des autres ; d'autres fois elles sont rares, cylindriques, se recourbent comme les ergots des volailles, ou s'allongent en se contournant comme les cornes des béliers. Dans cette maladie la peau se ride, se gerce, se crevasse, s'ulcère même, et le malade offre l'aspect le plus hideux.

DES DIFFÉRENTES ESPÈCES DE DARTRES.

Espèce première. — DARTRE ÉPHÉLIDE.

Cette espèce de dartre est caractérisée par des taches solitaires, disséminées ou réunies par groupe sur la surface de la peau. Leur forme est en général très-variée ; les unes ressemblent à des lentilles, les autres à des plaques irrégulières qui ont plus ou moins d'étendue, selon la cause qui les a fait naître.

Quoique ces sortes d'affections ne soient pas toujours très-graves, on les voit néanmoins prendre dans quelques circonstances un caractère alarmant. Il est donc utile de rassembler ici les divers traits qui se rapportent à leur histoire. D'ailleurs, rien n'est peut-être plus intéressant que d'examiner comment la peau se décolore et reflète en quelque sorte toutes les altérations internes du corps humain.

Ces taches peuvent se développer sur tous les points de la surface du corps ; mais on les rencontre le plus ordinairement à la partie antérieure du cou, à la poitrine, au sein chez les femmes, sur le ventre, aux aines et à la partie interne des cuisses. On ne les voit guère à la figure que chez les femmes enceintes, et elles coïncident alors évidemment avec l'état de grossesse.

Leur durée est variable : survenues quelquefois accidentellement et d'une manière spontanée, elles disparaissent promptement ; dans d'autres circonstances, développées peu de temps avant l'apparition des règles, elles s'évanouissent ou s'affaiblissent à l'arrivée de cette évacuation.

Précédées d'une légère démangeaison, les éphélides se manifestent par de petites taches assez régulièrement arrondies. Elles offrent d'abord différens diamètres : les unes sont de la largeur d'une pièce de dix sous, d'autres plus petites, et d'autres, au contraire, beaucoup plus larges. Isolées et peu nombreuses, elles sont aussi répandues çà et là, et laissent entre elles de grands intervalles dans lesquels la peau a conservé sa couleur naturelle; mais bientôt elles se multiplient, s'élargissent, se joignent, se confondent, et forment de larges plaques irrégulièrés qui occupent quelquefois des surfaces si étendues, que si l'on se contentait d'un examen superficiel, prenant la teinte maladive pour celle de la peau, on serait tenté de considérer les points peu étendus où elle a conservé sa couleur naturelle, comme des parties malades qui seraient le siége d'une décoloration.

La couleur de ces taches varie suivant les dispositions de chaque individu, les tempéramens et beaucoup d'autres circonstances. Souvent elles sont jaunes et safranées; d'autres fois elles sont fauves comme des feuilles mortes et desséchées par le soleil : elles peuvent être d'un brun noirâtre, d'un violet foncé.

Leur disposition donne souvent au corps l'aspect le plus hideux et le plus repoussant. Il est des individus tachés et chamarrés comme les zèbres ou les léopards.

Ces taches ne sont accompagnées d'aucuns symptômes généraux, ne donnent lieu à aucun trouble dans l'économie, mais elles déterminent habituellement des démangeaisons incommodes, qui augmentent considérablement aux moindres impressions morales, et surtout par les plus petits écarts de régime. Elles sont ordinairement plus vives chez les femmes et les jeunes filles lorsqu'elles approchent des époques de la menstruation. Elles deviennent quelquefois assez insupportables pour que les malades ne puissent résister au désir impérieux de se gratter; ce qui, loin de les calmer, les accroît encore davantage. Ces démangeaisons augmentent le plus ordinairement par la chaleur du lit, et occasionnent des insomnies longues et pénibles.

Quelquefois ces taches accidentelles et passagères disparaissent en peu de jours; dans d'autres circonstances elles se couvrent d'une matière farineuse, et persistent un temps plus ou moins long. J'ai guéri beaucoup d'individus qui depuis vingt et trente ans étaient flétris par ces sortes de maculations.

Les éphélides lentiformes, vulgairement appelées *taches de rousseur*, se manifestent chez les individus qui ont les cheveux d'un rouge ardent, les yeux d'un bleu pâle, le teint rouge et fleuri. L'odeur qu'ils exhalent aux aisselles, aux aines, aux oreilles, est rebutante, et s'explique en quelque sorte par l'état maladif de leur peau. Cette odeur devient surtout insupportable lorsqu'ils sont renfermés dans un appartement pendant les fortes chaleurs. Leur sueur et toutes leurs excrétions sont alors excessivement fétides. On sait aussi que, lorsque les femmes sont affligées d'une pareille incommodité, les hommes craignent de s'unir à elles et de s'en approcher.

Quelquefois ces taches se lient à une grave altération du foie, et dans ce cas, la maladie peut faire des progrès très-dangereux. Le fond de la peau se recouvre d'une teinte jaune, elle paraît s'engorger, et les malades y éprouvent une espèce de gêne et de malaise qu'il est difficile de définir. Ils sont alors d'un caractère inquiet et morose, et continuellement portés aux idées tristes et mélancoliques.

Les taches scorbutiques sont le plus souvent d'une couleur brune ou terreuse ; elles sont quelquefois aussi noires que la suie. Les intervalles sains de la peau la font paraître comme tigrée, chamarrée ou mouchetée, et les malades ont véritablement un aspect effrayant. La dartre que je décris est surtout familière à ceux qui sont tourmentés d'une affection scorbutique, aussi voit-on se manifester avec elle les divers symptômes qui accompagnent ordinairement le scorbut, tels que le gonflement des gencives, souvent même des hémorrhagies qu'il est difficile de suspendre, la perte ou l'inaction des forces musculaires, un état d'amaigrissement et de marasme : à cette inertie de tout le corps se joint un entier affaiblissement des facultés intellectuelles.

Observations relatives à la Dartre éphélide.

Première observation. — M. G., âgé de trente-trois ans, d'une faible constitution, avait eu quelques maladies vénériennes dont il ne fut jamais bien guéri. A l'âge de vingt-neuf ans, il ressentit de très-vives démangeaisons dans la totalité du dos ; en même temps des clous, au nombre de vingt à vingt-cinq, se développèrent et occasionnèrent d'assez vives souffrances. Le malade se purgea, il prit des bains, et ces symptômes se dissipèrent. Un an après, il remarqua sur le milieu de la joue droite une tache jaunâtre, il la négligea, elle s'étendit ; inquiet alors sur sa position, il consulta les médecins de l'hôpital Saint-Louis, se soumit à leur traitement et il n'en retira aucun avantage ; l'affection grandit sans qu'on pût en arrêter le développement. Elle s'étendit à un tel point, que lorsque M. G. vint réclamer mes soins, tout son visage, le dos et la poitrine étaient couverts d'une tache de couleur safranée : on eût dit qu'il avait la jaunisse. Il fut de suite mis à l'usage du dépuratif, toutes les parties furent frictionnées avec la pommade anti-dartreuse ; il prit des bains simples, et fut purgé à certaines distances ; enfin, après cinq mois environ de traitement, il obtint la guérison radicale d'une maladie qui chez lui était héréditaire, car son père avait été affecté d'une dartre croûteuse.

Deuxième observation. — M. V., âgé d'environ trente-quatre ans, portait au cou plusieurs taches jaunâtres de la dimension d'une pièce de cinq francs; il en attribuait l'origine à une maladie vénérienne. Le chagrin qu'il en ressentait le rendait mélancolique, et les arts, qu'il cultivait et qui embellissaient son existence, n'avaient plus d'attrait pour lui. Je m'efforçai de ramener le calme dans son esprit, je le soumis au traitement anti-dartreux : quinze jours apportèrent une grande amélioration à son état, et quatre mois et demi suffirent pour lui rendre la vie morale et la santé.

Espèce deuxième. — DARTRE FARINEUSE.

Aucune dartre ne porte une dénomination qui lui convienne mieux que celle dont je vais retracer les effets, car il est des malades dont la figure est tellement recouverte de cette matière farineuse ou furfuracée, qu'ils ressemblent à des meuniers ou à des boulangers. Elle est quelquefois *très-bénigne,* mais aussi, dans quelques circonstances, si grave, qu'elle suscite des démangeaisons vives et continuelles. La dartre dont il s'agit prend différentes formes à mesure qu'elle se développe dans l'économie. Tantôt l'épiderme se résout en matière farineuse, de couleur très-blanche, éparse çà et là sur les tégumens; tantôt, et c'est alors qu'elle a le plus d'intensité, elle se dessine sur la peau en plaques rondes ou orbiculaires, dont les bords sont âpres, rudes et proéminens. Si on lave ces plaques farineuses avec de l'eau tiède, la matière de l'exfoliation se détache et l'endroit malade de la peau présente un aspect rouge et luisant. Lorsque l'épiderme se convertit simplement en une substance farineuse, il est facile de l'enlever, mais, au contraire, quand la dartre se manifeste sous la forme des plaques arrondies dont j'ai parlé, les petites écailles qui la constituent adhèrent fortement à la peau.

La couleur terne des écailles farineuses n'est pas toujours aisée à déterminer. Parfois cette couleur donne à la dartre l'apparence des mousses ; d'autres fois elle se rapproche de celle qu'offre le plâtre des murs pulvérisé et sali par le contact de l'air.

La dartre farineuse se déclare le plus souvent à la partie externe de l'avant-bras, à la partie extérieure de la jambe et du genou, etc. Je l'ai fréquemment rencontrée sur les sourcils, et c'est alors qu'elle se montre le plus rebelle aux moyens curatifs : cette affection sur tout autre partie du corps peut n'exiger que trois mois de traitement, tandis que, fixée aux sourcils, quatre et cinq mois sont nécessaires pour obtenir une guérison radicale.

Quoique la dartre farineuse puisse attaquer toutes les parties de l'appareil tégumentaire, et que j'aie été souvent à même de guérir des individus qui en étaient entièrement couverts, elle semble cependant affectionner davantage les endroits de la peau qui sont d'un tissu ferme et serré : de là vient qu'on la rencontre quelquefois sur le cuir chevelu, ce qui constitue la teigne qui porte le même nom (teigne furfuracée ou farineuse). Cette dartre est très-inconstante dans sa marche ; car si, dans certains cas, elle conserve long-temps le siége qu'elle a d'abord occupé, dans d'autres, elle disparaît tout-à-coup pour se reproduire ailleurs sous la même forme. Il semble même que cette mobilité soit un de ses caractères distinctifs, car les autres espèces de dartres sont plus fixes et ne changent que rarement de place

Je ferai observer en outre que là dartre farineuse rampe en quelque sorte à la surface de la peau. C'est à l'aide de ce mouvement de reptation que les plaques farineuses dont j'ai parlé s'agrandissent et s'étalent ; alors elles perdent la forme ronde et deviennent ovales et triangulaires. On en voit qui affectent la figure d'un croissant ; et tandis que leurs bords restent rouges, durs et élevés, leur centre devient parfaitement sain et reprend sa couleur naturelle. Ces disques ou cercles farineux sont quelquefois si nombreux, qu'ils recouvrent, ainsi que je l'ai déjà dit, la totalité de la peau : elle s'irrite et s'enflamme de plus en plus, et il n'est pas rare de voir la dartre farineuse se changer en dartre écailleuse. Cette conversion est de mauvais augure, parce que les malades, exposés aux plus vives souffrances, peuvent tomber dans un marasme scorbutique.

Les démangeaisons que la dartre farineuse occasionne, quoique peu considérables, sont souvent plus incommodes que les plus fortes douleurs. Elles se déclarent avec plus ou moins de vivacité, selon le siége qu'elles occupent; c'est ainsi qu'elles sont plus fatigantes à l'anus, sur la région du coccyx et aux fesses, chez les personnes dont la vie est habituellement sédentaire. Elles deviennent surtout intolérables lorsqu'elles attaquent les parties génitales des deux sexes. Combien de fois n'ai-je pas vu ces démangeaisons y persister plusieurs années chez des femmes, sans qu'on se doutât que c'était le virus dartreux qui les fomentait! Enfin la démangeaison qu'excite la dartre farineuse est d'autant plus vive qu'elle attaque des parties douées d'une plus grande sensibilité.

Observations relatives à la Dartre farineuse.

Première observation.—M. D...., âgé de trente-sept ans, d'un tempérament lymphatique, avait eu la gourme dans sa jeunesse. A l'âge de quinze ans, un écoulement s'était manifesté aux deux oreilles et n'avait disparu qu'à l'âge de vingt ans. Il était resté dix ans sans éprouver le moindre symptôme de sa maladie, et seulement tourmenté par des palpitations de cœur. A l'âge de trente ans, il sentit derrière les oreilles et sur toute la tête une violente démangeaison; peu après, des boutons se manifestèrent; ils aboutirent, et cette humeur, s'échappant de toutes les parties de la tête, se changeait en une matière farineuse qui avait une couleur blanche argentine. Quoique les cheveux

23

eussent été coupés très-courts, ils se collaient, et la tête semblait recouverte plutôt par une espèce de calotte que par des cheveux.

Il était temps de mettre un terme à cet état de choses, car l'éruption avançait sur le front et menaçait le visage, malgré les moyens qu'on avait mis en usage pour la combattre; il n'y avait pas un instant à perdre, car la racine des cheveux se détériorait et le malade courait risque de rester chauve toute sa vie. Il se fit raser la tête, prit une perruque, se mit à l'usage de la poudre dépurative, se purgea trois fois par mois, frictionna les parties malades avec la pommade, et fut délivré, en neuf mois, d'une affection qui datait de son enfance; les cheveux ont repoussé, et de châtains qu'ils étaient, ils sont devenus noirs. Sous l'influence du traitement, les palpitations ont disparu, ce qui prouve qu'elles tenaient à l'excitation dartreuse qui, s'étant portée sur le cœur, en accélérait les mouvemens. J'ai vu plusieurs cas de cette nature.

Deuxième observation. — Madame de C..., d'un tempérament lymphatique, âgée de vingt-huit ans, avait habituellement des fleurs blanches que rien ne pouvait combattre; elles se trouvèrent arrêtées à la suite d'une vive frayeur, dès lors quelques démangeaisons se firent ressentir dans différentes parties du corps, et principalement aux sourcils et au milieu du front. En vain les préparations sulfureuses lui furent-elles conseillées : trois mois après, la partie supérieure des deux bras, le front, les sourcils et toutes les extrémités inférieures étaient le siége d'une très-vive démangeaison et d'une exfoliation considérable de petites écailles farineuses. Soumise pendant sept mois au nouveau mode de traitement, elle obtint une guérison radicale, et fut délivrée d'un écoulement qui tenait d'une manière évidente à un principe dartreux.

On doit se rappeler que j'ai dit dans mes considérations générales que chez les femmes, les fleurs blanches emportent le plus ordinairement tout ce qui pourrait se porter à la peau sous la forme dartreuse. Il y a eu évidemment, dans cette circonstance, transport du principe dartreux sur les parties qui ont été affectées. Depuis cinq mois environ que la guérison a été opérée, cette dame jouit d'une santé parfaite.

Troisième observation. — M. B..., d'un bon tempérament,
âgé de vingt-trois ans, avait eu la gale dans sa jeunesse. Malgré
tous les moyens qui furent mis en usage, il éprouvait, tou.
les étés, une vive démangeaison à toutes les articulations, occasionnée par de petits boutons blanchâtres qui, pressés ou
déchirés, donnaient issue à une humeur limpide. Au mois de
février dernier, il ressentit de très-vives démangeaisons aux
sourcils; peu de temps après, une matière farineuse s'en dé-
tacha; il négligea cette affection. Au mois d'avril, la moitié
des sourcils était tombée, la peau était boursouflée, les yeux
plus sanieux qu'à l'ordinaire, la démangeaison était si vive qu'il
ne pouvait résister au besoin de se gratter, et qu'il en résultait
des croûtes, qui donnaient à toute sa physionomie un aspect
dégoûtant. L'emploi combiné des moyens externes et internes
amena en sept mois environ une guérison radicale. Il est facile de
voir que la maladie dartreuse de M. B. n'était autre chose qu'une
gale dégénérée, puisque les fortes chaleurs de cette année n'ont
pu ramener une affection qui se montrait régulièrement tous
les étés.

Quatrième observation. — M. le comte de C..., âgé de quarante-trois ans, d'un tempérament bilieux, éprouva en 1818,
après une partie de chasse, des douleurs rhumatismales occupant presque toutes les articulations. Les moyens qui furent
employés pour combattre cette affection eurent tout le succès
possible. Au mois de janvier 1820, les douleurs reparurent
avec une grande intensité et sans cause connue, et cette fois,
on fut moins heureux, puisque depuis cette époque M. de C.
les a ressenties toutes les années. Cependant elles ne parurent
pas en 1826, et les mois de novembre et de décembre lui
laissèrent le calme le plus parfait. Il se croyait entièrement
guéri, lorsqu'au mois de février 1827 il éprouva sur tout le
corps une très-vive démangeaison, qui fut bientôt suivie d'une
éruption considérable de petites dartres circulaires, jaunâtres
sur leurs bords, et de la dimension d'une pièce de 50 cent.

Elles étaient tellement multipliées qu'il n'y avait entre elles que deux ou trois lignes de distance : le visage seul n'était pas affecté. Je soumis le malade au traitement anti-darteux. Un mois s'était à peine écoulé, qu'il y avait déjà de l'amélioration ; neuf mois de traitement opérèrent une guérison radicale.

Lorsque l'on considère les symptômes qui précédèrent le développement de cette affection dartreuse, n'est-il pas facile de voir que les douleurs rhumatismales n'étaient qu'une forme qu'elle avait adoptée ? Et ce qui me confirme encore dans cette opinion, c'est que M. de C. était né d'un père qui avait eu une maladie dartreuse dont il n'avait jamais été guéri.

Cinquième observation. — M. B..., âgé de quarante ans, d'un excellent tempérament, ressentit, en 1815, une très-vive démangeaison à la partie postérieure de la main droite. En même temps : une dartre arrondie s'y développa, et fit de tels progrès que deux mois après elle avait acquis la grosseur d'une pièce de cinq francs, elle était rude sur les bords et se couvrait d'écailles farineuses. Quoique ce soit un caractère propre aux affections dartreuses en général, de se transporter facilement d'un endroit à un autre, cependant la dartre farineuse arrondie est très-tenace, et quitte rarement les lieux où elle a pris naissance. Le contraire eut lieu chez M. B., puisque souvent, en deux fois vingt-quatre heures, sa dartre se transportait sur la main opposée, sans laisser la trace la plus légère sur celle qui avait été affectée. Ce changement s'opérait tour-à-tour avec une promptitude qui a étonné tous les médecins qui lui ont inutilement donné leurs soins. Je le soumis au traitement anti-dartreux, avec un tel succès, qu'au bout de six mois la guérison fut opérée.

Cette affection, qui paraissait avoir peu d'importance par son peu d'étendue, pouvait avoir cependant les résultats les plus funestes par son caractère ambulant. Elle pouvait, en effet, se transporter sur un organe essentielle à l'existence, et compromettre ainsi la vie du malade. J'ai vu plusieurs affections de poitrine qui n'avaient pas d'autre origine.

Espèce troisième. — DARTRE ÉCAILLEUSE.

La dartre écailleuse, que je vais décrire, est infiniment plus grave que la dartre farineuse : aussi lui a-t-on donné, avec quelque raison, le nom de *dartre vive*. Elle occupe de préférence les parties dans lesquelles la graisse, le mucus, le gluten, abondent davantage : de là vient qu'on la rencontre si fréquemment autour des oreilles, au nez, aux lèvres, au bout des mamelles chez les femmes, à l'aine, aux parties génitales, au périnée, etc. Souvent elle envahit toute la surface de la peau, et y forme des plaques écailleuses d'une étendue considérable. Enfin, elle rampe quelquefois jusque dans l'intérieur de la bouche, du nez, du rectum et du vagin, où elle détermine les plus graves accidens.

Lorsque la dartre écailleuse commence à se développer, la peau s'enflamme, s'irrite et rougit ordinairement sur un ou plusieurs points. Il s'y forme alors de très-petites pustules plus ou moins rapprochées, qui se multiplient en excitant une démangeaison excessive. Bientôt il s'en écoule une matière âcre, dont l'odeur se rapproche beaucoup de celle de la farine échauffée ou du bois vermoulu ; elle détruit les vaisseaux par lesquels l'épiderme s'unit à la peau, et cette membrane se résout en écailles larges, humides et transparentes , lesquelles tombent et sont remplacées par d'autres destinées à subir le même sort.

Les écailles qui constituent cette dartre prennent des formes très-variées : souvent elles forment, dans l'intérieur des mains, des cercles qui vont en s'agrandissant du centre à la circonférence, d'autres fois les écailles desséchées et coriaces prennent la consistance et jusqu'à la couleur jaune verdâtre qu'affectent les lichens dont l'écorce de certains arbres est constamment re- couverte.

C'est surtout lorsque la dartre écailleuse suinte et qu'elle est souillée de toutes parts par une ma- tière âcre, qu'elle provoque les démangeaisons les plus violentes. Alors la peau est si vivement et si universellement enflammée , qu'elle devient rouge comme le carmin ; les malades ne parlent que d'*âcreté de sang* , de *feu intérieur*, etc. ; il en est qui se croient dans un brasier ardent qui les dévore sans les consumer ; d'autres ressentent des flammes qui montent et traversent subite- ment le visage ou d'autres parties de la peau : les expressions manquent pour peindre avec des couleurs assez fortes les tortures inouies aux- quelles ces infortunés sont en proie. Dans leur dé- sespoir , ils invoquent la mort. Aucun repos n'est permis aux malheureuses victimes de cette hor- rible affection. La nuit surtout, la rosée muqueuse qui les inonde les empêche de se livrer au sommeil, parce qu'elle provoque à chaque instant des démangeaisons nouvelles. J'ai guéri des individus qui, en proie depuis la veille aux souffrances les plus aiguës, déchiraient encore au point du jour les débris sanglans de leur épiderme. Le sort de ces malheureux était véritablement déplorable.

Qui peindra surtout les cuissons que l'on éprouve lorsque la dartre écailleuse se porte sur la membrane muqueuse qui tapisse le vagin, la verge, les fosses nasales, et la voûte du palais? L'humeur qui lubrifie ces parties est un aliment continuel pour l'inflammation, et le supplice qu'on endure peut se prolonger toute la vie, si l'on n'emploie des moyens énergiques pour le faire cesser.

Quelquefois la dartre écailleuse acquiert plus d'intensité; alors elle ulcère profondément la peau, et se convertit en dartre rongeante. Des maux plus graves encore peuvent succéder à cette terrible maladie. En effet, dans quelques circonstances la peau se gerce d'une manière affreuse, les poils tombent, on voit s'écouler de toutes parts une matière purulente et fétide qui se convertit à la fois en croûtes et en écailles; une fièvre lente se déclare; il se manifeste des douleurs vives qui s'exaspèrent pendant la nuit, ainsi que des démangeaisons sur tout le corps, qui ressemble alors à celui d'un véritable lépreux,

 t tombe, pour ainsi dire, en pourriture. A cet
état succèdent bientôt le marasme, l'insomnie et
la mort.

Observations relatives à la Dartre écailleuse.

Première observation. — M. de G..., homme de lettres,
d'une frêle constitution, âgé de cinquante ans, avait eu dans
sa jeunesse plusieurs maladies vénériennes qu'il présuma n'a-
voir été jamais bien guéries. Il fit, en 1822, un voyage en
Italie ; sous l'influence de chaleurs très-fortes , une dartre
écailleuse se manifesta à l'anus, aux bourses et à la partie inférieure du ventre, et il ressentit en même temps de vives
démangeaisons ; il n'éprouvait quelque soulagement qu'en se
grattant au point de s'écorcher, ou en se frottant avec du fort
vinaigre. La nuit, ces démangeaisons devenaient tellement
insupportables par la chaleur du lit, qu'il ne pouvait trouver
un seul instant de repos : *rien*, disait-il, *ne pouvait exprimer
ses souffrances.*

Il consulta un médecin distingué de Milan, qui le mit à
l'usage des pilules de goudron, des bains de Barèges, et lui
prescrivit des frictions avec une pommade dont il ignore la
composition. Cependant, grâce à ces moyens, il parut éprouver
quelque calme ; il continuait son traitement lorsqu'il revint à
Paris en 1824. Il prit alors à l'hôpital Saint-Louis des bains
de vapeur, et consulta plusieurs médecins.

Cependant sa maladie reprit avec une nouvelle violence, et
ce fut à cette époque qu'il se confia à mes soins. Ses souffrances avaient la même intensité qu'auparavant ; des écailles
humides se détachaient des parties affectées ; une humeur
âcre et corrosive suintait avec une telle abondance, qu'il était
obligé de se garnir. Sa santé était profondément altérée. Mon
premier soin fut de le mettre à l'usage des bouillons gélatineux

et de l'extrait de quinquina, car il était nécessaire de relever ses forces épuisées. Il fut soumis au traitement végétal avec un tel succès, qu'au bout de près de douze mois nous obtînmes une guérison complète.

Deuxième observation. — Madame M....., âgée de vingt-sept ans, d'un tempérament éminemment lymphatique, née d'un père écrouelleux, fut dans sa jeunesse affectée de la même maladie; cependant, vers l'âge de quatorze ans, époque à laquelle sa constitution s'était fortifiée; cette affection disparut et ne laissa d'autres traces que quelques cicatrices au cou. Toutefois son oreille gauche suintait de temps en temps : elle jouissait d'ailleurs d'une bonne santé. Elle se maria, devint enceinte; sa grossesse n'eut rien de particulier, si ce n'est que l'écoulement de l'oreille se trouva supprimé. Elle accoucha heureusement, et des circonstances particulières l'empêchèrent de nourrir son enfant.

Vingt jours après, elle éprouva sous les aisselles des démangeaisons; ses cheveux tombaient; en même temps, elle ressentit aux parties génitales un vif prurit; une inflammation considérable se développa dans ces parties, et bientôt céda à l'usage des bains tièdes et des fumigations émollientes. Un léger suintement s'établit, des écailles se formèrent; elles se détachaient et faisaient place à d'autres. La maladie prit un caractère chronique. Soumise au traitement dépuratif, au bout de six mois environ, cette dame était entièrement guérie de son affection, qui était évidemment une dartre laiteuse.

Troisième observation. — M. A..., âgé de trente-quatre ans, d'un tempérament bilioso-sanguin, très-bien constitué, eut une maladie vénérienne de laquelle il pense n'avoir jamais été bien guéri.

En 1814, il éprouva des démangeaisons à la tête; des écailles très-légères s'en détachaient. En 1815, des clous se manifestèrent sur différentes parties du corps; ils disparurent.

Vers cette même époque, les parties génitales, l'anus, **la
partie supérieure des cuisses et les jarrets**, devinrent le siége
d'une démangeaison violente, les bourses se fendillèrent sur
différens points, une matière âcre et ichoreuse s'en écoulait ;
de toutes les parties affectées se détachaient des écailles d'une
très-grande dimension. M. A. n'éprouvait pas un moment de
calme : le jour, la démangeaison se manifestait à la fois sur
tous les points affectés, et avec une telle violence, que,
souvent obligé de se contraindre, son visage se décomposait,
et son agitation était telle, qu'on eût dit qu'il était tourmenté
par des convulsions ; la nuit, c'est au parties génitales particulièrement que se portait le prurit, et le malheureux malade
se grattait au point de s'écorcher : il lui semblait, selon ses propres
expressions, qu'une humeur âcre tendît à se faire jour. Il fut
soigné par plusieurs médecins, il prit des sucs d'herbes,
des bains de Barèges, des bains de vapeur ; les parties affectées
furent touchées avec la pierre infernale, avec une dissolution de
vitriol vert et de mercure, rien ne put apporter le moindre adoucissement à son affreuse position. Il me fut adressé. Lorsque je le
vis pour la première fois, il était maigre et avait le teint plombé.
Gai par caractère, il était devenu mélancolique et n'aimait que la
solitude ; il portait sur tous ses traits la trace des souffrances
qu'il avait éprouvées, enfin cet infortuné était livré au plus affreux
désespoir. Je calmai son esprit par la promesse d'une guérison certaine, et je le soumis au nouveau mode de traitement. Vingt jours s'étaient à peine écoulés que les démangeaisons de la tête cessèrent, celles des parties génitales devinrent supportables, l'appétit reprit, il recouvra le sommeil,
la santé et même la gaieté. Tous les jours sa position s'améliorait,
et sa guérison eût marché plus rapidement encore, si ses occupations, difficiles à concilier avec le traitement auquel il était
soumis, n'y eussent mis obstacle. Enfin, il jouit aujourd'hui
d'une bonne santé, et il n'offre pas le moindre vestige d'une
maladie qui avait dix années d'existence, et qui a nécessité
quatorze mois de traitement.

Quatrième observation. — M. Du...., ancien marin, âgé

de quarante ans environ, était affecté, depuis sept ou huit ans, d'une dartre écailleuse qui occupait les bourses, le périnée et l'anus ; elle excitait des démangeaisons insupportables et donnait lieu à un suintement abondant. Les tisanes rafraîchissantes et tous les moyens connus avaient été tour-à-tour employés sans le moindre succès. Soumis pendant sept mois environ au nouveau mode de traitemet, il a obtenu une guérison radicale.

Cinquième observation. — M. de C...., âgé de trente-sept ans, d'une constitution débile, né d'un père dartreux, avait depuis sa plus tendre enfance une dartre écailleuse sèche, occupant toute la partie postérieure de la main. Elle était caractérisée par des écailles dures, coriaces et blanchâtres. Une démangeaison très-vive se faisait quelquefois ressentir, mais elle avait peu de durée. Cette affection donnait à la main une telle rudesse, que le mouvement des doigts n'était plus très-libre. L'emploi des moyens qu'il mit en usage, loin de produire un effet favorable, lui avait sensiblement altéré sa constitution : aussi, prenant en considération l'état de maigreur où il se trouvait et la diminution de ses forces, je le mis à l'usage d'une nourriture substantielle ; il prit, pendant un mois, l'extrait de quinquina, et respira l'air de la campagne. Bientôt sa santé s'améliora considérablement ; son visage, auparavant décoloré, reprit de la fraîcheur, et lorsque je le vis dans un état favorable, je le soumis au nouveau procédé, qui opéra sa guérison en huit mois environ. Il serait impossible aujourd'hui d'apercevoir la trace la plus légère d'une affection qui était héréditaire.

Espèce quatrième. — DARTRE CROUTEUSE.

Cette dartre est ainsi désignée à cause de la nature particulière de son éruption. Ce ne sont ni des écailles farineuses, ni des desquammations furfuracées que l'on observe sur la peau, ce sont des croûtes qui se forment à mesure que la matière de l'exsudation dartreuse se dessèche et se concrète par l'action de l'air ambiant. Elles doivent être pour les praticiens un objet intéressant d'attention et d'étude : c'est une sorte d'emplâtre, de couvercle salutaire que la nature établit pour garantir un ulcère ou une maladie quelconque de la peau du contact extérieur. Les croûtes ne sont en conséquence que le résultat du dessèchement de la matière ichoreuse qui s'échappe des petites pustules que forme cette dartre. Il ne faut souvent que l'espace d'un jour pour qu'elles acquièrent une certaine consistance, et elles reçoivent même tous les jours un nouvel accroissement, parce que le foyer de la matière dartreuse reste constamment le même. Le plus souvent elles tombent pour faire place à d'autres, surtout lorsque la dartre est d'un caractère bénin ; elles laissent alors sur la peau des cicatrices légères, ou de simples taches d'un rouge sale. Au contraire, lorsque la dartre porte avec elle un caractère de malignité, les croûtes ne se détachent qu'avec une difficulté extrême. Qu'arrive-t-il alors ? le pus s'accumule, l'ulcère s'élargit, la peau s'enflamme, les bords de la dartre se durcissent, et quelquefois se gonflent considérablement.

En étudiant l'espèce de dartre dont je m'occupe ici, j'ai rencontré les dispositions les plus singulières dans la configuration des croûtes. Les unes sont lisses et forment comme des plaques plus ou moins étendues sur la peau ; les autres sont rudes, bosselées, ou offrent de petits sillons irréguliers ; enfin, s'il est permis de se servir de toutes les comparaisons possibles pour donner une juste idée des maladies, on en rencontre quelquefois qui surprennent l'observateur par leur ressemblance frappante avec les mousses qu'on voit s'attacher à l'écorce des arbres.

D'autres fois, lorsque les croûtes ont long-temps séjourné sur la partie affectée, elles sont bosselées, dures, âpres au toucher, ayant presque l'apparence des pierres noircies par le temps.

La couleur des croûtes dartreuses n'est pas moins susceptible de changer. Il en est qui sont blanchâtres ou d'un gris verdâtre ; la plupart sont d'un jaune citron, luisantes et comme cristallisées, aussi elles offrent l'apparence d'un miel épais, ou ressemblent assez par leur brillant aux sucs résineux ou gommeux qui découlent de certains arbres.

La dartre croûteuse arrive quelquefois à un très-haut degré de violence. Alors la face des malades se trouve comme masquée par une matière croûteuse sèche et friable, qui adhère plus ou moins fortement à une peau rouge, enflammée, et qui se gonfle extraordinairement. Dans les endroits où les croûtes manquent, l'épiderme est

souvent dur et raboteux : on y aperçoit de petites écailles, mais seulement dans les parties
écorchées par la main du malade, qui se gratte
avec force; la chair vive suinte, et offre de petits
boutons rougeâtres qui rendent continuellement
une matière âcre et purulente.

Cette dartre produit communément de très-
vives démangeaisons sur la peau; elle a souvent
un grand rapport avec les cuissons et cette sorte
de tension que fait éprouver l'érysipèle, ce qui
a lieu principalement quand les croûtes sont tombées, et que la partie affectée se trouve dépouillée de son épiderme.

La dartre croûteuse peut occuper différens endroits de la peau. Elle se place souvent sur le milieu des joues, avance jusqu'à la commissure des
lèvres, et forme un arc circulaire autour de la
bouche. Je l'ai vue se montrer au cou, au front,
et même sur toute la tête, chez un individu
écrouelleux. Elle occupe quelquefois les ailes du
nez. D'autres fois elle se place sur le bout du sein
chez les femmes, quand elle est le résultat
d'une maladie laiteuse; enfin il est assez ordinaire
de voir cette dartre envahir presque toute
la surface du corps, envelopper les cuisses,
les jambes, les bras, s'étendre en larges plaques
sur les épaules, le long des reins, et à la partie
antérieure du ventre.

Cette espèce de dartre montre plus d'opiniâtreté

quand elle est entretenue par un état écrouelleux ou scorbutique qui la complique. Il est vrai
que les symptômes particuliers à ces diverses
affections sont promptement distingués par un
praticien habile, mais à combien de tentatives
infructueuses ne faut-il pas souvent qu'il se livre
avant d'arriver à un résultat heureux !

La nature se montrera toujours rebelle aux efforts du médecin inexpérimenté qui ne sait pas
varier ses moyens curatifs, et qui n'apporte pas
à une méthode sanctionnée par une longue expérience toutes les modifications qu'exigent les
circonstances.

Observations relatives à la Dartre croûteuse.

Première observation. — Mademoiselle G..., d'une constitution nervoso-sanguine, âgée de vingt-un ans, née d'un père qui
avait eu des dartres sur différentes parties du corps, éprouva un
retard dans sa menstruation. Peu de temps après, un érysipèle
se manifesta sur la joue droite, et acquit une intensité considérable; des vésicules se formaient, se brisaient, et laissaient
échapper un fluide séreux. Vingt sangsues appliquées à la vulve
et des moyens anti-phlogistiques firent cesser cette inflammation
en grande partie.

Bientôt une exsudation purulente se manifesta vers le milieu
de la joue, et se convertit en une croûte de la largeur d'une
pièce de dix centimes; elle était d'un gris jaunâtre, se détachait
par fragmens, et était promptement reformée. L'érysipèle avait
entièrement cessé, et une auréole rouge circonscrivait la partie
malade. La santé était d'ailleurs fort bonne. Comme la maladie
était héréditaire, le traitement que je prescrivis fut appliqué dans
toute sa rigueur. Cette dartre avait un caractère d'opiniâtreté

telle, que sa guérison n'eut lieu qu'au bout d'une année. Il serait
impossible aujourd'hui de reconnaître laquelle des deux joues a
été affectée.

Deuxième observation. — M. P..., d'un tempérament bilieux,
âgé de trente-huit ans, avait, depuis cinq ou six ans, une dartre
croûteuse occupant toute la partie postérieure des deux mains.
Les démangeaisons qu'elle excitait étaient atroces. Le désespoir
s'empara du malade; il souffrait tellement dans les accès de prurit, qui étaient très-fréquens; que la vie lui était à charge, et
qu'il se serait détruit, me disait-il, s'il n'eût été père de famille.
Tout ce qu'on avait pu mettre en usage pour combattre cette
affection avait échoué. La lecture de mon Mémoire lui rendit
l'espérance; il vint me voir, persuadé que j'apporterais quelque
soulagement à ses maux, et je ne trompai pas cet espoir. En
quelques jours, je lui rendis le calme, et neuf mois après, sa
santé était parfaite.

Troisième observation. — M. D..., d'un bon tempérament,
âgé de quarante-trois ans, était affecté depuis dix ans d'une
dartre croûteuse occupant la totalité de la lèvre supérieure. Le
tissu de cette partie était fortement engorgé; des croûtes verdâtres se reformaient sans cesse, et des crevasses se manifestaient dans la partie correspondante à la cloison qui divise les
cavités nasales. Il était impossible à M. D. de se raser; il était
obligé de couper le poil de sa barbe avec des ciseaux. Ce mal
faisait des progrès effrayans, malgré tous les moyens employés,
et déjà la membrane qui tapisse l'intérieur du nez commençait
à s'affecter, lorsqu'il eut recours à mes conseils. Je le soumis
à mon traitement, qui, pour cette espèce de dartres, agit avec
une promptitude remarquable. Douze jours après, l'amélioration
était sensible, et au bout d'un mois il pouvait se raser; en quatre
mois, la cure fut complète.

Quatrième observation. — Une dame âgée de vingt-sept ans,
d'un tempérament lymphatique, était affectée depuis trois ans

d'une dartre croûteuse occupant les deux côtés du nez. Des croûtes grisâtres , abreuvées d'une certaine quantité de pus , tombaient au bout de quelques jours pour être remplacées par d'autres. Elle fut traitée sans succès par beaucoup de médecins. Ma méthode triompha de cette affection en cinq mois environ.

Espèce cinquième. — DARTRE RONGEANTE.

Que de noms divers cette dartre a reçus ! Quand une maladie est commune, quand elle cause des maux graves ou nombreux , il semble que les langues multiplient les expressions pour la désigner. De là vient que la dartre dont je vais parler est indiquée dans les livres de l'art sous une multitude de dénominations effrayantes , qui peignent avec plus ou moins de force l'étendue ou l'intensité de ses ravages, et que les noms d'*herpes exedens* , d'*herpes estiomenus* , de *lupus vorax* , de *papula fera*, lui ont été successivement prodigués. En effet, quels traits de différence nous offre la marche de cette affection désastreuse , quand on la compare avec celle des autres espèces de dartres ! Celles-ci n'attaquent communément que la peau, mais la dartre rongeante n'épargne aucun des tissus divers dont le système dermoïde se compose. Elle est le foyer d'une ulcération profonde, d'où s'échappe continuellement une matière purulente, fétide et corrosive, qui va jusqu'à détruire les muscles, les vaisseaux, les membranes, les cartilages, et même les os. Elle fait quelquefois de si effrayans progrès, qu'elle provoque la chute de tous les poils, en labourant en quelque sorte le visage. Combien d'individus ont perdu la barbe à la suite de cette affection désastreuse !

On observe que cette dartre n'étend que par gradations ses ravages. Avant que cette sorte de décomposition rongeante ne se manifeste, tout semble annoncer la malignité des symptômes qui doivent éclater. Le tissu de la peau devient rouge, dur, bosselé, inégal. Une douleur sourde se fait sentir dans l'endroit même où commence à se développer la dartre. La surface de la peau est atteinte d'une démangeaison assez incommode, que les malades cherchent vainement à apaiser par un frottement continuel et très-nuisible. Alors il conviendrait de prévenir l'irruption de ce mal horrible, ou du moins de l'arrêter dès son début ; mais les malades ignorent ce que doit devenir ce premier point d'irritation : très-souvent on n'y attache aucune importance, et on ne prend aucune mesure pour détourner le fléau. Semblables à ces germes funestes de putréfaction qui gâtent sourdement et avec rapidité l'intérieur des plus beaux fruits, ce levain de corruption morbifique s'exaspère bientôt sans qu'on puisse arrêter son affreux développement. Cette décomposition effrayante marche à l'aide des causes qui la favorisent : l'épiderme se soulève, se déchire et tombe ;

la peau entière s'irrite, se gonfle ; du sein d'une pustule ulcérée jaillit une matière tellement âcre, qu'elle enflamme et rougit les parties environnantes, et devient ensuite une des causes les plus actives de l'accroissement du mal.

Il est un troisième degré de cette affection dans lequel elle gagne considérablement en profondeur ; elle traverse, en les corrodant, les parties voisines de la peau ; les os sont atteints et cariés ; et c'est alors que la matière purulente devient plus épaisse, plus fétide et plus corrosive. Les malades perdent le sommeil ; une fièvre lente les consume ; les fonctions internes et principalement la digestion se troublent et se dérangent ; il survient une diarrhée qui ne manque pas d'être funeste, parce qu'elle affaiblit continuellement les forces.

Enfin, toutes les parties du corps participent à l'infection locale. Le système lymphatique se prend, et tous les organes du ventre commencent à s'engorger ; le teint verdâtre des malades annonce que la rate est obstruée ; le foie ne tarde pas à subir la même altération ; l'infiltration gagne bientôt les parties inférieures : alors le dévoiement devient continuel au lieu d'être intermittent ; le malade s'affaiblit de jour en jour, et meurt dans l'état le plus déplorable.

La dartre rongeante est susceptible de plusieurs complications dont l'étude est du plus haut intérêt, en raison du traitement qu'elle réclame.

Lorsqu'elle est combinée avec le scorbut, elle a un aspect livide, et la peau est pour ainsi dire vergetée de taches bleuâtres; lorsqu'elle tient à un vice vénérien, elle présente une teinte cuivreuse qui est propre à cette affreuse maladie; enfin, lorsqu'elle est fomentée par le principe écrouelleux, on aperçoit des élévations charnues, et un tel gonflement du tissu cellulaire, que la tête de certains individus devient monstrueuse.

La dartre rongeante est presque toujours une et solitaire sur un point particulier de la surface du corps, mais je dois ajouter qu'elle semble se jeter de préférence sur certaines parties : ainsi le visage en est très-fréquemment atteint, et on la voit souvent aussi se manifester sur le nez et sur la lèvre supérieure de la bouche. Comme elle conserve le caractère rampant des autres dartres, quelquefois elle s'avance jusqu'au front qu'elle ronge profondément. Enfin, les lombes et les reins ne sont pas à l'abri de cette cruelle affection.

Est-il une dartre plus redoutable que celle dont je viens de retracer les effets? Elle attaque tous les âges, les enfans, les hommes d'un âge mûr, et les vieillards; elle atteint les deux sexes, et se rencontre dans toutes les conditions, chez les riches aussi bien que chez les pauvres. Pourquoi faut-il que l'espèce la plus terrible soit aussi la plus répandue! C'est un spectacle digne de pitié que de voir les individus que la dartre rongeante a défigurés et rendus hideux , en les privant des traits les plus importans dont se compose la physionomie humaine.

Observations relatives à là Dartre rongeante.

Première observation. — M. F..., d'un tempérament nervoso lymphatique , âgé de quarante-cinq ans, s'adressa à moi pour se faire guérir d'une dartre rongeante, qui occupait tout le côté droit de la lèvre inférieure jusqu'à sa commissure, ainsi que toute la partie du menton correspondante. Cet ulcère, qui occasionnait des douleurs atroces, laissait échapper avec abondance une humeur fétide, et tellement corrosive , qu'elle irritait et enflammait toutes les parties environnantes. Cette plaie horrible était d'un rouge verdâtre vers ses bords. M. F. dormait mal, et avait toujours un peu de fièvre. L'appétit était assez bon. Il avait vainement consulté les médecins les plus distingués de la capitale. Il fut mis à l'usage de la poudre végétale, se purgea trois fois par mois, et la plaie fut pansée avec la pommade. Sa guérison fut radicale au bout de huit mois.

Deuxième observation. — Un serrurier de Laon vint à l'Hôtel-Dieu pour se faire traiter d'une dartre rongeante qui occupait la presque totalité de la joue gauche. Le mal n'était rien lorsqu'il commença; le malade ne remarquait alors que quelques petits boutons, que quelques légères écailles farineuses qui lui paraissaient de peu d'importance. Cette affection négligée fit d'immenses progrès. Tous les moyens employés furent inutiles. Cet infortuné était livré au plus affreux désespoir. Sa vue inspirait l'effroi; il avait lui-même horreur de sa position. Soumis à mon traitement pendant quatorze mois, il a obtenu une guérison complète.

Troisième observation. — Madame G..., âgée de vingt-huit ans, d'un tempérament lymphatique, avait eu dès sa jeunesse les glandes du cou engorgées, sa peau farinait assez facilement; elle se régla à l'âge de seize ans, et tous ces symptômes disparurent. Elle se maria et eut plusieurs enfans qui se portent bien. Il y a trois ans environ qu'un bouton se forma sur le bout du nez : à force d'être touché, il s'envenima au point de devenir fort inquiétant. Des médecins furent consultés sans succès; le mal grandit, et en dépit de toutes les ressources de l'art, cet ulcère dévora la pointe du nez et le cartilage qui en sépare les deux cavités. Le désespoir de la malade était à son comble; il n'est pas de moyens qu'elle ne mit en usage, et toujours sans le moindre succès. Le mal s'accrut encore sous l'influence d'une profonde affliction, et lorsque je vis cette dame pour la première fois, le nez était totalement détruit, puis un vaste ulcère, qui mettait à jour les cavités nasales, était le foyer d'une suppuration fétide, et d'une telle âcreté, que les parties environnantes en étaient enflammées. Quelle position cruelle, pour une femme jeune encore et naguère jolie! Je conçus l'espérance d'opérer une cicatrisation et d'empêcher ainsi la mort de cette infortunée. Elle se résigna à tout, et le succès le plus éclatant couronna mes efforts. A l'aide du dépuratif, je combattis le principe dartreux qu'elle portait depuis sa tendre enfance; par des purgatifs réitérés, j'opérai sur le canal intestinal une dérivation éminemment salutaire; la plaie fut pansée matin et soir; enfin, des améliorations remarquables ne se firent pas attendre, et après onze mois d'un traitement suivi avec la plus grande ponctualité, nous obtînmes une cure radicale. La cicatrisation a été parfaite, et un nez postiche, qui fait illusion par les soins que cette dame à de porter des lunettes, a, autant qu'il était possible, réparé les ravages d'un mal qui devait occasionner la mort la plus affreuse, et qu'on aurait pu prévenir par un traitement préservatif.

Quatrième observation. — M. B..., ancien militaire, âgé de soixante ans environ, vint me consulter pour une dartre rongeante qui occupait la partie inférieure et postérieure de l'oreille gauche. Le mal faisait tous les jours des progrès, et déjà cet organe était rongé dans son tiers inférieur; les moyens ordinaires n'entravaient nullement la marche de cet ulcère qui était devenu excessivement douloureux, et que le moindre frottement faisait saigner. Mon traitement dépuratif détruisit en peu de jours la sensibilité de la partie affectée, et en six mois environ, la cure était complète. Cette maladie était héréditaire, la mère de M. B. avait eu tout le corps couvert de dartres dont elle n'avait jamais pu guérir.

Espèce sixième. — DARTRE BOUTONNEUSE.

Cette espèce de dartre a reçu le nom spécifique de *boutonneuse*, qui exprime le phénomène le plus saillant qui la caractérise. La peau rougit, s'élève et forme un bouton proéminent ; bientôt la tête du bouton blanchit, ce qui décèle la présence d'une certaine quantité de pus. Ce pus se dessèche et forme une écaille ou croûte légère qui tombe ou reste plus ou moins long-temps adhérente à la surface de la peau. A côté de ces boutons desséchés s'élèvent d'autres boutons qui suivent absolument la même marche.

Mais combien ces boutons pustuleux varient par leur forme, leur volume et leur situation ! Souvent ils sont petits, enflammés, environnés d'un cercle rougeâtre, et groupés en corymbes sur le menton ; plus souvent encore cette éruption partielle masque, pour ainsi dire, le haut du visage, gonfle le tissu de la peau, et lui donne une couleur rosée. Quelquefois aussi les petits boutons diffèrent des précédens, en ce qu'ils sont d'un gris luisant comme la perle, ce qui leur donne l'apparence de grains de millet ; ils se manifestent d'ordinaire à la partie supérieure du front chez les jeunes filles qui approchent de la puberté. Enfin, la dartre dont il s'agit est assez fréquemment caractérisée par des pustules solitaires plus volumineuses que de coutume, de la grosseur d'un pois, qui sont éparses çà et là sur différentes parties de la peau, et pourtant s'étendent, se multiplient insensiblement, jusqu'à ce qu'elles se touchent et deviennent en quelque sorte confluentes.

La dartre boutonneuse peut se montrer à la tête, sur le devant de la poitrine ou derrière les épaules, mais elle attaque plus particulièrement les joues, les pommettes, le nez, le front, etc., et imprime avec le temps à ces diverses parties une couleur rosacée, de laquelle est dérivé son nom de COUPEROSE OU GOUTTE-ROSE. Il est des personnes qui par habitude ou par paresse conservent toute leur vie cette infirmité dégoûtante: cependant combien de désagrémens ne leur cause-t-elle pas ! Elle les réduit à devenir un objet de répugnance pour ceux qui les entourent. Lorsqu'elle parvient à son plus haut degré d'accroissement, elle gonfle d'une manière hideuse la peau du visage, et efface tous les traits de la physionomie. Toutes les fois que la couperose se déclare, la peau du visage s'enflamme et rougit: on voit alors naître et se développer çà et là ou par groupes une multitude de petits boutons; d'autres fois ils sont volumineux et durs au toucher, bientôt leur sommet blanchit, ce qui décèle la présence d'une matière âcre et purulente.

Cette maladie de la peau se complique souvent d'une affection du foie ; souvent elle est liée à une dégénération scorbutique qui engorge les gencives, et prépare la chute des dents dans une vieillesse prématurée.

Les individus maltraités par la couperose sont cités comme des types de laideur ; ils inspirent même une sorte d'effroi, quand leur visage se couvre d'aspérités et de petites tumeurs sarcomateuses. Le développement et les progrès de cette maladie grossissent souvent les dimensions du nez, ainsi que la peau du front et le tissu graisseux des joues et des lèvres. Cet accident est des plus redoutables ; il est surtout fréquent chez les femmes, et c'est le plus difficile à dissimuler. On peut, en effet, à l'aide d'un fard plus ou moins parfait, cacher les ravages du temps, corriger des teintes défectueuses, effacer jusqu'aux traces d'une légère affection dartreuse ; mais les prestiges et les soins étudiés de la coquetterie la plus raffinée ne sauraient dissimuler ces engorgemens partiels qui se forment dans l'épaisseur de la peau, qui changent les rapports et la configuration des traits, qui ôtent à la physionomie sa régularité, sa finesse et son charme.

Dans quelques circonstances, les malades atteints de la dartre boutonneuse éprouvent à peine quelques démangeaisons ; dans d'autres ils ont la face tout enflammée, et souvent ils sont contraints de la baigner dans l'eau fraîche pour apaiser les feux irritans qui la dévorent : c'est ce qui arrive à ceux dont la figure est couperosée ; après avoir bu et mangé, ou après un exercice fatigant, ils ressentent des bouffées de chaleur qui leur montent à la tête. C'est surtout lorsqu'ils s'approchent du feu qu'ils sont douloureusement affectés.

L'action de la chaleur excite sur la peau une sensation analogue à celle que pourraient occasionner les piqûres simultanées de plusieurs aiguilles ; c'est quelquefois une douleur pongitive, et d'autres fois une démangeaison. La dartre boutonneuse qui occupe le menton donne lieu à des fourmillemens ; celle qui attaque le front et les tempes fait éprouver une tension incommode ; enfin celle qui est répandue sur différentes parties du corps donne lieu à de vives démangeaisons qui occasionnent un grand feu et surviennent par intervalles.

Tels sont les effets les plus ordinaires de la dartre boutonneuse à tous ses degrés.

Observations relatives à la Dartre boutonneuse.

Première observation. — M. L...., âgé de vingt-cinq ans, d'une bonne constitution, avait depuis trois ans le menton tout couvert d'une multitude de petits boutons très-rouges; la matière qu'ils fournissaient était grise, et formait des croûtes qui étaient enlevées par le rasoir, ce qui aggravait la maladie. Toute la peau du menton était rugueuse, et donnait à la physionomie un aspect dégoûtant.

L'emploi des préparations végétales, du purgatif et de la pommade, amenèrent en huit mois environ la guérison d'une dartre qui s'était montrée rebelle à tous les moyens mis jusqu'alors en usage.

Deuxième observation. — M. D..., serrurier, âgé de cinquante-quatre ans, d'un tempérament bilieux, était affecté depuis long-temps d'une dartre boutonneuse occupant le nez, le front, les pommettes et la lèvre supérieure. Cette affection, désignée sous le nom de *goutte-rose*, était caractérisée par une grande quantité de petites pustules rougeâtres, très-rapprochées les unes des autres, et contenant du pus à leur sommet; elle devait son développement à des excès de boissons spiritueuses, et s'était encore beaucoup aggravée par le feu de la forge. M. D. resta long-temps à Saint-Louis, et n'obtint pas le moindre soulagement des moyens qui furent mis en usage. Fatigué de quinze mois de traitement, il sortit de l'hospice. Je lui prodiguai mes soins pendant onze mois, et j'eus la satisfaction d'obtenir une guérison radicale; je lui conseillai de ne plus s'exposer au feu de la forge, et de se soumettre à un régime sévère. Il a suivi mes avis, et depuis cette époque, le plus léger bouton ne s'est pas manifesté sur son visage.

Troisième observation. — Une dame âgée de vingt-huit ans était affectée, depuis six ans environ, d'une dartre boutonneuse occupant tout le nez, le front, le menton et les pommettes. Ces boutons arrivaient lentement à suppuration; le tissu de la peau était gonflé, et sa couleur lie de vin. Le visage de cette dame avait un aspect repoussant. Que de moyens n'employa-t-elle pas, et sans le moindre succès! Elle était véritablement désespérée; j'eus le bonheur de la guérir en treize mois.

Espèce septième. — DARTRE PRURIGINEUSE.

L'effet spécial de cette affection dartreuse, qui n'est qu'une variété de la dartre boutonneuse, est de provoquer une démangeaison plus ou moins vive sur une ou plusieurs parties de l'appareil tégumentaire.

De tous les organes du corps vivant, la peau est, sans contredit, celui dont la nature a le plus varié les sensations et par conséquent les douleurs; c'est ainsi que chaque maladie cutanée a son mode et son degré de souffrance. Les autres espèces de dartres, la gale, etc., déterminent souvent des démangeaisons intolérables; mais quel supplice peut égaler celui de la dartre prurigineuse !

Ce mal affreux attaque tous les âges, mais plus spécialement les deux extrémités de la vie; il n'épargne aucune des conditions de la société : l'histoire rapporte que des têtes couronnées n'ont pu même s'y soustraire; il porte partout la désolation, le découragement et le désespoir. Pourquoi faut-il qu'une maladie aussi cruelle empoisonne souvent les derniers jours des hommes les plus intéressans et les plus utiles? Les gens de lettres, les artistes, les jurisconsultes, etc., ont souvent cette triste perspective dans leur vieillesse, et se voient ainsi privés du repos, leur seul bonheur et leur dernière consolation. Il est des individus qui viennent au monde avec cette infirmité déplorable, et dont la vie entière n'est alors qu'une longue chaîne de tourmens.

Je voudrais en vain offrir le tableau de cette affection si désolante ; il est des maux qui sont au-dessus de toutes les expressions : je ne saurais jamais donner une idée de ce que j'ai vu souffrir aux victimes infortunées qui étaient en traitement à l'hôpital Saint-Louis. A chaque instant de la nuit et du jour, les malades sont en proie à la démangeaison insurmontable qui est le symptôme caractéristique de cette dartre. Un feu dévorant les enveloppe et les consume ; pour l'apaiser, ils se grattent avec fureur, et ne cessent de déchirer leur peau avec les ongles. Efforts superflus ! la sensation prurigineuse redouble. Alors, ils se plaignent , et expriment avec tant d'énergie et de vérité ce qu'ils éprouvent , qu'ils font passer leur désespoir dans l'âme des assistans ; il en est même qui éprouvent les accès d'un véritable délire. Un homme était si exaspéré de voir l'impuissance des remèdes, qu'il se tua d'un coup de pistolet en revenant des eaux de Cauterets, où il n'avait pu éprouver le moindre soulagement. Il écrivit à ses parens qu'il lui était impossible de supporter plus long-temps le fardeau d'une existence aussi malheureuse.

Il est des douleurs que l'habitude émousse et

rend du moins supportables ; mais il n'en est pas ainsi de celles causées par la dartre prurigineuse : elles sont toujours aussi vives ; elles ne s'apaisent que durant une forte occupation, la solitude et l'imagination semblent même en accroître l'intensité. Le venin de ce mal horrible est inépuisable : à chaque moment c'est la sensation si pénible d'une légion de fourmis qui parcourent la surface de la peau, sensation d'où est venu le nom de *prurigo formicans,* qu'on a donné à cette maladie.

Le *prurigo formicans*, ou, si l'on aime mieux, la dartre prurigineuse, est le plus souvent une affection continue, et dans ce cas il se manifeste des redoublemens qui ont lieu le soir après le dîner et vers les trois heures de l'après-minuit, lorsque surtout le corps est échauffé par la chaleur du lit. Alors le sommeil des malades est brusquement et instantanément interrompu ; leurs mains se portent involontairement à la peau ; ils ne sont éveillés que pour recommencer leurs souffrances ; chaque instant de la journée ramène une nouvelle et plus poignante angoisse, et le soir encore ils ne rentrent dans leur lit que pour y épuiser toutes les nuances de la douleur, que pour y lutter contre les insomnies qu'elle excite.

Il est difficile que les termes soient aussi variés que les tourmens que l'on endure ; les individus qui sont atteints de cette maladie ne parlent jamais

que d'*âcreté*, d'*ardeur du sang*, de *feu brûlant*, etc. ;
*Je suis sur le gril qui a fait le martyre de saint Lau-
rent* , disait un malheureux ecclésiastique. Un
militaire s'écriait qu'il était en butte à mille hal-
lebardes. Il est des sensations plus extraordinaires
dont il importe de faire mention : un vieillard se
trouvait parfois dans un tel état d'irritation, que les
organes même qui sont inertes dans un âge très-
avancé entraient dans une érection forcée, d'où
il résultait des pollutions involontaires. Il est digne de remarque que les organes génitaux s'irritent facilement chez les personnes en proie aux
ravages d'une acrimonie dartreuse.

Dans les cas ordinaires, la maladie se déclare
par une démangeaison ardente sur les épaules,
sur le devant de la poitrine, aux bras, au ventre,
aux cuisses, etc. Ce prurit porte impérieusement
les malades à se gratter ; mais plus ils se livrent
à ce dangereux plaisir, plus les démangeaisons
augmentent. Lorsqu'on examine la partie affectée,
on aperçoit de très-petits boutons presque imper-
ceptibles qui s'élèvent légèrement en pointe. Ces
boutons, peu enflammés, presque de la couleur
de la peau, rapprochés les uns des autres, ne
contiennent aucune matière ; ils se recouvrent,
lorsqu'ils ont été déchirés par les ongles, d'une
petite croûte ou écaille arrondie, de la grosseur
d'une tête d'épingle et d'une couleur brunâtre
ou noire. Cette croûte, qui se détache après un

certain temps, est formée par le dessèchement d'une gouttelette de sang ou de sérosité qu'on fait sortir par le frottement ou le déchirement des petits boutons.

Les démangeaisons varient d'intensité, selon les circonstances où se trouvent les malades; elles sont plus vives quand il fait chaud; le soir, la nuit, après le repas, après le travail, le simple frottement des habits peut les provoquer. La dartre prurigineuse a souvent des intermittences de trois ou quatre heures, surtout quand le malade mange ou qu'il est absorbé par une occupation forte; quelquefois les démangeaisons ne durent que cinq ou six minutes, et disparaissent ensuite pour plusieurs jours. Un homme, âgé d'environ cinquante-cinq ans, était sujet à une dartre prurigineuse occupant la plante des pieds; cette affection le prenait si vite et le maîtrisait à tel point, que dans les rues comme en société, on le voyait ôter son bas et son soulier pour se gratter à outrance, jusqu'à ce que la démangeaison fût apaisée; et l'assemblée la plus nombreuse, la présence des personnes qui méritent le plus d'égards, ne pouvaient l'empêcher d'obéir au penchant irrésistible qui l'entraînait. Un autre individu, pareillement tourmenté d'un *prurigo* à la plante des deux pieds, ne parvenait à l'apaiser qu'en marchant et en se fatigant à l'excès; s'il s'arrêtait, son supplice recommençait. Lorsqu'il était dans ses accès, il courait

les champs et les grands chemins comme un va-
gabond; ses camarades l'appelaient par dérision
le juif errant.

Cette dartre est encore plus douloureuse quand
elle attaque les parties génitales dans les deux sexes.
Elle est alors accompagnée d'une foule de symptômes secondaires, qui varient selon les individus,
et qui sont en rapport avec le degré de sensibilité
particulière qui les distingue. Une malheureuse
femme qui était dans ce cas, et à qui les douleurs
ne laissaient aucune trêve, appliquait sans cesse
des linges mouillés sur la partie irritée : l'impression d'un froid glacial semblait calmer pour quelques minutes ses horribles souffrances.

Quand cette maladie attaque les vieillards,
elle se montre inexorable. Il en est qui éprouvent
des tintemens d'oreilles, de la faiblesse dans la vue,
des crampes, des lassitudes, des tiraillemens d'es-
tômac, des oppressions, des gonflemens dans le
ventre, et chez qui toutes les fonctions, particulièrement les fonctions digestives, se dérangent à
la fois; alors ils maigrissent, s'épuisent, et tombent
bientôt dans le découragement et le désespoir.
D'autres ont un appétit vorace : leur seule jouis-
sance est de se gorger d'alimens salés ou épicés,
et ils aiment aussi, par dessus tout, les liqueurs
fortes alcooliques; mais leur repas est à peine ter-
miné que les démangeaisons se font ressentir
comme auparavant; bientôt leurs épaules écor-

chées sont inondées de sang et d'une humeur corrompue : on dirait que la peau a été brûlée par
de l'eau bouillante , etc.

Les effets de cette maladie sur les facultés intellectuelles sont également très - remarquables.
J'ai conservé le souvenir d'un individu nommé
Morade , qui était venu réclamer des soins à l'hôpital Saint-Louis , et chez lequel cette affection
cutanée alternait avec une aliénation mentale.
Quelquefois les malades se trouvent frappés de
stupidité , par la rentrée soudaine de l'éruption.
Ils ne peuvent se livrer à aucune occupation sé-
rieuse de l'esprit, ils ne savent que souffrir et se
plaindre.

Cette dartre ne se termine pas toujours de la
même manière. Lorsqu'elle n'a pas une grande intensité , et qu'elle attaque la peau fine des femmes
et des enfans , elle cède facilement à l'emploi d'un
traitement convenable. Mais si elle a séjourné longtemps sur une peau dure et rugueuse, comme
celle des vieillards , on voit l'épiderme s'exfolier
comme la peau des serpens, ou devenir , dans
certains cas , dure et coriace. Cette dégénération
de l'enveloppe cutanée est ordinairement un
signe funeste. Une des singularités de la dartre
prurigineuse, c'est son rapport avec les flux et
écoulemens qui se manifestent dans l'économie
animale. La cessation des menstrues coïncide
souvent avec le développement de cette érup-

tion, et quelquefois, à l'approche des règles, des femmes ressentent tous les symptômes qui annoncent sa présence.

Les causes que produisent cette maladie sont les mêmes que celles qui occasionnent les autres espèces de dartres. Ajoutons que les travaux forcés, les fatigues, les veilles, les impressions morales, très-vives, et toutes les circonstances qui tendent à vicier le sang et à exalter la sensibilité nerveuse, y concourent également.

L'un des plus tristes priviléges de l'homme est celui de transmettre à ses descendans ses infirmités et ses douleurs. Presque toujours la dartre prurigineuse tient à une cause native et héréditaire. Nous observerons aussi que les individus qui naissent avec une peau blanche, transparente et diaphane, sont plus sujets à cette maladie que ceux dont la peau est brune, et dont la fibre est vigoureuse et robuste. Sur vingt observations recueillies à l'hôpital Saint-Louis, il en est presque toujours dix-huit qui constatent que cette éruption reconnaît pour cause une faiblesse radicale du système lymphatique. Les enfans nés de parens scrofuleux ou infectés de la syphilis sont très-enclins aux ravages de cette maladie, qui prend quelquefois le caractère teigneux, et qui leur laboure le cuir chevelu d'une manière vraiment déplorable.

Observations relatives à la Dartre prurigineuse.

Première observation. — Un homme âgé de quarante-cinq ans, ayant eu la gale et la syphilis, fut soumis à plusieurs traitemens mercuriels. Dix ans plus tard, et à la suite de quelques bains sulfureux qui lui furent conseillés pour des douleurs rhumatismales, il ressentit sur différentes parties du corps les atteintes d'une dartre prurigineuse qui lui causait d'insupportables démangeaisons; elle s'était portée à l'anus et aux bourses, et suscitait des érections et des pollutions tellement fréquentes, que le malade en éprouvait un grand affaiblissement. Je lui donnai mes soins quatre mois environ, et la guérison fut complète : quelques jours avaient suffi pour apporter du soulagement à sa position.

Deuxième observation. — La marquise D......, âgée de soixante-dix ans, portait, depuis nombre d'années, une dartre prurigineuse qui avait résisté à tous les traitemens. Une fièvre lente minait la malade, qui maigrissait à vue d'œil. Le milieu du dos devint bientôt le siége d'une inflammation qui dégénéra en un abcès d'une étendue telle que je n'en avais jamais vu de semblable; il portait près de huit pouces de diamètre. J'en fis l'ouverture, et il en sortit environ trois verres de pus. Je soumis la malade à un pansement convenable, elle fit usage du dépuratif associé à des préparations amères que son état de débilité réclamait : au bout d'un mois, son état s'était visiblement amélioré, les démangeaisons étaient supportables, l'abcès se rétrécissait sensiblement et marchait à la cicatrisation. Un traitement de quinze mois opéra une guérison des plus solides. Il est à remarquer que cette dame, qui avait un caractère très-maniaque, ne sortait jamais, et que le défaut d'exercice et la privation d'un air pur rendirent sans doute la guérison plus difficile.

Troisième observation. — Une dame âgée de quarante-deux

ans, et qui était à l'époque du retour, éprouva aux parties génitales des démangeaisons insupportables ; ses journées étaient
cruelles, ses nuits, un véritable supplice. Elle avait un écoulement
abondant d'une nature tellement âcre, que malgré les précautions qu'elle prenait de se garnir, le haut des cuisses et les parties
environnantes étaient sans cesse en proie à une violente inflammation que cette sécrétion produisait. Les digestions devenant
difficiles et le moral s'affectant profondément, la malade mit en
usage quelques moyens inefficaces. On lui conseilla un traitement
homœopatique : le mal ne fit que s'accroître, non par l'effet
des *molécules médicamenteuses*, qui ne font, à coup sûr, ni bien
ni mal, car cette prétendue méthode n'est qu'une jonglerie ri-.
dicule, mais seulement par le défaut de moyens propres à
le combattre. Lorsque je vis cette dame, elle était d'une maigreur extrême. Eh bien ! au bout de quinze jours, je lui rendis le
calme, je rétablis ses digestions, je parvins à supprimer son
écoulement, et avec lui cessèrent des démangeaisons vraiment
atroces. Près de huit mois de traitement suffirent pour opérer
une guérison radicale. Cette dame a cessé d'être réglée, et ce
n'est que très-rarement qu'elle éprouve quelques légers écoulemens, quand elle se fatigue trop, ou qu'elle prend du café
pur, dont elle se passe difficilement.

Je possède un grand nombre d'observations constatant les
heureux effets de ma méthode dans le traitement de cette espèce de dartre, une des plus cruelles que je connaisse ; mais
l'espace me manque, et j'ai peut-être déjà dépassé les bornes
que je m'étais prescrites.

Espèce huitième. — DARTRE VÉSICULAIRE.

Cette affection dartreuse offre ce caractère particulier, qu'elle est presque toujours accompagnée d'une fièvre plus ou moins violente ; mais
cette fièvre, qui suit l'éruption, ne se manifeste
que par intervalles ; c'est en quelque sorte un ac-

cident symptomatique : aussi la dartre vésiculaire dure-t-elle quelquefois plusieurs années.
Lorsque cette éruption se déclare, on voit naître çà et là sur la peau des boutons rouges et
douloureux qui se convertissent en petites ampoules pleines d'une sérosité limpide et transparente, qui peut avoir aussi la couleur d'un jaune
paille, affectant une figure tantôt sphérique,
tantôt parfaitement ronde. Il en est qui présentent
la forme d'une amande divisée dans sa longueur.
Quand elles sont d'un volume très-considérable,
elles ressemblent à des bulles de savon où à
ces vésicules que produit l'eau bouillante sur la
peau.

La disposition de ces vésicules est aussi variable
que leur situation : tantôt elles sont séparées et
très-distantes les unes des autres ; tantôt elles se
touchent par leurs bords ; quelquefois elles se
confondent et occupent de cette manière la peau
tout entière.

Combien de fois ne voit-on pas la dartre vésiculaire s'étendre dans l'intérieur de la bouche,
de l'œsophage, de l'estomac et du conduit intestinal ! Mais elle ne produit pas toujours des ravages aussi étendus ; on peut même dire que le
plus souvent elle n'attaque qu'une seule partie du
corps : elle forme ordinairement une sorte de
bande ou de ceinture en serpentant autour de la
moitié du corps, ce qui lui a fait donner par les

praticiens le nom de *zona* ou de *zoster*. Elle forme aussi quelquefois un cercle complet. J'ai vu des éruptions vésiculaires entourer le cou comme une cravate, s'étaler en larges plaques sur le cuir chevelu, sur le front, sur le visage, sur la poitrine, s'étendre comme un ruban le long des bras et des cuisses, etc.

Si l'on suit la marche des boutons vésiculeux on voit que la sérosité qu'ils contiennent devient trouble, opaque, et qu'elle acquiert de plus en plus de consistance : bientôt ces boutons se brisent spontanément, ou s'affaissent en laissant des plis et des rides sur la peau.

Les vésicules ne se montrent point simultanément sur toute la surface de la peau ; elles se succèdent, pour ainsi dire, les unes aux autres, et se dessèchent également d'une manière progressive.

La dartre vésiculaire se manifeste par des démangeaisons aiguës et brûlantes. Ces démangeaisons surviennent comme des crises, et durent plusieurs heures ; quelquefois ce sont des élancemens difficiles à imaginer. Ce qu'il y a de déplorable, c'est que les démangeaisons ne disparaissent pas toujours lorsque l'éruption s'évanouit.

La dartre phlycténoïde ou vésiculaire conduit fréquemment à la mort, lorsqu'elle devient confluente et qu'elle envahit toute la peau : elle est quelquefois si universellement répandue, que les malades perdent la faculté de se mouvoir ; toutes leurs fonctions sont embarrassées : aux douleurs locales viennent se joindre des souffrances intérieures qui sont d'une violence excessive, des anxiétés, des mouvemens spasmodiques, de fréquentes défaillances. Du reste, les symptômes qui se manifestent sont absolument analogues à la direction que prend le virus dartreux. S'il se porte vers la tête, il y a douleur vive dans cette partie, tintemens d'oreilles et délire ; s'il gagne la poitrine, on éprouve des palpitations et une gêne continuelle dans la respiration ; enfin, s'il s'étend jusqu'aux intestins, il survient un sentiment de tension et de brûlure dans le ventre et dans les aines, un dévoiement qui épuise les forces, et les urines deviennent rouges et très-enflammées. Parlerai-je des ulcérations produites par la dartre vésiculaire ? elles sécrètent une humeur noire et corrompue, quoique presque toujours elles soient superficielles. Cependant la dartre rampe aussi dans l'intérieur du corps ; elle occasionne alors une toux opiniâtre, l'expectoration de quelques crachats purulens, et dans cette circonstance déplorable le malade n'avale qu'avec une peine extrême. Quelquefois on a vu la gangrène suivre l'éruption de cette horrible dartre, provoquer la chute des doigts, causer d'affreux ravages sur tous les membres, et des malades succomber par la seule violence des vésicules, qui, se multipliant à l'infini, déchiraient la peau tout entière, et la couvraient de plaies livides et noirâtres.

Observations relatives à la Dartre vésiculaire.

Première observation. — Madame J..., âgée de trente-deux ans, d'un tempérament très-nerveux, me consulta pour une dartre vésiculaire qui occupait la partie postérieure du dos; elle avait environ dix pouces de longueur sur six de largeur. Cette affection devait son origine à des peines morales et à une vive frayeur. La partie malade était devenue le siége d'une pénible démangeaison. Peu de temps après, se déclarèrent une grande quantité de petits boutons très-rapprochés les uns des autres; ils ne tardèrent pas à se convertir en vésicules dont quelques-unes avaient une grande dimension, et laissaient échapper une humeur jaunâtre. La peau était souillée çà et là par de petits ulcères qui suppuraient; elle était rouge, et les cuissons très-vives. Comme madame J...... n'était pas bien réglée, je fis poser quinze sangsues à la vulve; des cataplasmes furent appliqués sur la partie affectée, et nous ne tardâmes pas à obtenir une amélioration sensible : l'inflammation se dissipa; mais les vésicules brisées étaient bientôt remplacées par d'autres, et les ulcérations, quoique moins étendues, existaient toujours. Elle fut soumise au nouveau mode de traitement, et radicalement guérie au bout de sept mois environ.

Comme la dartre vésiculaire a une grande tendance à se reproduire, je fis appliquer de nouveau des sangsues, et continuer long-temps encore le traitement, afin d'empêcher toute récidive. J'ai vu cette dame long-temps après; elle ne s'était plus ressentie de rien.

Deuxième observation. — Mademoiselle D..., d'une bonne constitution, âgée de quinze ans, déjà bien réglée et jouissant d'une santé parfaite, eut sur la moitié droite du front, et sans cause connue, une dartre vésiculaire. Une abondante suppuration donnait lieu à la formation do croûtes verdâtres, et la cuisson était tellement violente, que la malade se déchirait jusqu'au sang. Environ quatre mois de traitement suffirent à son entier rétablissement.

Espèce neuvième. — DARTRE ERYTHÉMOÏDE.

Cette espèce de dartre se manifeste sur une ou plusieurs parties de la peau par des élevures rouges et enflammées. Ces échauboulures amènent à la longue de légères exfolations de l'épiderme.

Cette affection a été rarement observée; cependant Vogel paraît l'avoir connue. En effet, cet auteur fait mention d'une maladie qui s'annonce par des plaques d'un rouge foncé, lesquelles sont ardentes et excitent de la démangeaison; elles subsistent avec ou sans fièvre, et sont accompagnées de douleurs vagues dans la tête ou dans les épaules; ensuite elles pâlissent et se terminent par une chute d'écailles légères.

Je reconnais dans ce tableau la plupart des phénomènes que j'ai à décrire. Ce sont également des taches rouges, isolées, qui s'étendent sur le dessus des mains, sur le visage, sur la poitrine, etc. Ces taches laissent entre elles des intervalles où la peau est parfaitement saine et dans son état naturel. On croirait, au premier coup-d'œil, que le malade a été piqué par des insectes venimeux, tels que des cousins, des frélons, des abeilles, etc.

Dans tous les endroits affectés, la peau s'irrite et se gonfle ; après quelques jours, lorsque l'état inflammatoire diminue, elle se ride ou se gerce en s'affaissant. Elle était d'abord d'un rouge cinabre, mais ensuite elle prend une teinte bleuâtre ou violacée, quelquefois jaunâtre ; enfin son épiderme se résout en matière farineuse.

Les malades éprouvent des picotements légers et superficiels, analogues à ceux que ferait éprouver l'application d'une eau âcre ou saline sur une plaie, un sentiment de gêne et de roideur, et une sorte de fourmillement. Lorsqu'il y a de la fièvre, ils ressentent à la tête une douleur sourde et gravative, etc.

Cette dartre a beaucoup d'analogie avec la dartre vésiculaire, quant à la marche des phénomènes. Elles ont en outre cela de commun, qu'elles parcourent toutes deux leur période tantôt en quelques jours, tantôt en plusieurs mois. Cependant la dartre érythémoïde peut durer longtemps et affecter un caractère chronique, car les échauboulures ne s'évanouissent sur une partie du corps que pour se porter sur une autre.

Observation relative à la Dartre érythémoïde.

Mademoiselle B..., âgée de vingt-deux ans, d'un tempérament sanguin, fut atteinte, sans cause connue, d'une forte fièvre ; en même temps se développèrent, sur la totalité de la poitrine et du ventre, des élevures ou taches rouges et saillantes, de la dimension d'une pièce de 50 cent, elles étaient extrêmement multipliées et excitaient d'insupportables démangeaisons. Une saignée au bras fut pratiquée, on appliqua deux fois des sangsues à la vulve ; la fièvre cessa, et la peau, qui était légèrement rouge dans l'intervalle des plaques, recouvra sa couleur naturelle.

Ces élevures se flétrissaient dans une partie pour se raviver dans d'autres, la santé était du reste fort bonne. La dartre affecta un caractère de chronicité qui me permit de la combattre par le nouveau procédé. Environ cinq mois de traitement suffirent à sa guérison.

Espèce dixième. — DARTRE TUBERCULEUSE.

Cette espèce de dartre se manifeste sur une ou plusieurs parties du corps par des tubercules ou des tumeurs, des végétations, des fongosités, qui rendent le corps des malades plus ou moins hideux.

Souvent cette affection ne s'annonce d'abord sur la peau que par un léger gonflement, qui bientôt prend plus de saillie et d'étendue et donne naissance à des petites tumeurs aplaties, souvent irrégulières, le plus ordinairement ovales, luisantes, dures, et résistant au toucher ; leur couleur est quelquefois d'un rouge foncé, d'autres fois d'un rose pâle : du reste, cette coloration présente quelques différences selon la température, et chez les femmes aux époques menstruelles.

Ces petites tumeurs tuberculeuses, qui peuvent

acquérir plusieurs pouces de diamètre, occupent le plus ordinairement la partie antérieure de la poitrine ; cependant elles se montrent aussi sur le cou, le visage, les bras et d'autres parties du corps. Quelquefois, on les voit avec le temps se ramollir, s'ouvrir, et jeter un pus épais, gommeux, d'une couleur verdâtre ; d'autres fois il en résulte des ulcères virulens, et le liquide qui en découle est d'une telle acrimonie qu'il cause la mortification de la peau. Cette espèce de dartre se manifeste aussi par des excroissances composées de petits lobules granulés qui rendent une humeur âcre, qui pullulent, se développent, et ressemblent à des fraises et à des framboises, par la couleur, la forme, et très-souvent par la grosseur. Ces petites pustules granulées et fongueuses, qui croissent successivement et s'élèvent au-dessus du niveau de la peau, sont rougeâtres ou d'un violet foncé, isolées ou réunies, et donnent issue à une matière visqueuse et gluante. Si cette humeur séjourne long-temps sur ces excroissances, elle devient d'une puanteur excessive ; les malades éprouvent des démangeaisons et une sorte de tension gênante de la peau. Dans les premiers temps, ces végétations sont tellement dures qu'on est loin de soupçonner une suppuration prochaine ; mais dans la seconde période, la peau qui les recouvre se déchire, et chaque tubercule devient un ulcère fétide : c'est par suite de leur décomposition que ces tubercules prennent successivement une couleur d'un noir verdâtre , ou une teinte violacée très-obscure. On croirait voir des fruits qui se pourrissent sur la tige qui les supporte.

Quand cette maladie revêt le forme de la syphilis, ses désordres sont presque toujours plus horribles ; et lorsqu'elle a fait des progrès considérables, la peau est si profondément altérée que les cheveux et les poils perdent leur couleur.' Souvent le virus pénètre dans le système osseux et y produit d'affreux ravages : les os, frappés par la douleur, se gonflent, deviennent spongieux et se carient.

La tête de certains malades se couvre de végétations spongieuses et d'ulcères dont les bords sont calleux et comme déchirés : ces ulcères sont d'une puanteur si intolérable, que le corps de ceux qui en sont atteints paraît, pour ainsi dire, corrompu avant leur mort. Rien n'excite autant la compassion que les cris que leur arrache la douleur.

Enfin la dartre tuberculeuse arrive quelquefois à un tel degré d'intensité, qu'elle constitue ce que l'on nomme la *lèpre*, la plus redoutable des maladies cutanées, celle qui tient la première place dans l'histoire des malheurs du genre humain. Nos pères la regardaient comme un signe non équivoque de la vengeance céleste, et son nom seul inspirait de l'horreur à tous les peuples, Il est peu de fléaux qui aient fait autant de victimes ; et ce qu'il y a de plus horrible, c'est que la mort ne termine que lentement les souffrances des infortunés qui en sont atteints. « Il semble que ce mal, dit énergiquement M. de Pons, en veuille moins à l'existence de l'homme qu'à ses formes, et qu'il fasse plutôt consister son triomphe à dégrader qu'à détruire. » Une seule observation recueillie à l'hôpital Saint-Louis suffira pour mettre au jour cette vérité, et retracera beaucoup mieux, je le pense, les symptômes de cette épouvantable maladie.

Il s'agit du nommé Arnout, pauvre bûcheron de la forêt des Ardennes. Cet homme, âgé d'environ trente ans, rapportait l'origine de sa maladie à une chute de cheval qu'il avait faite dans l'eau. (Il est probable qu'il portait le germe funeste de la lèpre, et que cette circonstance, ainsi que le coup qu'il reçut plus tard, la développèrent.) Il se trouva exposé à un froid très-vif et très-prolongé. A cet accident succéda une fièvre très-véhémente. Une contusion forte qu'il reçut à la jambe droite fut suivie, deux mois après, d'un épaississement prodigieux de l'épiderme, et d'un engorgement consécutif de cette jambe. Il pouvait avoir alors quatorze à quinze ans. Vingt ans après, cet engorgement se prolongea jusqu'à la cuisse, et plus tard la jambe et la cuisse gauche furent également attaquées, et se recouvrirent d'écailles qui se desséchaient, tombaient et étaient remplacées par d'autres : tel est du moins le rapport que le malade fit de ce qui s'était passé avant son entrée à l'hôpital. Alors sa peau avait totalement contracté la dégénération lépreuse; elle était dure, calleuse, hérissée de tumeurs et de tubercules, hideusement traversée par des rides profondes, et d'une couleur grisâtre semblable à celle de l'éléphant (1) ou du chien de mer. Plusieurs personnes furent à même d'observer des fragmens de cette peau dégénérée, que M. le docteur Ruette présenta à différentes sociétés savantes. Du reste, on reconnaissait tous les symptômes qui caractérisent la lèpre tuberculeuse : le visage était horriblement gonflé, il offrait deux larges sillons le long de la commissure des lèvres, devenues très-épaisses ; le front était saillant, et présentait une multitude de rides ; les oreilles et les ailes du nez avaient monstrueusement grossi; la face était huileuse, blafarde, et l'haleine pestilentielle. Le malade ne rendait que des sons rauques et glapissans; son ventre était extrêmement gonflé, etc. : il succomba.

(1) On a aussi donné à la lèpre le nom d'*éléphantiasis*, parce que ceux qui en sont attaqués ont la peau dure, écailleuse, épaisse, inégale et ridée, comme celle des éléphans.

Tel est le triste et douloureux tableau qu'offre la dartre tuberculeuse lorsqu'elle a fait des progrès considérables, et qu'elle se développe avec toute son énergie.

Observations relatives à la Dartre tuberculeuse.

Première observation. — M. D..., d'un tempérament très-sanguin, âgé de cinquante-quatre ans, né de parens dartreux, éprouva de violentes démangeaisons à la tête, d'où s'échappait une matière farineuse. Plusieurs tubercules fort durs se manifestèrent au menton. En même temps toute l'étendue de la peau se couvrit de proche en proche de plaques dartreuses arrondies, d'une très-grande étendue; elle devint d'une excessive dureté, sèche comme du bois, et il s'en détachait une grande quantité d'écailles. Les démangeaisons étaient insupportables, et lorsque le malade se grattait, il lui semblait qu'un voile était interposé entre ses doigts et la partie qu'il touchait. Tous les moyens mis en usage contre cette affreuse maladie échouèrent. Le visage ne tarda pas à s'affecter; le nez, les oreilles et le front s'engorgèrent et prirent un accroissement considérable; des ulcérations se formèrent çà et là, et laissèrent échapper une matière infecte, en même temps qu'il sortait de ces foyers purulens des excroissances charnues qui donnaient à la physionomie l'aspect le plus hideux. Les ongles prirent une teinte jaunâtre, et la barbe et les cheveux tombèrent entièrement. Rien ne peut donner une idée de ce qu'avait de dégoûtant et d'affreux un être qui ne conservait plus rien de la physionomie humaine, et dont la peau raboteuse était à la fois recouverte d'ulcères, de croûtes, de végétations et de rides profondes; telle était la situation déplorable de M. D. lorsqu'il vint me consulter. Quoique livré au plus affreux désespoir, il n'avait rien perdu de ses forces, et toutes ses fonctions s'opéraient avec régularité. Je ne me dissimulai pas les difficultés sans nombre que j'aurais à vaincre; cependant la force, le courage de ce malheureux doublèrent mon zèle, et je me décidai à le soumettre à mon traitement. Un mois s'était à peine écoulé qu'une légère amélioration se fit ressentir; au bout de trois mois, le visage était parfaitement nettoyé, la peau recouvrait peu à peu de la sensibilité, les croûtes et les écailles étaient moins abondantes. Enfin, après vingt mois d'un traitement sévère, nous obtînmes une guérison radicale; la barbe revint, les cheveux seuls ne repoussèrent pas. Au moment où j'écris, ce monsieur est de retour d'Italie, et sous l'influence d'une chaleur atmosphérique plus pénétrante, il n'a pas vu reparaître le plus léger bouton.

Deuxième observation. — M. de V..., âgé de trente-neuf ans, d'une constitution éminemment lymphatique, né d'un père écrouelleux, éprouva quelques démangeaisons sur les parties latérales du cou : en même temps de petites tumeurs ovales, d'une couleur rosée et de la dimension d'une grosse fève, se développèrent, et acquirent une grande dimension ; alors la démangeaison devint vive et lancinante. Le plus gros de ces tubercules s'enflamma, et une suppuration se manifesta bientôt après. Telle était la position de M. V. lorsqu'il vint me consulter, après avoir essayé pendant six mois d'un traitement infructueux. Je le soumis de suite au dépuratif interne, j'associai à ces moyens des substances toniques capables de relever sa constitution affaiblie, et j'eus la satisfaction d'obtenir en neuf mois une guérison radicale.

Troisième observation. — M. B.., âgé de vingt-sept ans environ, portait depuis trois ans à la cuisse droite un ulcère de la dimension d'une pièce de cinq francs. Du sein de cette plaie s'élevait une excroissance charnue qui ressemblait à plusieurs framboises réunies, et ses granulations laissaient échapper une humeur âcre et d'une extrême fétidité. Les démangeaisons les plus vives se faisaient ressentir, plus particulièrement sous l'influence de la chaleur du lit. Plus de cent bains de vapeur et des sirops de toute espèce ne produisirent pas la plus légère amélioration. Soumis au nouveau mode de traitement, M. B..., au bout de huit mois environ, obtint une guérison complète.

Espèce onzième. — ICHTHYOSE CORNÉE.

Le professeur Alibert a eu tort de vouloir séparer les *maladies cornées* des affections dartreuses : des écailles, des boutons, des croûtes, accompagnent fort souvent les excroissances cornées et sont même une conséquence de l'état maladif de la peau. C'eût donc été m'éloigner des sentiers d'une saine observation que de ne pas admettre la onzième espèce que je vais décrire.

Je décris sous le nom d'*ichthyoses* des maladies dans lesquelles la surface de la peau se recouvre d'écailles sèches, blanches, dures et brillantes qui paraissent posées les unes sur le bord des autres, comme les écailles des poissons. Elles sont ou d'un blanc cendré nacré, ou d'un brun tirant sur le noir, et parfois entourées d'une auréole violacée ou rougeâtre. Souvent l'épiderme a l'aspect luisant des écailles; il se ride, se flétrit et se revêt d'une couleur qui a beaucoup de rapport avec celle des serpens ou des lézards; cette affection est très-commune chez les vieillards, particulièrement chez ceux qui ont été écrouelleux dans leur enfance.

L'ichthyose se manifeste encore sur une ou plusieurs parties des tégumens par des écailles qui présentent absolument la consistance et la dureté de la corne. Ces écailles sont quelquefois très-nombreuses, plates et coniques, et posées les unes à côté des autres ; d'autres fois elles sont rares, et se recourbent comme les ergots des volatiles ou s'allongent en se contournant comme les cornes des béliers ou les griffes des éperviers. M. Gastellier a décrit avec un soin particulier, dans les Mémoires de la Société royale de Médecine de Paris, une végétation cornée qui s'était développée sur la partie gauche de la tête d'une femme âgée de quatre-vingt-huit ans, et qui avait exactement la forme d'une corne de bélier.

Une vieille femme portait sur sa poitrine une excroissance cornée de la forme la plus étonnante ; elle nous disait que sa mère, enceinte d'elle, avait été poursuivie dans la campagne par un taureau furieux dont les cornes n'étaient jamais sorties de sa mémoire. Ce trait en rappelle un autre cité par Stalpart-Vander-Viel : une femme enceinte, lavant un jour du linge sur le bord de la mer, dirigea une attention trop vive sur les grands poissons qui la parcouraient ; elle accoucha d'un enfant dont la peau était recouverte d'écailles hideuses. Ces faits ne tendraient-ils pas à prouver toute la puissance de l'imagination sur les femmes enceintes, puissance qui modifie favorablement ou défavorablement l'organisation physique de leur enfant, et lui imprime souvent, sur le visage ou sur d'autres parties du corps, les signes les plus bizarres ?

Le symptôme le plus frappant de l'ichthyose, c'est la desquamation de l'épiderme, qui s'observe sur le dessus des mains et des pieds, à la partie antérieure du cou et de la poitrine, au visage, etc. ; la peau devient rugueuse, particulièrement aux jointures ; elle est parsemée de taches fauves et blanchâtres. Quelquefois l'épiderme desséché et noirâtre se réduit en matière farineuse, ou bien des ampoules remplies d'une sérosité jaunâtre surgissent, et sont accompagnées de boutons qui causent une démangeaison insupportable ; la peau se durcit, se gerce, au point d'offrir des crevasses et des sillons profonds desquels suinte une humeur fétide. Cette maladie, à laquelle on a donné le nom de *pellagre*, règne plus particulièrement dans les campagnes du Milanais ; elle tient le plus souvent à des désordres intérieurs, et fait chaque jour un grand nombre de victimes. Le soleil a une telle influence sur son développement, qu'elle n'attaque que les campagnards qui travaillent à la culture de la terre. Le docteur Stramdie, qui écrivait en 1784, constate que dans le royaume Lombardo-Vénitien, le vingtième de la population était atteint de pellagre, et que cette affection était héréditaire mais non contagieuse.

Les pellagreux sont d'une faiblesse extrême,

leur accablement est tel qu'ils peuvent à peine se soutenir sur leurs pieds , et qu'ils sont forcés de garder un continuel repos. Cet état misérable, qui se rencontre aussi dans le scorbut, dépend de la rigidité des fibres musculaires, et devient quelquefois très-douloureux; la langue de ces infortunés se recouvre d'un limon rougeâtre ou livide ; il s'échappe de leur bouche un flux salivaire abondant ; les dents s'ébranlent dans leurs alvéoles ; les ongles deviennent difformes et crochus ; il découle des yeux et du nez une humeur séreuse, dont la source ne se tarit quelquefois qu'au bout de plusieurs années ; les urines sont copieuses, pâles, âcres et fétides ; la sueur surtout porte une odeur particulière , qui a quelque rapport avec celle du pain moisi ou des vers à soie putréfiés. Soler dit que les cheveux acquièrent dans la pellagre une couleur roussâtre, comme s'ils avaient été brûlés ; ils se détachent spontanément ou deviennent minces et lanugineux.

Les affections nerveuses tiennent une des premières places parmi les symptômes de l'ichthyosepellagre. Les malades éprouvent des crampes si extraordinaires qu'elles sont parfois suivies de grincemens de dents , de spasmes des muscles de la mâchoire inférieure , de syncopes et d'attaques d'épilepsie et de tétanos, etc.: il n'est pas de mouvement convulsif auquel ils ne soient sujets. On est particulièrement surpris des troubles qu'éprouve le cerveau dans cette maladie. C'est d'abord le délire, aigu ou chronique. Le premier est accompagné d'une fièvre irrégulière, dont les paroxysmes sont précédés de salivation et d'une sorte d'allégement dans les douleurs ; ils se terminent ensuite par des sueurs et des taches rougeâtres apparaissant sur la face et sur les bras : les malades sont tristes, étonnés et muets ; il en est qui paraissent frappés d'épouvante comme s'ils voyaient des fantômes. Dans le délire chronique, on observe souvent une vraie démence, une stupidité complète, une mélancolie sombre, accompagnée d'un morne silence ou d'une extrême loquacité, qui tous deux peuvent également conduire au suicide. M. Buniva rapporte qu'une pellagreuse se coupa la gorge dans la commune de Piossasco. On a consigné dans quelques journaux scientifiques de l'Italie l'histoire d'un fanatique nommé maître Lovat, né dans les montagnes de l'État de Venise, qui fit des tentatives pour se crucifier. La plupart des pellagreux finissent par se noyer ; c'est ce penchant funeste que Strambie désigne sous le nom d'*hydromanie*, et qui tient peut-être à cette ardeur générale qui semble les consumer.

Il est une multitude d'accidens secondaires qui accompagnent presque toujours l'ichthyose-pellagre : les malades éprouvent des douleurs vives et brûlantes à la tête et le long de l'épine dorsale ; ces douleurs, qui se répandent en suivant le trajet des troncs nerveux, se propagent jusqu'à l'os sacrum, provoquent un fourmillement insupportable sur les bras et sur les jambes, particulièrement à la plante des pieds, et envahissent fréquemment la poitrine, les reins et le ventre. Ce qu'il y a de plus surprenant, c'est qu'il n'y a quelquefois qu'un seul côté du corps qui soit malade, tandis que l'autre demeure parfaitement sain.

Tous les désordres de la sensibilité se manifestent chez les pellagreux. Leur vue est obscurcie ou troublée, leur odorat tellement dépravé, que la plupart croient sentir les odeurs les plus fétides. Il en est qui sont tourmentés par un bourdonnement d'oreilles continuel; ils croient entendre le son importun d'une roue de moulin, le bruit du marteau qui retentit sur l'enclume, le chant des cigales, le coassement des grenouilles. Titius dit que les pellagreux sont constamment portés à la volupté, à cause de l'exaltation de la faculté sensitive. Les crises de l'ichthyose-pellagre sont presque toujours irrégulières, et quoiqu'elles paraissent diminuer d'intensité dans l'automne et durant l'hiver, elles reprennent ensuite une nouvelle violence, et ne tardent pas à conduire au tombeau de nombreuses victimes.

Les excroissances cornées sont très-variées quant à leur forme, leur épaisseur et leur longueur; tantôt elles sont isolées, tantôt elles se manifestent en très-grand nombre sur toute la surface du corps. J'ai vu un individu dont les extrémités supérieures et inférieures étaient entièrement recouvertes d'écailles et de rugosités. Un autre avait tout le corps excepté la tête envahi par cette infirmité dégoûtante, et semblait recouvert d'une peau de phoque : les tégumens étaient durs et raboteux au toucher. Les excroissances, d'abord molles et flexibles, passent ensuite de la consistance cartilagineuse à la dureté de la corne. La peau sur laquelle elles sont implantées est le plus souvent dartreuse, couverte d'écailles, de boutons ou de croûtes ; des ulcères finissent même par se former ; les fonctions se troublent, et les malades meurent dans l'état le plus déplorable.

L'alimentation paraît influer singulièrement sur la production des maladies cornées écailleuses. Les peuples qui habitent les bords de la mer, qui se nourrissent de poissons putréfiés, sont surtout sujets à ces affections ; les eaux stagnantes et corrompues dont ils font usage, ainsi que l'humidité constante qui les environne, doivent également contribuer à les produire. Si les rayons trop ardens du soleil favorisent le développement de l'ichthyose, il est constant aussi qu'ils ne suffisent pas, et qu'il faut le concours d'autres circonstances pour la faire éclater. Cette horrible maladie succède très-souvent au vice scrofuleux et vénérien ; en général, toute altération profonde du système lymphatique imprime à la peau un aspect écailleux ou farineux.

Quel soin ne faudrait-il pas prendre pour corriger des dispositions originelles! Parmi les causes les plus propres au développement des maladies cornées, il n'en est pas de plus constante que l'hérédité. C'est un fait bien constaté que la disposition à la pellagre se transmet de génération en génération chez les paysans de la Lombardie. J'ai eu fréquemment l'occasion d'observer que des parens dartreux ou écrouelleux donnaient le jour à des individus écailleux. J'ai connu un enfant qui avait tous les phénomènes d'une ichthyose nacrée, et qui était né d'un père qui avait la teigne depuis son enfance. •

Observations relatives à l'Ichthyose cornée.

J'ai vu nombre de fois cette maladie. Il existe à Paris une famille entière composée d'individus des deux sexes, chez lesquels la peau se revêt d'écailles; ces pauvres gens disent, dans leur langage trivial, qu'ils ont la *peau trop courte*, et que ne pouvant contenir le corps, elle se crève. — Un homme vit, dès son enfance, sa peau se recouvrir d'écailles dures et brillantes, d'un blanc de nacre, superposées par leurs bords comme celle des poissons. Ses camarades lui disaient en plaisantant qu'il était sans doute né d'une carpe. Sa peau offrait l'aspect le plus repoussant; ses fonctions s'exécutaient librement, ses urines étaient chargées, la transpiration nulle.— La fille d'un pêcheur, âgée de vingt-deux ans, d'une constitution robuste, venait d'accoucher. Quelques jours après, rêvant une nuit que son mari s'était précipité dans une rivière voisine, elle s'éveilla tout effrayée, et sortant brusquement de son lit et de la maison, elle courut long-temps à demi nue sur le gazon baigné de rosée. Elle appelait son époux à grands cris, et comme il ne répondait pas, elle en conclut que le songe qu'elle venait d'avoir n'était que l'affreuse vérité, et elle s'abandonna à tout son désespoir. Quelques heures après, le mari rentra; il fut méconnu, et cette infortunée persista dans son erreur, et ne recouvra que long-temps après l'usage de sa raison. Ce qui est digne de remarque, c'est que sa mère était *pellagreuse*. —J'ai donné mes soins à un homme de cinquante ans, qui depuis dix années avait le corps entièrement couvert de dartres et d'une multitude innombrable de petites excroissances cornées : il ne marchait qu'avec une extrême difficulté, et l'action du toucher lui était devenue impossible, tant ses mains étaient endurcies et raboteuses. — Enfin j'ai été consulté par un vieillard de soixante-dix ans, portant sur le nez des excroissances nombreuses, dures comme la corne et ayant deux et trois lignes d'épaisseur. Si je ne craignais de dépasser les limites que je me suis prescrites, je pourrais encore rapporter une foule de faits extrêmement curieux: le médecin philosophe demeure vraiment étonné de toutes les modifications qui s'opèrent dans l'économie animale; pour lui, l'étude de l'homme malade n'a pas de bornes, et vivrait-il mille ans, que des faits nouveaux viendraient encore s'offrir à son observation.

Parmi les individus affectés de maladies cornées, il en est qui ont été radicalement guéris, d'autres qui ont éprouvé de notables améliorations, d'autres, enfin, qui sont restés incurables. Je dois faire ici l'aveu de mes succès comme de mes défaites; la nature se roidit quelquefois contre les méthodes les plus énergiques, les plus rationnelles; alors, le médecin doit s'effacer, et laisser au temps, à l'âge et à d'autres circonstances, le soin de modifier des maladies graves où l'art de guérir s'est montré impuissant : savoir attendre, n'est-ce pas déjà montrer une haute sagacité ?

Des Causes des Affections dartreuses.

Les causes des affections dartreuses peuvent être divisées en deux grandes classes : les causes organiques, c'est-à-dire inhérentes au sujet même, et les causes extérieures ou accidentelles. On doit ranger dans les premières le trouble apporté à l'acte de la transpiration. Lorsque cette fonction s'accomplit mal, les particules salines, glutineuses et huileuses auxquelles la peau sert d'émonctoire se rassemblent sous l'épiderme, y forment des points d'irritation, et introduisent dans l'économie une acrimonie particulière qui détermine infailliblement des affections dartreuses.

Parmi les causes organiques des dartres, il faut aussi compter la transmission du principe dartreux des pères aux enfans. Lory ne pense pas que l'on puisse nier la possibilité et l'existence de cette transmission ; des faits très-nombreux la prouvent, et c'était l'opinion du professeur Alibert, qui rapporte à l'appui plusieurs observations : « J'ai donné, dit-il, des soins à une famille dans laquelle tous les enfans, au nombre de cinq, étaient tourmentés d'une dartre boutonneuse dont leurs parens avaient été affectés. » Je dois faire ici une observation fort importante, c'est que la disposition héréditaire qui conduit à cette cruelle maladie doit être observée dès son origine, pour que l'on puisse prévenir les maux dont elle menace ceux qui en portent le germe. Elle s'annonce ordinairement par de petits boutons épars çà et là, qui n'incommodent que par un léger prurit, et dont on s'aperçoit à peine lorsque le visage n'en est pas le siége. Au lieu de s'assujettir de suite à un traitement convenable, on se fie à une santé d'ailleurs florissante ; et bientôt cette éruption dartreuse, qui n'eût été que peu de chose prise à son principe, se développe avec force, et devient la source des plus graves accidens.

Il faut une prédisposition particulière pour pouvoir contracter des dartres ; elle est si marquée chez certains individus, que la moindre égratignure donne lieu à leur développement. Les vieillards, les femmes à l'époque de leur retour et les tempéramens à la fois lymphatiques et nerveux y sont plus exposés que les autres. Toutes les inflammations boutonneuses de la peau peuvent prendre le caractère dartreux : on les voit souvent survenir aussi autour des cautères, des sétons ou des vésicatoires que l'on irrite depuis long-temps pour les faire suppurer.

Il n'est pas rare que les dartres succèdent aux hémorrhoïdes, au desséchement de certains ulcères, et à la suppression des règles ou de toute autre évacuation naturelle ou artificielle, telle qu'un cautère. Elles se développent avec assez d'intensité chez les femmes qui ont atteint leur âge critique.

Les dartres peuvent survenir à la suite des ravages de la petite-vérole, de la rougeole et de la gale, surtout lorsqu'elle est invétérée. Elles tiennent souvent à un vice vénérien, scrofuleux ou scorbutique, dégénéré. L'âcreté de la bile, par suite d'une affection du foie, d'un engorgement de la rate et des autres organes du bas-ventre, y donne quelquefois lieu. On les voit se manifester avec violence à la suite des couches mal soignées; elles ont alors reçu le nom de *dartres laiteuses*. J'en ai guéri plusieurs qui avaient leur siége aux parties génitales, et qui ne laissaient pas un moment de calme aux personnes qui en étaient atteintes, tant les démangeaisons qu'elles suscitaient étaient insupportables. Enfin, les enfans conçus pendant l'époque de la menstruation portent souvent en naissant le germe de cette funeste maladie.

Il me reste à parler maintenant des causes extérieures qui favorisent le développement des dartres. On a observé qu'elles sont plus communes dans les pays chauds que dans les climats tempérés ou les régions septentrionales. Dans les contrées où nous vivons, c'est plus particulièrement pendant l'été que les affections dartreuses se déclarent. Cependant, dans quelques circonstances, plus rares à la vérité, je les ai vues apparaître au cœur de l'hiver.

Les dartres doivent aussi leur origine aux habitations humides, malpropres et peu aérées, à une nourriture malsaine et de difficile digestion, telle que le gibier, les viandes salées, fumées ou séchées, les vins acerbes, les eaux stagnantes ou corrompues, qui introduisent de l'acrimonie dans le sang. Tout le monde sait que les dartreux éprouvent des démangeaisons plus vives lorsqu'ils ont mangé quelques mets échauffants et indigestes. Pendant la disette révolutionnaire, lorsque le peuple se nourrissait à Paris de viandes gâtées, et qui provenaient d'animaux morts de quelque maladie, les dartres sévirent d'une manière presque épidémique.

Les individus qui négligent les précautions hygiéniques, qui vivent dans la malpropreté, qui portent toujours le même linge et les mêmes vêtemens, sont exposés aux éruptions dartreuses. Les fatigues, les veilles, les travaux de cabinet, la vie sédentaire, amènent aussi leur développement. Toutes ces circonstances agissent en troublant l'accomplissement des fonctions salutaires de la peau. Des causes mécaniques, telles que des coups sur une partie du corps, la pression trop forte d'un vêtement, peuvent quelquefois produire ces maladies, parce qu'elles mettent en jeu un principe acrimonieux qui dormait dans l'économie et qui ne demandait qu'une circonstance pour éclore.

La nature des occupations, les arts, les métiers, etc. , sont des causes extérieures non moins agissantes: les cuisiniers, les pâtissiers, les boulangers; les meuniers, les tanneurs, toutes les personnes qui manient des substances irritantes, ou qui vivent dans une atmosphère qui en est sans cesse imprégnée, ont souvent le corps dévoré par des éruptions dartreuses, parce que ces diverses matières pulvérulentes, en même temps qu'elles irritent la peau, en bouchent les pores, et s'opposent ainsi à la transpiration cutanée qui devient alors une source d'acrimonie humorale. Ajoutons que toutes les professions où l'on est condamné à respirer un air imprégné d'exhalaisons fétides exposent aux maladies cutanées.

Les individus qui se trouvent continuellement exposés à l'ardeur du soleil, les moissonneurs, les maçons, les voyageurs de profession, les courriers, enfin tous ceux qui mènent une vie agitée, ou qui s'adonnent à des exercices violens, sont sujets aux dartres, et principalement à la dartre boutonneuse, qui attaque spécialement les joues, les pommettes, le nez, le front, etc., et imprime à ces diverses parties une couleur rosacée qui lui a fait donné le nom de *couperose* ou *goutte-rose*.

Tout ce qui favorise l'afflux du sang vers la tête doit être regardé comme concourant à produire la couperose. Les progrès de la civilisation ont amené les habitudes les plus pernicieuses. Les miasmes que dégagent les accumulations d'immondices sont surtout préjudiciables. Il faut aussi remarquer que les personnes qui passent les nuits au jeu, qui se fatiguent dans des combinaisons spéculatives, qui sont en proie aux anxiétés continuelles que donne le passage rapide de l'espoir à la crainte, sont tourmentées par cette affection qui bourgeonne le visage d'une manière hideuse et repoussante. A la suite de longues maladies, sous l'influence des passions tristes, les digestions se vicient, les produits appelés à régénérer le sang et à entretenir le corps n'ont plus les qualités réparatrices voulues : alors les fluides deviennent âcres, et des éruptions dartreuses ne tardent pas à se faire jour sur la peau.

L'irritation de l'estomac et des intestins produit aussi diverses sortes de dartres ; cela tient à ce que ces organes ont avec l'enveloppe cutanée des connexions sympathiques tellement étroites, qu'elle ne peut rester étrangère à leurs souffrances ; et si l'on pouvait encore mettre en doute ces relations intimes que j'ai signalées dans le cours de mon ouvrage, il me suffirait de rappeler ici un fait qui s'offre tous les jours à l'observation : je veux parler des effets singuliers qu'on remarque quelquefois sur la peau quand on a mangé des moules. On sait qu'elle se gonfle, et qu'il s'y manifeste des éruptions qui occasionnent des démangeaisons insupportables ; j'ajouterai qu'à ces symptômes se joignent souvent encore des maux de cœur, des vomissemens et des convulsions (1).

Si, dans un grand nombre de cas, les maladies dartreuses offrent des causes appréciables, il faut reconnaître aussi que souvent elles apparaissent sans qu'on puisse soupçonner l'influence sous laquelle elles se développent ; qu'elles sont souvent héréditaires ; qu'il est des individus chez lesquels elles se renouvellent très-fréquemment, soit à certaines époques fixes, aux changemens

(1) Le docteur Mœhring, dans son premier volume des *Éphémérides d'Allemagne,* année 1744, page 115, rapporte plusieurs observations qui prouvent que les moules peuvent devenir venimeuses par suite des maladies auxquelles elles sont sujettes, et qui les rendent très-dangereuses : ces observations semblent confirmées par l'expérience, puisque les *moules* ne sont pas toutes malfaisantes, et que dans une même saison on voit des personnes en manger impunément, tandis que d'autres en sont plus ou moins incommodées. Voici le traitement qui convient pour combattre cet empoisonnement : si on a lieu de soupçonner que les moules sont dans l'estomac, on provoque le vomissement avec un grain d'*émétique* dans un verre d'eau, et deux grains au besoin ; s'il y a, au contraire, long-temps qu'elles ont été mangées, on purge la personne avec une once de sel d'Epsom dissous dans deux verres d'eau. On administre ensuite, de quart d'heure en quart d'heure, une cuillerée à soupe d'une potion composée de cinq onces d'eau, une once de fleur d'oranger, quarante gouttes d'éther sulfurique et une once de sirop d'écorce d'orange. On donne pour boisson habituelle une limonade sucrée. Si des douleurs d'entrailles se manifestaient, on appliquerait au creux de l'estomac vingt sangsues, et on donnerait au malade, pour tisane, une infusion des quatrefleurs, édulcorée avec du sirop de gomme.

de saison, par exemple, ou à la suite d'un écart de régime, d'un léger excès, ou d'une émotion morale. Il est impossible de ne pas reconnaître en tout ceci une cause cachée, un principe particulier, transmissible par l'hérédité et souvent irrécusable.

C'est aux peines morales que l'on doit le plus communément l'apparition des maladies dartreuses : elles irritent et débilitent en même temps le système nerveux, elles vicient nos digestions, pervertissent, affaiblissent notre raison, minent sourdement les ressorts de notre organisation, et ont une telle influence sur toute l'étendue de la peau, qu'elles détériorent sa texture, sa couleur, ses propriétés vitales, et laissent sur tous nos traits des traces indélébiles de nos souffrances.

De nombreuses observations m'ont appris toute l'influence que peuvent avoir les troubles moraux sur le développement des affections dartreuses. Il me suffira d'en rappeler une seule, dont le souvenir ne s'échappera jamais de ma mémoire.

Madame de B.... habitait Nîmes lorsque les troubles de 1815 éclatèrent; sa maison fut saccagée ; son mari, victime de ses opinions politiques, fut égorgé ; elle-même n'échappa qu'avec peine au fer des assassins qui portaient la désolation et la mort dans cette contrée. Il semblait que le malheur s'attachât à ses pas, car elle venait de perdre un fils qu'elle chérissait tendrement, ce qui avait déjà beaucoup altéré sa santé. En proie à la douleur la plus amère, elle quitta ce sol ensanglanté, et vint habiter avec une sœur qu'elle avait à Paris. On espérait que le temps et les consolations de l'amitié apporteraient quelque adoucissement au chagrin profond qui la dévorait. Vain espoir ! sa santé se détériorait tous les jours de plus en plus ; à peine pouvait-elle goûter quelques instans de repos : des rêves affreux venaient l'assaillir, et la plus grande vigilance ne l'empêchait pas de sortir quelquefois spontanément de son lit, et de parcourir son appartement à moitié éveillée et dans un état comparable au somnambulisme ; rien ne pouvait lui rendre le calme. Cependant une dartre croûteuse se développa sur toute la figure et la partie antérieure de la poitrine. Les progrès de l'inflammation furent si violens que la tête devint énorme. Les traits de cette dame étaient décomposés au point de la rendre méconnaissable. A l'aide d'une saignée et des sangsues appliquées au cou, la tête revint à son état naturel ; mais l'éruption croûteuse subsista, et des ulcérations très-profondes se formèrent, et donnèrent issue à une humeur fétide et très-abondante. Des moyens adaptés à sa position furent mis en usage ; en peu de jours son état physique s'améliora, mais sa mélancolie augmentait sous l'influence du mal qui la dévorait ; elle ne répondait à aucune des questions qu'on lui adressait, et semblait méditer quelque funeste projet. Un jour, sous un prétexte, elle renvoya sa garde, s'enferma chez elle et accomplit un affreux suicide. On trouva cette infortunée, à peine âgée de trente-six ans, baignée dans son sang ; elle s'était donné la mort à l'aide d'un couteau, et venait d'expirer ! Jetons un voile sur cette scène horrible !

J'ai signalé les principales causes des affections dartreuses ; elles sont tellement multipliées qu'il deviendrait fastidieux de les passer toutes en revue, et d'ailleurs le pourrais-je, lorsque leur appréciation est souvent si difficile, je dirai même impossible ?

CONSIDÉRATIONS GÉNÉRALES

LA GUÉRISON DES DARTRES.

Application de la nouvelle méthode dépurative au traitement de ces maladies, et moyens de les prévenir.

La cure des dartres doit être regardée comme une des plus difficiles que présente l'exercice de notre art; il n'est pas en effet d'affection plus tenace: comme la plante parasite, comme les insectes avides qui dévorent l'écorce des arbres, elle s'attache à la peau, et se nourrit de sa substance; comme l'hydre de la fable, elle renaît sans cesse, et se joue de tous les efforts du médecin qui ne s'est point préparé par de longues années d'étude à lutter avec elle. Ceux qui sont atteints de cette maladie désespérante ne sont pas seulement en proie à des douleurs physiques, leur moral souffre et s'affaisse; ces souillures de la peau blessent leurs regards, et une mélancolie profonde s'em-

pare à la fois et de leur cœur et de leur pensée.
Qui pourrait méconnaître la pernicieuse influence des maladies dartreuses sur le moral de
l'homme?

Avant de tracer la marche qu'il convient de
suivre dans le traitement des dartres , je dois
passer en revue quelques-uns des moyens qu'on
met généralement en usage pour les combattre.
Il est nécessaire de constater non - seulement
leur inefficacité , mais encore tous leurs dangers.
J'ai fait une si longue étude de ces maladies , j'ai
essayé tant d'agens médicamenteux , j'ai été témoin de tant d'insuccès, que j'ai pu réduire à
leur juste valeur une foule de médicamens préco-
nisés par l'ignorance. C'était sans doute une tâche
difficile , mais à laquelle je n'ai point failli, que
cette multitude d'essais qui m'ont mis à même
d'établir un mode de traitement qui procure toujours aux dartreux un prompt soulagement et qui
triomphe souvent des affections les plus rebelles.

La persistance des affections dartreuse est telle,
que des médecins n'hésitent pas de nos jours à
prescrire l'emploi intérieur de la *teinture de cantharides ,* et des *préparations arsénicales,* connues
sous les noms de *solution de Fowler* et de *pilules
asiatiques.* Mais qu'ils avouent de bonne foi que
ces médicamens n'ont jamais amené d'heureux

résultats, et que le plus souvent, ils en auraient eu de funestes, si les malades n'avaient été fortement constitués. On ne peut se dissimuler que quelle que soit l'habileté du médecin qui administre des remèdes aussi actifs, il peut arriver, ainsi que le fait observer le docteur Rayer, que les organes digestifs deviennent le siége d'inflammations sourdes qui font explosion à une époque plus ou moins éloignée, par suite de l'altération lente et graduée de la membrane muqueuse qui les tapisse. Ce n'est pas seulement sur l'estomac que ces violentes préparations peuvent avoir une influence funeste, elles irritent encore les organes pulmonaires et peuvent déterminer la phthisie chez les sujets qui ont une disposition aux maladies de poitrine, et chez lesquels le sang abonde vers les poumons. En 1826, le docteur Rayer émettait le vœu que des expériences entreprises dans une autre direction missent les médecins à même de remplacer ces remèdes énergiques par des médications plus directes, plus rationnelles et moins dangereuses : il a été compris, car la méthode que j'ai adoptée agit d'abord directement sur les parties malades, puis à l'intérieur, en calmant des organes dont l'irritation se lie souvent aux affections dartreuses, et en favorisant à la fois et la sécrétion urinaire, et les fonctions de la peau, qui jouent un si grand rôle dans le développement des maladies cutanées.

Il est encore un moyen que beaucoup de médecins préconisent pour combattre les dartres et surtout celles qui sont de nature rongeante, c'est une cautérisation profonde avec le *nitrate acide de mercure* ou la *pâte arsenicale du frère Côme*. Je me suis convaincu que cette opération, excessivement douloureuse, non-seulement n'amène aucun bon résultat, mais encore qu'elle aggrave les ulcères d'une manière notable ; on obtient très-rarement leur cicatrisation, ou ce n'est que pour un temps fort court, car ils ne tardent pas à se rouvrir, ils deviennent plus douloureux et plus rongeans, et amènent bientôt, si l'on persiste, la destruction des parties environnantes. Les ulcères rongeans ne s'accroissent généralement que par suite de l'irritabilité qui s'y développe, et si à cette excitation maladive vous venez en ajouter une autre toute médicamenteuse, le mal fait des progrès rapides, les organes se détruisent, les fonctions se pervertissent, et le malade meurt dans l'état le plus déplorable. Sans doute que pour accélérer la guérison des ulcères et les assainir, il est quelquefois nécessaire d'employer des excitans capables de modifier l'état inflammatoire des parties malades, mais on atteint ce but sans avoir recours à des moyens aussi violens que ceux dont j'ai parlé ; c'est ainsi qu'on se sert avec le plus grand succès de la *pierre infernale* passée avec précaution sur les parties ulcérées, qu'on panse avec une pommade détersive, dont la vertu et de produire sur les chairs un changement capable de hâter leur cicatrisation. Depuis quelques années l'application de la pierre infernale a été l'objet d'une sage expérimentation, et on n'a eu qu'à se louer de cet agent médical dans une foule de maladies graves qui avaient résisté à d'autres moyens. Il va s'en dire que pour en obtenir d'heureux effets, il faut en combiner l'action avec d'autres moyens capables de lui prêter un solide appui.

On a encore opposé aux dartres les bains sulfureux, les bains de vapeur; et, tout en convenant qu'ils se sont quelquefois montrés favorables, on ne peut s'empêcher de reconnaître que dans le plus grand nombre des cas le succès n'a pas répondu aux espérances qu'on avait conçues. Cela est si vrai que j'ai vu des malades qui avaient inutilement pris plus de trois cents bains sulfureux, et qui même à la suite de leur emploi avaient ressenti des irritations nerveuses, et éprouvé dans leur santé un dérangement qui avait amené l'amaigrissement, l'insomnie, et une foule d'autres symptômes fort graves. Les bains ordinaires, les bains froids ou frais, les bains de mer, sont ceux que je trouve les plus convenables ; j'aurai soin d'indiquer les cas où il faut en faire usage. Parlerai-je de l'emploi intérieur des eaux minérales en général et des sulfureuses en particulier ? Ce ne serait que répéter ce que j'ai déjà dit dans mes considérations sur les eaux minérales en général. Il me suffira d'ajouter que si quelques-unes n'ont pas offert le moindre danger, d'autres se sont montrées le plus souvent inefficaces, et même quelquefois dangereuses par suite de l'irritation qu'elles portaient dans certains organes doués d'une grande susceptibilité.

Si, comme je le dirai plus bas, on a trop négligé l'emploi des médications externes, qui agissent directement sur le mal et qui, de concert avec le traitement intérieur, tendent à accélérer la guérison des maladies dartreuses, il faut reconnaître que quelques *médicastres* les ont employées d'une manière extrêmement dangereuse, en introduisant dans des pommades des substances vénéneuses qui réagissent quelquefois sur l'économie d'une manière funeste, par suite de la propriété qu'a la peau d'absorber par ses pores les substances qu'on met en contact avec elle : en 1830, j'en ai acquis la preuve la plus terrible. Je fus appelé pour prodiguer en toute hâte des secours à un individu qui ressentait tous les symptômes d'un empoisonnement. Voici son état : resserrement à la gorge ; douleurs insupportables dans l'estomac et les entrailles ; vomissemens et diarrhée sanguinolente se succédant tour à tour ; rapports fétides, hoquet et suffocation ; soif inextinguible ; diffi-

culté d'uriner ; crampes, froid glacial des extrémités ; convulsions horribles ; abattement général;
décomposition des traits de la face et délire. Toutes les ressources de l'art se montrèrent impuis-
santes, et la mort arriva bientôt. J'appris que ce
malheureux était en traitement pour une affection
dartreuse, qu'il prenait un sirop dépuratif, qu'on
lui avait appliqué des emplâtres sur différentes parties du corps , et qu'il se frottait avec
une pommade verdâtre. Nous fîmes décomposer
ces préparations, et nous reconnûmes l'existence
du vert-de-gris : il était facile de voir que l'empoisonnement venait de l'absorption de cette substance dangereuse.

Quelques médecins ont pensé que les vésicatoires ou les cautères avaient toujours une action
salutaire dans le traitement des dartres : je me suis
convaincu que ce moyen, qui s'est montré quelquefois utile quand il a fallu rappeler une dartre
rentrée, a été nuisible dans le plus grand nombre de cas. J'ai souvent observé, par exemple, que
lorsque la masse générale des humeurs était infectée, saturée du principe dartreux, les parties où
étaient appliquées ces exutoires devenaient elles-
mêmes dartreuses, que des écailles et des boutons
s'y manifestaient, accompagnés d'une démangeaison insupportable ; aussi ai-je dû, dans le plus
grand nombre des cas, renoncer à une médication

souvent plus désagréable que la maladie qu'on est appelé à combattre , et la réserver pour des cas extrêmement rares, et lorsqu'elle est vraiment jugée indispensable.

Que peuvent et que doivent encore espérer les malades de cette foule de médicamens qu'on débite dans des pharmacies? Ils sont non-seulement inefficaces , puisqu'ils n'amènent jamais le moindre résultat, mais encore dangereux, car une expérience de tous les jours confirme cette vérité. Les uns, sous le nom d'essence, contenant de l'esprit-de-vin , produisent des inflammations d'entrailles, et irritent toute l'économie; d'autres, sous formes de pilules, renfermant du mercure à des doses effrayantes , excitent la salivation, ébranlent les dents, accélèrent la chute des cheveux , déterminent des douleurs dans les os , irritent le poumon , et exercent des ravages que souvent l'art de guérir ne saurait réparer. Quels avantages peut-on retirer de ces sirops que vante le charlatanisme? Ils contiennent encore du mercure; ils sont un composé de mélasse et d'une foule de drogues plus indigestes, plus dégoûtantes les unes que les autres, destinées à produire un effet purgatif, comme si le corps de l'homme était un égout qu'il fallût sans cesse vider. Et n'est-ce pas le comble de la plus crasse ignorance que de ne pas s'apercevoir que les purgatifs administrés outre mesure produisent des inflammations d'entrailles et l'amaigrissement du corps, par la perte continuelle de nos fluides? Sans doute que les purgatifs sagement employés ont des avantages réels, mais leur abus n'offre en perspective que des souffrances et souvent une mort prématurée.

Par suite d'une ancienne théorie, quelques médecins n'ont voulu opposer aux maladies de la peau que des médicamens externes, sans y joindre aucun moyen interne capable de dépurer le sang. Qu'en est-il résulté? la disparition de l'affection dartreuse, qui, refoulée à l'intérieur, a donné lieu aux désordres les plus graves, désordres organiques qui se sont montrés rebelles à toutes les ressources de l'art.

D'autres médecins, tombant dans un excès contraire, prétendent guérir les affections dartreuses par le seul emploi des moyens internes: à cet effet ils choisissent, soit dans le règne végétal, soit dans le règne minéral, quelques substances amères ou diaphorétiques, ils ordonnent un régime sévère, et s'imaginent ainsi avoir satisfait aux indications. Dans leur inexpérience, ils ne s'aperçoivent pas que ces maladies exigent des applications externes. Sans doute qu'il faut détruire le principe, mais l'effet produit ne devient-

il pas lui-même, à son tour, causé de la maladie ? La peau n'absorbe-t-elle pas, ne pompe-t-
elle pas ces humeurs que le sang vicié jette à sa
surface, et dès lors n'est-il pas nécessaire, tout
en détruisant le foyer intérieur du mal, d'extirper
par des moyens externes ces boutons, ces écailles,
ces croûtes, ces impuretés qui irritent la peau, la
détériorent, et occasionnent souvent de très-vives,
d'insupportables démangeaisons ? Que conclure de
ces faits, si ce n'est que le traitement des dartres
doit se composer à la fois de moyens internes et
externes habilement combinés. C'est là une vérité
au-delà de laquelle il n'y a qu'erreur.

Débarrasser l'économie du principe dartreux
dont elle est infectée, tel est le but qu'on doit se
proposer, et pour y arriver, plusieurs indications
à remplir se présentent : c'est d'abord d'exciter
l'écoulement des urines et de favoriser la transpiration insensible, deux voies par lesquelles on
peut dépurer le sang, car c'est par elles que la
nature se dépouille des impuretés qui l'assiégent;
c'est aussi d'entretenir la liberté du ventre, de
nettoyer la peau et de fortifier son tissu, radicalement affaibli dans ce genre de maladies.

On remplit la première indication en soumet-
tant le malade à l'usage de la *poudre végétale* prise
à la dose indiquée. (*Voy.* page 3o5.) Ce médica-

ment dépuratif, tout en adoucissant l'estomac et les intestins, favorise la transpiration insensible, facilite l'écoulement des urines et expulse ainsi jusqu'à la dernière parcelle du principe dartreux ; il convient à tous les âges, aux constitutions les plus faibles et les plus délicates : cependant, obligé de soumettre très-souvent à ce traitement antidartreux des enfans qui ne comptaient encore que quelques mois d'existence, je l'ai prescrit aux nourrices, dans le but de communiquer à leur lait des propriétés dépuratives, et je n'ai eu qu'à me louer de cette méthode. (*Voy*. page 3og.)

Le malade se purgera deux fois par mois si l'affection est légère, et trois fois par mois si elle est plus grave. Ce purgatif est d'un emploi facile. (*Voy*., page 3io, la manière d'en user.) Tout en évacuant les matières humorales des premières voies, qui deviennent si souvent la cause d'un grand nombre de maladies, et entre autres des affections dartreuses, il produit sur l'estomac et sur les intestins un effet tonique essentiellement salutaire et qui est dû à la rhubarbe qui entre dans sa composition. Malgré les avantages que les purgatifs peuvent offrir, il faut les interrompre lorsque les malades se trouvent fatigués ; il faut aussi en proportionner les doses au sexe des malades, à leur âge, à leurs forces, à leur constitution. Il va sans dire que l'enfance et la vieillesse supportent moins bien les purgations actives que l'âge adulte. Ajoutons que lorsque les malades éprouvent de l'irritation dans les entrailles, une lassitude générale, que leur langue est rouge, et la paume des mains chaude, il est nécessaire de s'abstenir des purgatifs et de se borner à l'emploi des *dépuratifs*.

Toutes les parties affectées de dartres ou de taches dartreuses doivent être frictionnées avec une pommade anti-dartreuse (1) ; lorsque l'affection est grave, la friction se répète matin et soir ; lorsqu'elle est légère, une seule par jour suffit. Si la dartre envahissait toute la superficie du corps, on se bornerait aussi à une friction, afin de rendre le traitement moins incommode. L'emploi de cette pommade fait cesser promptement les démangeaisons qui assiégent les malades ; sous son influence, la peau se nettoie, se fortifie et revient graduellement à son état naturel. Au fur et à mesure que les dartres vont mieux, on diminue le nombre

(1) La composition de cette pommade convient au plus grand nombre des cas, mais elle subit quelquefois des modifications, selon le caractère de l'affection dartreuse, son étendue, son intensité et la sensibilité des parties affectées. Dans quelques circonstances, et particulièrement pour la dartre prurigineuse, j'use avec beaucoup d'avantage d'une *eau détersive* dont l'expérience a constaté les heureux effets. (Voyez, page 314, la manière de se servir de la pommade.)

des frictions, on les cesse même pendant quelques jours, et on les reprend si les symptômes reparaissent. Cette suspension des frictions devient nécessaire pour que la peau ne s'habitue pas à l'action répétée du médicament, qui ne produirait plus alors aucun effet. Si l'affection dartreuse se ravivait, si les boutons ou les ulcères devenaient douloureux, il faudrait suspendre l'emploi de la pommade pendant quelques jours, et ne la reprendre qu'en la mélangeant à égale quantité de pommade de concombre ou de saindoux, afin d'en diminuer la force : bientôt on s'habitue à l'employer pure. Quelquefois des croûtes épaisses empêchent la pommade de pénétrer dans le tissu de la peau ; il convient alors d'appliquer à nu quelques cataplasmes faits avec de la mie de pain ou de la farine de graine de lin, et lorsque les croûtes sont tombées, les frictions s'opèrent avec avantage. Comme c'est quelquefois vers le milieu de la nuit, par suite de la chaleur, que les accès de démangeaison se manifestent, surtout à l'anus ou aux parties génitales, le malade pourra immédiatement se soulager en faisant une friction qui ramènera promptement le calme et le sommeil.

Lorsque l'affection dartreuse se porte à la tête, qu'elle est grave et qu'on a lieu de craindre la chute des cheveux, il est nécessaire de se faire raser, de répéter cette opération tous les quinze jours, et d'opérer deux fois par jour des frictions sur toutes les parties de la tête envahies par l'éruption dartreuse. Si des croûtes se manifestaient sur le cuir chevelu, il faudrait en hâter la chute par des cataplasmes, ainsi que je viens de le dire plus haut. Tous les dix jours la tête sera lavée avec de l'eau savonneuse chaude, et nettoyée avec une brosse de chiendent : on se servira de savon noir, parce qu'il est plus actif, et qu'il convient d'animer légèrement la partie lavée. Qu'on ait rasé ou non la tête, comme cette lotion savonneuse est essentiellement salutaire, il faut se garder d'en négliger l'emploi. Il va sans dire qu'en été on peut s'en servir à une température moins élevée qu'en hiver.

Les ulcères dartreux exigent une très-grande propreté ; on les nettoie avec de l'eau froide en été et dégourdie en hiver. S'ils exhalaient une mauvaise odeur, il serait nécessaire de les désinfecter avec de l'eau chlorurée, dont on mêlerait huit cuillerées à un verre d'eau, pour les bassiner deux fois par jour à l'aide d'une éponge douce. Ces ulcères doivent être pansés matin et soir avec la pommade détersive, étendue sur de la charpie fine ou des morceaux de linge percés de petits trous pour laisser un passage à la suppuration ; on met encore par-dessus quelques brins de charpie. Quelquefois je fais pratiquer sur les ulcères des lotions avec l'eau *végéto-minérale de Goulard*; ce dessiccatif, combiné avec le traitement dépuratif, amène ordinairement les plus heureux résultats.

Lorsqu'une affection dartreuse occupe le menton ou les lèvres chez l'homme, et que l'action du rasoir tend à accroître le mal, il faut renoncer à se raser, et se couper la barbe avec des ciseaux; c'est le seul moyen d'obtenir la guérison dans une partie où la dartre se montre d'autant plus tenace, que la pousse du poil de la barbe accroît son activité. On doit aussi s'abstenir de toucher sans cesse les boutons qui viennent au visage, ainsi que le font beaucoup de personnes; on s'expose à porter l'irritation à un tel degré, qu'il en résulte des ulcères profonds, des dartres rongeantes qui peuvent dévorer tout le visage. J'ai connu une dame anglaise qui avait une légère dartre au nez; elle l'écorchait sans cesse avec les ongles; le mal ne fit que s'accroître: la malheureuse perdit le nez, et un ulcère profond menaçait de lui dévorer tout le visage. J'eus le bonheur d'opérer la cicatrisation de cette dartre rongeante, mais, grand Dieu! quel sort funeste pour une femme qui était jeune encore, et qui avait été belle!

Les remèdes les plus propres à la guérison des

dartres étant ceux qui favorisent la transpiration,
nul doute que les bains tièdes simples ne puissent
parfaitement convenir : en effet, une expérience
journalière m'a prouvé qu'ils sont d'une grande
efficacité pour combattre ces maladies, où il est
nécessaire de rafraîchir l'organisation, d'adoucir,
de calmer l'irritation de la peau, et de la nettoyer,
soit pour faciliter la transpiration, soit pour faire
pénétrer la pommade dans les pores, petites
ouvertures dont elle est criblée.

Lorsque la dartre est vive et qu'elle occupe une
grande étendue sur la peau, trois ou quatre bains
par semaine sont indispensables. Lorsqu'elle est
moins grave, deux bains suffisent; enfin lorsqu'elle est très-légère, on peut se contenter d'un
seul. Le bain sera pris à une température agréable,
et frais en été ; on devra y rester assez long-temps.
J'ai donné mes soins à des malades qui se sont
bien trouvés d'y avoir demeuré des heures en-
tières. Sous l'influence de cette immersion prolongée, la peau s'épanouit, le système nerveux
communique au loin dans les profondeurs des
organes ce calme qu'il éprouve, et si on a soin
d'entrer ensuite dans un lit chaud, on obtient
des effets essentiellement salutaires (1).

(1) Les bains que je prescris sont le plus ordinairement d'eau
simple ; quelquefois, cependant, je les conseille au son, à la gé-
latine, ou préparés avec les plantes aromatiques, selon qu'il est

Quoiqu'une expérience journalière m'ait prouvé que les bains sont d'une grande efficacité dans le traitement des dartres, je dois cependant faire observer qu'il faut quelquefois en user avec prudence. En effet, certains individus sanguins et doués d'une grande sensibilité nerveuse ne peuvent guère les supporter sans qu'il s'en suive des anxiétés, des palpitations de cœur, des lassitudes et des maux de tête, surtout quand ils sont trop chauds. Il faut donc, dans quelques circonstances, s'interdire les bains, quoique dans le plus grand nombre de cas ils soient excellens, car il est à remarquer que les dartreux éprouvent une amélioration sensible après leur usage. En été, quelques personnes se trouvent très-bien des bains froids de mer ou de rivière. Je les conseille donc, à moins qu'on n'ait quelque raison de s'en abstenir.

Il est des cas où les évacuations sanguines hâtent la guérison des dartres; quand le sujet est

nécessaire de calmer une grande irritation ou d'opérer une action fortifiante sur l'économie. Pour préparer un bain gélatineux, faites dissoudre deux ou trois livres de colle blanche de Flandre dans quatre à cinq litres d'eau bouillante : versez cette dissolution dans un bain ordinaire. Pour un bain aromatique, prenez deux ou trois livres de plantes aromatiques, telles que sauge, lavande, romarin, mélisse, menthe, etc., et de l'eau en quantité suffisante pour un bain ordinaire. — Cette dernière espèce de bain est salutaire dans les affections rhumatismales et névralgiques, je compte quelques observations qui constatent leurs heureux effets.

fort et sanguin, par exemple, une saignée du
bras, en dégorgeant la masse du sang, ne peut
que bien faire; mais chez des individus faibles, et
chez lesquels il n'y a pas exubérance sanguine, cette
évacuation n'est nullement nécessaire et peut
même devenir nuisible. Lorsque la peau est
rouge et douloureuse, que la dartre est vive,
l'application de quelques sangsues sur le siége du
mal se montre efficace en dégorgeant les vaisseaux capillaires qui rampent sous la peau, et
que l'irritation dartreuse a gonflés d'une plus
grande quantité de sang. Dans cette circonstance, on retire aussi le plus grand avantage
des cataplasmes émolliens appliqués à nu sur la
partie malade, mais ils se montrent le plus souvent contraires sur des éruptions dartreuses qui
ne sont ni chaudes, ni rouges, ni enflammées :
je les ai vu alors accroître le mal et susciter des
démangeaisons intolérables. Cette remarque,
que j'ai été à même de faire maintes fois, fait
comprendre combien il est important de bien
étudier toutes les périodes d'une maladie, pour
la traiter avec succès. Il va sans dire que si
des dartres se sont développées par suite de
la cessation des menstrues ou bien d'un flux hé-
morrhoïdal, l'application de douze à quinze sangsues à la vulve ou à l'anus devient d'une impé-
rieuse nécessité. J'ajouterai, pour terminer ce que
j'ai à dire sur les évacuations sanguines, que les

individus affectés de la *couperose*, dartre boutonneuse du visage, en obtiennent d'excellens résultats ; il suffit d'appliquer quelquefois des sangsues,
au nombre de huit à dix, à la partie supérieure
du cou, derrière les oreilles, pour dégorger toutes
les parties du visage, et résoudre son état inflammatoire.

Il est digne de remarque que les dartres attaquent de préférence les vieillards, ceux dont le
tempérament est usé par des maladies chroniques;
qu'elles se lient souvent à des débilités de l'estomac , et à un état d'affaiblissement général qu'il
est nécessaire de ne pas perdre de vue, si l'on
veut triompher de ces affections, qui se montrent
d'autant plus rebelles que le sujet conserve moins
d'énergie. On ne peut nier que plus les facultés
vitales sont actives et vivaces, plus elles s'opposent
aux empiétemens des maladies. Ces considérations
m'ont fait comprendre combien il était quelquefois important d'allier au traitement dépuratif
l'emploi des moyens propres à fortifier l'organisation : aussi lorsque les circonstances le réclament, nous soumettons les malades affectés
de dartres à l'usage d'une *liqueur fortifiante* dont
nous avons parlé dans le cours de cet ouvrage.
On la prend une heure avant chaque repas, à la
dose d'une cuillerée à soupe chaque fois , bien
mélangée à la poudre végétale dépurative, étendue chaque fois dans un verre d'eau.

Quand, au contraire, on veut combattre une affection dartreuse chez des personnes qui vivent dans l'oisiveté et l'opulence, et qui, habituées à une table somptueuse, se gorgent d'une nourriture succulente, il faut se borner aux moyens rafraîchissans et dépuratifs, et ne point allier la poudre végétale à des substances toniques, amères ou ferrugineuses, car alors les propriétés vitales étant trop actives, on doit diminuer leur énergie, soit par le traitement, soit par un régime végétal, et par conséquent moins propre à accroître la masse du sang.

Il est à observer que les dartres se lient souvent aux maladies écrouelleuses ; il est même rare que les scrofuleux n'offrent pas sur la peau des éruptions qui se manifestent sous forme d'écailles, de croûtes, de boutons, et même d'ulcères. Il y a une telle analogie entre ces deux affections qu'on voit les individus écrouelleux, ou prédisposés à cette maladie, transmettre à leurs descendans des affections dartreuses, et des dartreux léguer à leur postérité des maladies scrofuleuses. Ces complications, que les praticiens sont à même de remarquer, font comprendre la nécessité de combiner le traitement dépuratif végétal à la *liqueur désobstruante* dont nous avons parlé, qui agit d'une manière toute spéciale sur les vaisseaux lymphatiques, sur lesglandes, et qui amène ainsi leur résolution en cas d'engorgement. Ces préparations favorisent les sécrétions, raniment l'organisation, et s'opposent au développement des maladies cutanées qui ont pour origine un principe scrofuleux. Si les dartres reconnaissaient pour cause un principe vénérien, il faudrait insister davantage sur l'emploi du traitement intérieur, car jamais elles ne se montrent plus rebelles que dans cette circonstance.

Régime applicable au traitement des Dartres.

Les personnes affectées de dartres se priveront de coquillages, de viande de porc, et ne mangeront que rarement du poisson. Ces trois substances alimentaires disposant à cette maladie, il faut, au moins pendant toute la durée du traitement, n'en user que rarement, et s'interdire tout à fait les viandes salées ou de haut goût, et les liqueurs spiritueuses. Le vin sera de bonne qualité et très-largement étendu d'eau, et l'on donnera la préférence aux alimens adoucissans et rafraîchissans, tels que les plantes potagères, le lait, les fécules, le riz, les œufs, les fruits mûrs, etc. On évitera autant que possible toutes les causes capables de produire une agitation physique ou morale; on fera un exercice modéré; on évitera l'impression d'un air trop chaud ou trop froid; le corps sera tenu dans un état constant de propreté; enfin, on ne négligera aucune des ressources de l'hygiène, et on se conformera entièrement au régime que j'ai tracé page 318.

Des moyens de prévenir les affections dartreuses.

La propreté et la sobriété sont les meilleurs moyens pour se préserver des maladies de la peau. Mais par propreté, il ne faut pas entendre cet art de la toilette qui, à l'aide des cosmétiques, conserve à ce tissu sa fraîcheur et sa couleur, et les lui rend lorsqu'il les a perdues ; la propreté consiste dans le soin de débarrasser la surface de la peau de tous les corpuscules étrangers qui peuvent s'y fixer et du produit de son action perspiratoire : l'eau, les pâtes d'amandes et le savon suffisent pour cet objet. Les cosmétiques trahissent des prétentions et ne sont bons qu'à faire la fortune des parfumeurs ; car ils flétrissent, endurcissent, ternissent la peau, et lui impriment tous les caractères d'une vieillesse prématurée.

Des alimens de facile digestion, des boissons qui n'excitent point l'appétit, qui n'irritent point l'estomac et n'accélèrent point le mouvement circulatoire, garantissent mieux que tous les cosmétiques possibles de cette sécheresse de la peau, et de ces rougeurs du visage qui finissent par amener des affections plus graves. Pour conserver aussi long-temps que l'âge le permet la fraîcheur, qui est sans contredit pour la femme l'agrément le plus précieux, il faut éviter avec soin le jeu, les veilles, les excès de table, et se mettre en garde contre les passions vives qui font affluer le sang à la tête et donnent au visage, une teinte rougeâtre qui rend désagréables les plus beaux traits. La modération dans les plaisirs de l'amour n'est pas moins importante pour quiconque désire conserver cette netteté de la peau, sans laquelle les formes les plus belles ne peuvent éveiller le désir, et quoique les hommes n'y aient pas le même intérêt, ils doivent cependant tout faire pour se préserver des maladies qui affectent la peau, car elles sont dangereuses, deviennent quelquefois chroniques, et peuvent finir par attaquer les organes intérieurs. Plus exposés que les femmes à l'humidité, au froid, à la chaleur, ils ne doivent négliger aucun moyen pour se préserver de l'excès de ces trois conditions atmosphériques.

DE LA TEIGNE.

Avant de lire cet article, il serait bon de se reporter à celui où j'ai traité des dartres. En effet, la teigne est au cuir chevelu ce que la dartre est au reste de la peau. Il n'y a pas de différence essentielle entre ces deux affections, qui ne sont autre chose, l'une et l'autre, qu'une inflammation chronique, sécrétant une humeur qui se manifeste sous forme de farine, d'écailles, de croûtes de différentes formes, et donne très-souvent lieu à des ulcérations plus ou moins profondes.

On voit ordinairement sur le cuir chevelu des croûtes plus ou moins rapprochées, quelquefois confluentes, groupées par places, ou étendues uniformément sur toute la tête. Ces croûtes affectent des formes différentes auxquelles les auteurs ont donné différens noms. Ainsi, ils appellent *teigne faveuse*, celle dont les croûtes ressemble à un rayon de miel; *teigne granulée*, celle qui présente des croûtes saillantes, en forme de grains; *teigne muqueuse*, celle qui laisse échapper une humeur épaisse, fétide, qui se colle aux cheveux; *teigne farineuse*, celle dont les croûtes se détachent sous forme de paillettes de son; et *teigne amiantacée*, celle dont les croûtes offrent l'apparence de l'amiante, de stalactites, etc. Toutes ces différences dépendent uniquement du plus ou moins d'abondance de l'humeur sécrétée, et de sa disposition à se coaguler sous des aspects divers. Je ne puis admettre que la teigne soit toujours contagieuse, cependant il suffit quelquefois de certaines circonstances pour faciliter sa transmission; et ce qui est certain, c'est qu'une prédisposition à contracter cette maladie peut être héréditaire. Quoiqu'aucun âge, aucune constitution ne soient à l'abri de cette affection, elle se développe de préférence chez les enfans et les adolescens, chez les personnes lymphatiques et scrofuleuses ; elle coïncide souvent avec l'engorgement des glandes du cou, l'inflammation chronique des paupières. Les causes déterminantes chez les sujets disposés à cette affection sont surtout la malpropreté de la tête, les poux, les variations atmosphériques, la mauvaise nourriture, et peut-être aussi l'irritation des organes digestifs.

La teigne reste quelquefois long-temps stationnaire, sans influence notable sur l'économie ; mais si elle est exaspérée par un mauvais traitement, elle devient très-vive, donne lieu à des dépôts dans le cuir chevelu, à l'engorgement des glandes maxillaires, à la fièvre et même à l'inflammation cérébrale, puis à la mort. Une irritation intérieure peut la faire subitement disparaître. La pulmonie, le cancer, et d'autres désordres graves en sont aussi quelquefois les tristes résultats.

Traitement. Il faut d'abord raser les cheveux, ensuite, si l'inflammation est vive, appliquer des cataplasmes à nu sur la tête, et accélérer ainsi la chute des croûtes qui s'accumulent sur cette partie. Matin et soir, toute l'étendue du cuir chevelu sera frictionnée avec la pommade détersive (voyez page 314 la manière de s'en servir) :

sous l'influence de ce moyen, il se nettoie parfaitement, et finit par recouvrer son intégrité
première. La guérison doit être secondée par
l'effet de quelques pilules purgatives , prises de
quinze jours en quinze jours. Il est indispensable
de dépurer le sang et de favoriser des évacuations
qui balancent avantageusement l'espèce de dépuration que la nature cherche à établir. Une observation intéressante, faite à l'hôpital Saint-Louis ,
milite puissamment en faveur de cette méthode ;
les enfans chez lesquels on observe de fréquentes
hémorrhagies nasales, ou un flux d'urine très-fé-
tide, sont moins sujets à la teigne, ou du moins en
guérissent beaucoup plus facilement que ceux chez
lesquels ces évacuations n'ont pas lieu. C'est ce qui
m'a conduit à l'idée de soumettre les individus affectés de cette maladie à l'emploi de la poudre dépurative : elle sollicite les fonctions urinaires et celles de la peau , et concourt puissamment , avec le
traitement externe, à la guérison des affections tei-
gneuses. Quand le mal est tenace, la *liqueur désobstruante* dont nous avons parlé se montre salutaire,
surtout si les glandes sont engorgées. Il est nécessaire de laver souvent la tête avec de l'eau savonneuse et quelquefois de l'eau chlorurée, afin
d'empêcher la formation des croûtes ; de donner
plus d'activité au cuir chevelu et de favoriser la
pousse des cheveux, à laquelle contribuent les
frictions dont j'ai déjà parlé. J'ai renoncé au trai-

tement barbare désigué sous le nom de calotte,
et que beaucoup de médecins emploient encore
pour combattre la teigne (1).

Le régime sera analeptique sans être irritant.
Hippocrate voulait que tous les alimens lourds et
indigestes fussent interdits aux enfans affectés de
la teigne, et qu'on surveillât avec un soin extrême
toutes les parties du régime : ce précepte est surtout d'une haute importance pour la *teigne muqueuse*. Lorsqu'elle est entretenue par un lait trop
épais ou par une nourriture trop abondante, il
faut changer la nourrice ou réprimer la trop
grande voracité de l'enfant. Les jeunes malades
devront être tenus dans une propreté parfaite, et
respirer dans une atmosphère salubre. *L'air est
la nourriture de la vie*; et s'il est nécessaire à nous
tous, il semble l'être davantage encore à ces plantes frêles qui ont besoin de respirer, de vivre et
de grandir !

(1) Ce procédé consiste à étendre sur de la toile une préparation
composée de farine de seigle, de fort vinaigre et de poix. On
applique cet emplâtre sur le cuir chevelu, trois jours après on
l'en arrache avec violence, puis on en renouvelle l'application,
et ainsi de suite pendant plusieurs mois ; chaque pansement entraîne avec lui une certaine quantité de cheveux, et on peut se
figurer aisément les douleurs qu'il cause et les cris qu'il arrache
aux enfans. Comment se trouve-t-il des médecins assez étrángers
aux progrès de leur siècle, assez attachés à une absurde routine,
pour ne pas avoir encore abandonné ce moyen cruel et extraordinaire ?

DE LA GALE.

La gale, maladie essentiellement contagieuse, a la plus grande analogie avec les dartres, dont elle offre à la fois la marche et les symptômes, aussi peut-on la considérer comme une variété des deux espèces que j'ai décrites sous le nom de dartre vésiculaire et dartre boutonneuse. Quand elle se développe, on commence par éprouver de la démangeaison, principalement à la jointure des doigts, du poignet, aux bras, sur la poitrine; bientôt des petits boutons ou petites pustules, présentant un point blanc et transparent à leur sommet, surgissent, le plus ordinairement entre les doigts, au pli des bras, des genoux, du nombril, à la ceinture et sur la poitrine; si l'on se gratte, ces pustules se renouvellent, et les premières sont bientôt suivies de beaucoup d'autres. Quelquefois l'irritation de la peau devient plus vive, et l'on voit survenir des furoncles, des dartres et d'autres inflammations. La démangeaison que fait éprouver la gale augmente d'une manière notable vers le soir, et surtout pendant la nuit, par l'action de la chaleur du lit, ou par l'effet des boissons alcooliques, des alimens âcres et en général de toutes les causes qui activent la circulation de la peau.

Si les vésicules qui caractérisent cette maladie

sont peu nombreuses, la démangeaison est légère, et elles conservent long-temps leur forme primitive; en se multipliant, au contraire, elles se rapprochent, s'agglomèrent, et la peau, dans les intervalles qui les séparent, participe jusqu'à un certain point à ces inflammations dissiminées; le prurit devient alors plus général, plus fort, plus difficile à supporter. Sans cesse déchirée par l'action des ongles, les vésicules laissent échapper un liquide visqueux qui se convertit bientôt en petites croûtes minces, légères et peu adhérentes. Chez les individus sanguins et robustes ou adonnés à l'usage des excitans, cette inflammation acquiert quelquefois une grande intensité. Si la gale est abandonnée à elle-même, elle peut, en envahissant de proche en proche presque toute la surface de la peau, donner lieu à des symptômes et à des complications fort graves.

La marche et le développement de la gale, la malignité plus ou moins marquée de ses symptômes, offrent des modifications nombreuses selon l'âge, la constitution, le tempérament, l'état de santé ou de maladie, ou selon la saison, le climat, etc. Chez les individus jeunes, robustes, sanguins, jouissant habituellement d'une bonne santé, elle parcourt rapidement ses périodes, et envahit un grand nombre de points de la surface cutanée. Au contraire, chez les hommes faibles, d'un âge avancé, d'une constitution détériorée, l'éruption marche avec lenteur, passe facilement à l'état chronique, et ne présente que rarement le degré d'intensité qu'on observe dans les conditions opposées.

Dans les climats méridionaux, pendant l'été, le printemps, la gale se développe et marche avec plus de rapidité que dans le nord; et pendant l'hiver et l'automne.

L'inflammation d'un organe important influe puissamment sur presque toutes les maladies de la peau, mais principalement sur les progrès de la gale : presque toujours elle s'efface, et ne reparaît que lorsque l'inflammation intérieure de l'organe a cessé, et que les fonctions sont revenues à l'état normal. On a quelquefois communiqué la gale avec succès à des individus affectés de maladies chroniques du poumon ou de l'estomac. On conçoit qu'une vive inflammation portée à la peau puisse détourner une inflammation intérieure, et dégager ainsi des organes dangereusement affectés.

La gale se transmet de génération en génération, elle se communique par le contact, il suffit quelquefois de toucher les vêtemens d'un galeux pour la contracter. Les tailleurs, les cordonniers, les couturières, les marchands ambulans, sont ceux qui fournissent le plus grand nombre de galeux. On a voulu établir différentes espèce de gale ; on a reconnu une gale *sèche* et *humide,* une gale *miliacée, pustuleuse, canine* ou *gale des chiens,* mais toutes ces diverses dénominations ne sont que des degrés d'une seule et même maladie à un état plus ou moins grave, et plus ou moins ancien.

Beaucoup de médecins pensent que la gale doit son origine à la présence d'un insecte (*acarus scabiei*) sous l'épiderme. C'est vers la fin du 17ᵉ siècle que des expériences ingénieuses semblèrent constater ce fait. Déjà Ingrassias et Joubert avaient soupçonné l'existence de ces insectes ; mais le *Theatrum insectorum* de Moufet en parla pour la première fois avec quelques détails : selon cet auteur, ce sont des animaux très-petits, presqu'invisibles, qui séjournent et produisent de petites vésicules remplies d'un fluide clair, occasionnant une très-vive démangeaison.

Plus tard, le perfectionnement des instrumens d'optique vint faciliter de nouvelles recherches. Hauptmann publia le premier la figure de l'insecte dessiné d'après nature. François Redi, Linnée, Degeer, Fabricius, Latreille, assignèrent à cet insecte la place qu'il doit tenir dans les classifications entomologiques, et Galès, vers 1812, en constata l'existence. En 1819, les recherches du professeur Alibert furent vaines. Celles que firent à Florence Galeoti, Chiarugi et d'autres médecins, échouèrent complétement, et les expériences que j'entrepris à l'hôpital Saint-Louis en 1824 n'eurent également aucun succès : quoique je fusse secondé par des hommes habiles et consommés dans ce genre de travail, il me fut impossible de découvrir cet insecte que d'autres avaient cependant aperçu. Le docteur Biett ne fut pas plus heureux que nous, quoiqu'il eût à sa disposition le microscope d'Amici, que MM. Prévost et Dumas ont fait connaître en France, et que le respectable M. Mongez a fait exécuter à Paris.

Que conclure de tous ces faits? que l'existence de cet insecte microscopique est fort douteuse, puisque dans ces derniers temps les meilleurs observateurs n'ont pu le trouver. N'est-il pas plus raisonnable de penser que l'*acarus* naît spontanément dans les croûtes un peu anciennes de la gale, comme une foule d'êtres de la même espèce se développent dans le vieux fromage et dans toutes les substances en putréfaction, et que la différence des résultats obtenus dans quelques circonstances tient à ce qu'on a observé les vésicules de la gale à des époques et dans des circonstances différentes ?

Il est donc plus rationnel de chercher la cause de la gale dans l'existence d'une humeur âcre, qui est de même nature que celle qui produit l'affection dartreuse ; peut-être même que la dégénération humorale de nature galeuse est plus alcaline , ce qui expliquerait parfaitement ses propriétés contagieuses. Quelques médecins recommandables ont considéré le principe galeux comme l'unique source des divers vices humoraux qui se développent dans l'économie. Sans leur donner entièrement raison, je ne puis m'empêcher de reconnaître qu'il est effectivement la cause d'une foule de maladies chroniques, qui ne se montrent rebelles que parce qu'il oppose lui-même aux remèdes la plus grande ténacité.

La gale peut exister pendant un très-grand nombre d'années dans la masse du sang, et ne se développer qu'à la suite d'une circonstance tout-à-fait imprévue ; quand elle a été mal guérie, elle reparaît souvent après dix , vingt, trente ou quarante ans ; elle s'use avec le temps, mais elle dégénère en dartre, et porte ses ravages sur le poumon, sur le cerveau , sur l'estomac. Elle amène la surdité, des maladies de paupières et quelquefois la perte de la vue. Les individus qui ont dans le sang un germe galeux donnent le jour à des enfans rachitiques, scrofuleux, teigneux ou dartreux. Cette maladie épargne quelquefois

nos enfans, et ne se développe que chez nos pe-
tits-enfans. Ce fait est sans doute étrange, mais il
se présente très-souvent à l'observation.

C'est à tort que la plupart des médecins n'emploient contre la gale que des moyens externes : si
on néglige l'usage des dépuratifs internes, on ne
guérit jamais radicalemeut cette maladie, et une
foule d'affections chroniques sont le résultat de
ce principe acrimonieux, qui tend sans cesse à
s'aggraver, et qui finit par saturer et corrompre
nos fluides. Exposons quelques faits qui viendront
confirmer cette assertion.

1.º Un homme chez lequel on avait fait disparaître une éruption galeuse fut atteint de la cata-
racte : il n'y eut qu'un traitement dépuratif qui
lui rendit la vue.

2º Un homme atteint de la gale se frotta avec
un onguent mercuriel, et ne prit aucune boisson
dépurative ; il lui survint au cou une inflammation qui le fit périr en cinq semaines.

3º Une femme affectée de la gale, après avoir
fait usage d'un onguent mercuriel, fut atteinte
d'une lèpre putride sur tout le corps, dont il se
détachait des lambeaux entiers qui tombaient en
putréfaction : elle mourut en quelques jours, au
milieu des plus vives douleurs.

4° Un étudiant ne traita la gale dont il était affecté que par des moyens externes; peu de jours après, la fièvre se déclara, les urines devinrent noirâtres. La maladie reparut; la fièvre cessa, et l'urine reprit sa couleur ordinaire.

5° Une gale disparut d'elle-même; il s'ensuivit une fièvre lente, des crachats purulens et enfin la mort; à l'autopsie, on trouva le poumon gauche plein de matières purulentes.

6° Une juive, par suite d'une gale rentrée, demeura onze années stérile; au bout de ce temps elle tomba dans la misère, et fut obligée de faire un long voyage pieds nus; la gale reparut alors, elle devint enceinte et accoucha heureusement.

Ces observations, que j'ai puisées dans les ouvrages de Hoffmann, de Morgagni, de Fabrice de Hilden, de Baldinger, médecins célèbres des temps passés, prouvent d'une manière péremptoire que le traitement de la gale et des maladies qui peuvent en être la suite doit être à la fois externe et interne, si on veut éviter les plus funestes résultats.

Traitement. Il est le même que celui que j'ai prescrit pour combattre les maladies dartreuses, j'y renvoie donc le lecteur. C'est à tort que certains malades mettent en doute l'indispensabilité du traitement intérieur, ceux qui le négligent accusent dans un âge plus avancé des maladies de peau fort graves; indépendamment de l'emploi du dépuratif interne, et de quelques purgations, il est nécessaire d'avoir recours aux frictions avec la pommade anti-dartreuse. Si elle ne se montrait pas suffisamment efficace, on pourrait se servir avec avantage de la préparation suivante, *Axonge*, 8 *onces; fleurs de soufre,* 2 *onces; potasse purifiée,* 1 *once.* On se frictionne avec cette pommade. Les personnes auxquelles l'emploi d'un corps gras sur la peau répugnerait peuvent, à l'aide d'une éponge, laver matin et soir les parties affectées avec la lotion suivante :

Eau distillée, six onces; acide muriatique, deux gros : mélangez. Il est nécessaire de prendre un bain de deux jours l'un.

Après la disparition complète de la gale, il reste encore à en prévenir le retour. Dans ce but, il faut prendre très-souvent des bains tièdes, désinfecter avec la vapeur du soufre tous les vêtemens dont le malade s'est servi, surtout les lainages, afin d'éviter une nouvelle contagion, changer fréquemment de linge et s'abstenir d'alimens salés ou épicés, et de liqueurs spiritueuses.

DES POUX.

Que les poux existent à la tête, sur tout le corps, ou plus particulièrement sur les parties génitales (et ils ont alors reçu le nom de mor-pions), ils sont toujours le résultat d'un défaut de propreté ou de la corruption des humeurs. Il est facile de concevoir que si on laisse croupir sur la tête les humeurs qui y affluent, elles se pu-tréfient et font éclore des poux en très-grande abondance, ce qui, fort souvent, fait maigrir les enfans et les rend jaunes. Si la peau, chez les grandes personnes, n'est pas débarrassée par des bains ou par un fréquent lavage de la crasse et de l'humeur que la transpiration y accumule, il en résulte encore une multitude de poux qui amènent des maladies de peau. Ces insectes se multiplient d'une manière dégoûtante chez les prisonniers, les galériens et les matelots, gens qui vivent ordinairement au sein de la misère, ne se couvrent que de laine, et ne changent que ra-rement de linge.

Les poux pullulent en peu de temps d'une manière prodigieuse. Leuwenhoeck prit deux fe-melles et les plaça dans un bas de soie noire qu'il porta nuit et jour. Au bout de six jours, chacune d'elles, sans avoir diminué de volume, avait dé-

posé cinquante œufs ; au bout de vingt-quatre
jours, les petits en produisirent d'autres, en sorte
que la génération de deux femelles pourrait s'é-
lever à dix-huit mille poux en deux mois.

Ces insectes se multiplient chez certains individus au point qu'ils en sont bientôt complétement
recouverts et qu'ils éprouvent alors de violentes
démangeaisons. Bernard Valentin rapporte l'histoire d'un homme âgé de quarante ans, qui
avait des démangeaisons insupportables sur tout
le corps et dont la peau était pleine de tubercules.
Les petites tumeurs ayant été incisées, il n'en
sortit ni sang, ni sérosité, ni pus, mais une si
grande quantité de poux de différentes grosseurs que le malade *faillit en mourir de frayeur*.
Lieutaud prétend que les poux s'engendrent même
quelquefois sous la peau du crâne. Ce qu'il y a
de plus surprenant, dit-il, c'est qu'on en a trouvé
à l'ouverture des cadavres, qui, après avoir *percé*
le crâne et les deux enveloppes du cerveau, *s'é-*
taient logés dans la propre substance de cet organe.

Lorsque, malgré tous les soins de propreté possibles, les poux s'engendrent à la tête, sur le dos,
à la poitrine, au ventre et sur toutes les parties
velues, il est présumable qu'ils doivent leur origine à une humeur teigneuse et écrouelleuse chez
les enfans; dartreuse, galeuse ou vénérienne chez

les grandes personnes. Il est digne de remarque que le morpion coïncide très-fréquemment avec l'existence du virus vénérien.

Traitement.

Il faut tous les jours peigner et brosser la tête des enfans, et de temps en temps la leur laver avec une eau chaude fortement savonneuse. Si les poux attaquent la peau, il faudra prendre souvent des bains, ou se laver et changer fréquemment de linge. Si les parties velues étaient affectées , il serait nécessaire, pour détruire ces insectes, qui pullulent alors avec une extrême rapidité, et qui, en suscitant d'insupportables démangeaisons, produisent sur la peau des boutons incommodes , il serait nécessaire, dis-je, de frictionner fortement la peau et les poils avec notre pommade détersive: si elle n'était pas assez active, on pourrait se servir d'*onguent gris.* On ferait une friction tous les soirs, et le matin on prendrait un bain, continuant ainsi jusqu'à complète destruction de la vermine. Si les poux coïncidaient avec une affection dartreuse, teigneuse, galeuse ou vénérienne, il serait nécessaire de suivre le traitement indiqué pour chacune de ces maladies.

SCROFULES OU ÉCROUELLES.

(HUMEURS FROIDES.)

Il existe, ainsi que je l'ai déjà dit, une analogie incontestable entre les écrouelles, les dartres et la syphilis. En effet, ces trois maladies font naître également sur la peau des pustules, des végétations, des ulcérations ; elles produisént l'engorgement des glandes, se portent sur les membranes muqueuses qui tapissent les cavités et y produisent des écoulemens. Elles attaquent le système osseux, y occasionnent des caries, et peuvent exciter le gonflement des articulations et produire ce qu'on appelle des tumeurs blanches; enfin, un dernier trait qui vient compléter la ressemblance de ces trois affections, c'est qu'elles réclament le même mode de traitement, et qu'elles se développent sous l'influence des mêmes causes.

Parmi les maladies chroniques qui affligent l'espèce humaine, il n'en est aucune qui soit plus digne de fixer l'attention des médecins que les écrouelles. C'est un des vices originaires les plus communs et les plus rebelles aux moyens curatifs journellement employés. Il n'en est guère de plus funeste, au jugement d'Hippocrate. Quelquefois le temps lui donne des forces, et ajoute en quelque sorte à la gravité de ses symptômes. Quoiqu'il n'excite pas de grandes souffrances, il empoisonne toute une existence. Ce mal dégoûtant, qui nous rend le rebut de nos semblables, fait redouter l'union conjugale; il se transmet à nos descendans, frappe l'enfant dans les bras de sa mère, et transforme les plus belles années de la vie en une série de peines et de souffrances.

Cette maladie trouble toutes les lois de l'accroissement; souvent elle l'arrête, et plusieurs individus, par leur petitesse et leur difformité, deviennent un objet de pitié pour le reste des hommes. Quelquefois c'est un phénomène tout contraire; on a vu à l'hôpital St-Louis un homme écrouelleux qui, né faible et resté maigre jusqu'à quatorze ans, vit à cette époque sa taille s'accroître à un tel point, qu'elle arriva presque soudainement à six pieds quatre pouces; ses bras, ses mains, ses cuisses et ses pieds étaient dans la même proportion, c'est-à-dire le double de la dimension ordinaire; sa figure était allongée, sa langue d'une largeur considérable, sa voix rauque ressemblait à celle d'un acteur qui contrefait la voix d'un vieillard. Ce géant écrouelleux, âgé alors de trente-deux ans, éprouvait des tiraillemens dans les jambes et des douleurs continuelles dans les reins. Il était tourmenté d'une soif si vive, qu'il buvait jusqu'à dix-huit bouteilles d'eau pure tous les jours. Cet

homme colossal urinait parfois avec tant d'abondance qu'il produisait une sorte d'inondation dans
les lieux où il se trouvait ; il avait d'autres infirmités qui sont inutiles à décrire, et n'éprouva't
aucun penchant pour le sexe féminin.

Personne n'ignore que la maladie écrouelleuse
dirige ordinairement ses premières atteintes vers
les glandes du cou ; c'est de ce premier siége que
ses progrès s'étendent et qu'elle se propage successivement jusqu'aux systèmes ou appareils dont
l'économie animale se compose. Le vulgaire, qui a
observé la lenteur avec laquelle cette affection parcourt ordinairement ses périodes, la désigne sous le
nom d'*humeurs froides*. Cette épithète est la plus
juste peut-être de toutes celles adoptées par la
multitude ou créées par elle.

Les glandes les plus susceptibles d'être infectées
par le vice scrofuleux se rencontrent aux deux
angles de la mâchoire inférieure et au cou. Elles
s'engorgent alors, augmentent de volume, deviennent très-saillantes, et contractent une dureté
très-remarquable ; la peau qui les recouvre conserve d'abord sa couleur naturelle, et n'a pas une
plus grande sensibilité ; mais, à mesure que les
glandes s'irritent pour devenir le centre d'un travail suppuratoire, elles s'altèrent et prennent une
couleur rougeâtre ou purpurine ; enfin elles s'ul-

cèrent dans plusieurs endroits, et laissent échapper une matière blanche, caséeuse, âcre et plus ou moins fétide, selon qu'elle a plus ou moins séjourné dans le foyer où elle a pris naisance.

Les cicatrices qui succèdent aux ulcérations ne sont jamais régulières, la peau reste déprimée dans l'endroit où elles s'opèrent, et leurs bords sont fongueux et proéminens, comme s'ils avaient été réunis par une suture grossière. On en voit qui restent béantes ou qui se rouvrent instantanément lorsque le ciment muqueux n'a point les conditions requises pour les consolider. D'autres cicatrices se recouvrent d'une croûte verdâtre et tuberculeuse, d'autres d'un boursouflement celluleux. Enfin, il est des circonstances où la matière purulente, loin de s'échapper au dehors, s'épanche au contraire sous la peau, y détruit les glandes et y forme de vastes et tortueux dépôts. Cet accident ne saurait avoir lieu sans que le malade soit miné par une fièvre continue, qui dessèche et consume progressivement tout son corps.

Il est plusieurs maladies qui dépendent des écrouelles. Si le poumon est attaqué d'une faiblesse héréditaire ou acquise, les glandes bronchiales s'engorgent, forment des tubercules qui entrent en suppuration, et amènent la pulmonie écrouelleuse.

Si l'usage d'une mauvaise nourriture a fatigué les glandes situées dans le ventre, c'est elles qu'atteint l'engorgement écrouelleux, et il en résulte ce qu'on appelle le *carreau*, mal d'autant plus redoutable qu'il attaque la vie dans sa source, en fermant le passage au chyle réparateur. Alors le ventre de l'enfant est dur, ballonné, les jambes maigrissent, la diarrhée est continuelle et la maigreur extrême : d'autres fois, par l'effet du vice écrouelleux, les parties spongieuses des os s'engorgent spontanément ; la carie succède au gonflement, ou bien le *rachitisme* survient, et alors les os ramollis se courbent et cèdent au poids du corps ; la colonne épinière se déjette, les organes renfermés dans l'intérieur de la poitrine éprouvent une gêne extrême ; les vertèbres et les côtes s'éloignent de leur direction accoutumée et forment d'horribles saillies. Aussi voit-on qu'en général ces êtres infirmes, et dont les jambes s'allongent, se meuvent avec une lenteur extrême, et se voûtent comme des vieillards décrépits ; ils ont les glandes du cou en suppuration, et souvent leurs jambes se couvrent d'ulcères hideux.

La maladie écrouelleuse attaque souvent toutes les parties de notre organisation, elle introduit même dans toutes les sécrétions muqueuses un ferment corrupteur qui les détériore. Il n'est pas rare de voir suinter de l'intérieur des narines une humeur plus ou moins âcre ; le cérumen, matière qui lubréfie l'intérieur des oreilles, et la chassie qui s'accumule autour des yeux, ont la même âcreté, la même purulence ; la sueur est d'un jaune verdâtre, les urines presque sablonneuses et sédimenteuses.

Enfin des ulcérations s'établissent quelquefois sur différentes parties du corps, et sont constamment abreuvées d'une humeur jaunâtre et ichoreuse. Cette activité corrosive semble se diriger de préférence vers la peau et les cartilages qui forment le nez : ces parties sont presque toujours rongées ainsi que les paupières et la lèvre supérieure. Quand à cet accident funeste se joint le gonflement des joues et le boursouflement du tissu cellulaire ambiant, le visage des malades perd entièrement ses caractères distinctifs et ses traits les plus essentiels. L'hôpital Saint-Louis est peuplé de ces êtres infirmes et horriblement dégradés, dont l'aspect hideux épouvante les personnes qui ne sont pas dès longtemps aguerries à la contemplation des misères humaines.

Les bornes de cet ouvrage ne me permettent pas de suivre la maladie écrouelleuse dans toutes les parties de l'économie ; car le plus souvent elle n'en épargne aucune : je me contenterai de faire ob-

server que les infirmités qui en résultent n'excluent
pas l'exercice plein et entier des fonctions cérébrales ; on remarque que presque tous les individus nés scrofuleux sont capables des plus grands
efforts de l'esprit, que plusieurs se sont distingués
par une haute intelligence, et par une mémoire
prodigieuse. Le médecin philosophe reste étonné
lorsqu'il voit ainsi les prodiges de la pensée humaine s'allier avec l'état maladif des organes. A la
vérité, l'anatomie nous démontre que le cerveau
a plus de volume chez tous les sujets dont la
constitution est écrouelleuse. Il serait à souhaiter
que les métaphysiciens étudiassent à fond l'influence des maladies physiques sur l'énergie des
facultés morales ; ils y puiseraient des renseigne-
mens précieux pour l'agrandissement d'une
science dont ils ne possèdent que des lambeaux.

Les écrouelles surviennent ordinairement depuis
l'âge de trois ans jusqu'à sept ; cependant elles se
manifestent aussi plus tard, et quelquefois même
dans un âge très-avancé. Elles attaquent plus particulièrement les personnes d'un tempérament
lymphatique, celles qui habitent des lieux humides, qui se nourrissent mal, qui mènent une
vie indolente ou qui se livrent à des affections
tristes. Cette maladie est héréditaire ; elle peut
épargner la première génération, et ne se manifester qu'à la seconde. Il n'est pas rare de voir

des enfans nés de pères dartreux ou vénériens donner dès leur naissance des signes du vice écrouelleux, et à leur tour des pères écrouelleux transmettre à leurs descendans tous les symptômes des maladies dartreuses.

Mon attention s'est souvent portée sur cette multitude de jeunes filles qui, encore à la fleur de l'âge, viennent réclamer des soins à l'hôpital Saint-Louis pour quelque accident de la maladie scrofuleuse. On est réellement surpris des contrastes qu'elles présentent : ici la peau est fraîche et souvent colorée d'un vif incarnat; plus loin, et sur une seule partie du corps, vous apercevez des pustules et des croûtes qui se changent en d'horibles ulcères. Le mal semble s'être, pour ainsi dire, concentré sur un point des tégumens, tandis que les autres présentent l'aspect de la santé la plus régulière et la plus brillante.

C'est surtout chez les femmes et chez les enfans que l'on remarque ces formes arrondies , ces contours gracieux , et surtout cette fraîcheur , qui tiennent à l'abondance des sucs muqueux répandus sur la peau. Telle était une femme du monde que j'ai connue : aucune n'avait des yeux plus expressifs et plus animés, un teint plus pur, d'une blancheur plus éclatante. Elle charmait également par sa grâce , par son aimable abandon

et par son esprit, et cependant, elle portait sur
la partie latérale du cou un ulcère très-purulent,
dont il fallait sans cesse masquer la présence par
une fraise de gaze ou pallier la fétidité par des
parfums.

Pour mieux faire connaître les symptômes qui
caractérisent l'affection écrouelleuse, je crois devoir consigner ici l'histoire d'un enfant bien digne
de pitié. La douleur et la mort furent le seul héritage que lui légua son père, qui perdit la vie par
suite d'une dartre vénérienne qui lui dévora le nez
et le front. Ce jeune garçon, âgé de quatorze ans,
était rongé par des écrouelles depuis sa plus tendre enfance; sa croissance s'opéra très-pénible-
ment. Lorsqu'on le présenta à l'hôpital St-Louis, il
avait l'air d'un *déterré ;* et certainement cette
expression n'est pas trop forte pour exprimer la
triste situation où il se trouvait : son visage était
couleur de feuille morte; son nez mince, court,
écrasé; son œil terne, sa physionomie sans aucune expression. Toutes les glandes du cou étaient
en suppuration; le dos était courbé, les deux
pieds avaient affecté des directions vicieuses; les os
se ployaient sous le poids de ce corps amaigri.
On observait sur les lèvres quelques croûtes sèches et noirâtres, et sur la tête quelques cheveux
rares et clairsemés comme ceux qui se trouvent
sur le crâne des momies ou des cadavres embau-
més depuis plusieurs siècles; les dents étaient

habituellement recouvertes par un enduit noirâtre et le cartilage dès oreilles avait contracté la sécheresse du parchemin. Les mains de ce malheureux paraissaient raccornies, comme si elles avaient été rôties par le feu, ses ongles manquaient ou s'élevaient à peine, et les articulations de ses doigts étaient comme soudées entre elles, en sorte qu'il ne pouvait saisir les objets qui se trouvaient à sa portée. Sa voix était si faible et si grêle, qu'il fallait s'approcher très-près de lui pour entendre les paroles qu'il proférait. Ses camarades de l'hôpital essayaient quelquefois de l'exciter à la gaieté, mais rien de plus sinistre que le sourire qui venait un moment errer sur les lèvres de cet être dont la peau flétrie offrait les couleurs et les dégradations de la mort.

Je viens d'exposer les traits généraux et caractéristiques des affections écrouelleuses, telles que nous les observons dans l'intérieur de nos grandes villes; mais il est des malades qui diffèrent absolument de ceux dont nous venons de parler, et quant au physique et quant au moral; tels sont ceux qui naissent en quelque sorte victimes des circonstances locales et endémiques (1). Dans les

(1) Par maladies *endémiques*, on entend celles qui sont particulières à certains pays, à certains peuples, comme le scorbut dans les contrées maritimes, la peste en Orient, la fièvre jaune en Amérique, les écrouelles dans les pays bas et humides, dans les vallées sombres, les endroits marécageux.

pays les plus civilisés, il se trouve des lieux marécageux, dont la population entière est entachée
d'une espèce particulière d'écrouelles qui mérite-
rait une description à part ; elle se complique souvent de rhumatismes qui rendent les malades
boiteux ou entièrement impotens. Cette infirmité
s'accroît avec l'âge, et comme ces individus sont
privés d'exercice, qu'ils ne se nourrissent que d'a-
limens malsains, et que le sang circule à peine
dans leurs veines, ils maigrissent et se dessèchent
comme des squelettes.

Chez ces écrouelleux, on n'observe ni ces formes arrondies, ni cette blancheur de la peau, ni
ce teint frais et rosé, ni cette vivacité d'esprit
qui donne tant d'expression à la physionomie et
qui trompe souvent l'observateur sur la santé des
scrofuleux de nos villes. En général, leur peau est
flétrie, d'un jaune sale et terreux, leur taille grêle
et raccourcie, leur corps décharné, leur visage
abattu, leur regard terne, presque éteint ; on en
voit qui ressemblent à des fantômes, et qui, quoique d'un âge peu avancé, portent déjà sur leur
visage toutes les marques de la décrépitude ; leur
marche est lente comme celle des vieillards, leur
voix sourde et cassée, leur âme inerte comme les
rochers qu'ils habitent ; ils sont mornes, et presque
toujours silencieux, comme les solitudes qui les
environnent ; il en est qui sont presque idiots, et

ceux dont la tête est mieux organisée sont igno-
rans et enclins à la superstition. En général, rien
de plus misérable que la condition de ces villageois
qui errent comme des spectres dans des lieux sauvages où règne une nature marâtre , qui existent
sans manifester aucune énergie intérieure, et dont
la vie enfin n'est qu'une obscure végétation depuis la naissance jusqu'à la mort.

Des Causes des Écrouelles.

Personne ne doute aujourd'hui que les écrouelles ne soient héréditaires. Des faits nombreux
militent en faveur de cette opinion. Cette cause
est, je dois le dire, la plus fréquente; il suffit
que des parens soient infectés de ce vice pour
que leur postérité s'en ressente. Alors même qu'il
ne se développe pas, il est facile de s'apercevoir
que les enfans en portent le germe funeste.

Les affections scrofuleuses tiennent donc communément à la disposition native, et aucune
maladie ne se transmet plus aisément par la génération. Un père naturellement faible , et trop
jeune encore lorsqu'il se marie, doit créer un
être débile. Lorsqu'il y a chez des parens altération des glandes lymphatiques, cette altération
doit nécessairement passer à leur progéniture, et
se retrouver dans la construction et la mixtion de
leurs organes.

Les enfans qui ont le malheur d'être nés de pères et de mères dont la constitution est viciée par la syphilis et l'abus du mercure, par les dartres, par le scorbut, par le rhumatisme ou par toute autre maladie chronique, sont exposés aux écrouelles. Il suffit quelquefois d'être nés de parens trop jeunes ou trop vieux pour apporter une disposition à cette maladie, qui attaque aussi plus particulièrement les enfans engendrés pendant la durée de l'écoulement des règles ; elle peut encore être la suite des maladies qui affaiblissent le tempérament ou vicient les humeurs, comme la petite-vérole, la rougeole, la teigne, etc. ; et lorsque des blessures, des coups ou autres accidens extérieurs produisent des ulcères écrouelleux, on peut être sûr que le sujet avait une disposition prononcée à cette maladie.

Tout ce qui tend à vicier les humeurs favorise le développement des écrouelles. Le défaut d'exercice, un air froid et humide, la privation des rayons solaires, les alimens malsains, peu substantiels, les eaux corrompues, les maladies graves ou prolongées, la disparition subite de quelque maladie de peau, de profonds chagrins, sont autant de circonstances propres à les déterminer. Elles sont communes en Angleterre, en Hollande et dans les Pays-Bas, dans le Valais, le Dauphiné, le Vivarais et la Basse-Bretagne. Dans les grandes villes, elles sévissent de préférence sur les enfants des portiers, des cordonniers, des tailleurs, des tisserands. J'ajouterai encore que laisser les enfans dans l'ordure et la malpropreté, que leur donner pour nourrice une femme infirme et malsaine, c'est les exposer aux ravages de cette cruelle maladie.

Traitement des Ecrouelles, et Régime à suivre.

Un fait que sa généralité rend incontestable, c'est que les enfans affectés d'écrouelles sont presque tous minés par une fièvre lente, qui les affaiblit graduellement et leur ôte toute énergie ; ils ont aussi quelquefois des saignemens de nez et tous les symptômes d'une vive irritation des organes digestifs. L'étude de tous ces phénomènes prouve qu'un traitement à la fois calmant et tonique est le seul qui puisse combattre avec succès ce genre de maladie. Il est beaucoup d'affections où les traitemens mixtes se montrent éminemment salutaires.

On soumettra le malade à l'usage de la poudre dépurative, aux doses indiquées page 305, et l'on ajoutera au verre du matin et du soir seulement, une cuillerée à soupe de *liqueur désobstruante* dont nous avons déjà parlé ; on augmente ou diminue les doses, selon l'âge, les forces du sujet et la gravité de l'affection. Comme il est essentiel de ranimer la débile constitution de certains malades, d'imprimer plus de force et de vitalité aux vaisseaux lymphatiques affaiblis et engorgés, nous les soumettons alors avec avantage à la *liqueur fortifiante,* dont nous avons parlé, administrée à des doses convenables.

Si les glandes engorgées sont dures, rouges, et que le malade soit d'ailleurs d'un tempérament sanguin, échauffé, l'application de quelques sangsues sur les glandes irritées est d'un puissant secours. L'emploi des cataplasmes d'eau de guimauve et de mie de pain, appliqués à nu sur les parties affectées, produit aussi les plus heureux effets. Avouons cependant que ces moyens, aidés même du traitement intérieur, n'ont jamais suffi pour opérer le dégorgement des glandes et la cicatrisation des plaies : aussi, dès que l'irritation est moins vive, ce qui arrive quelques jours après l'application des sangsues et des cataplasmes, il est nécessaire d'avoir recours à l'emploi de la pommade résolutive. Matin et soir les glandes engorgées seront frictionnées; et lorsqu'il y aura du mieux, on se contentera d'une friction tous les jours. S'il y a des plaies, elles seront pansées avec cette même pommade. (Voyez page 3i4.) Dans quelques circonstances, on peut hâter la cicatrisation des plaies glandulaires en les tou-

chant légèrement avec la pierre infernale. Quelquefois aussi, et surtout quand il y a carie des
os, je me suis très-bien trouvé d'arroser profondément les plaies avec *une solution concentrée d'iode.*
On doit comprendre que l'emploi de ces divers
moyens doit encore faire l'objet d'une consultation
particulière.

Rien n'est plus pernicieux que d'administrer
aux enfans écrouelleux des purgatifs trop violens :
d'une part, on augmente leur faiblesse, de l'autre
on irrite le canal intestinal, et la maladie s'aggrave.
Sans doute qu'il est nécessaire de tenir le ventre
libre et de chasser les mucosités, les glaires qui
engorgent les intestins, mais il ne faut y procéder
qu'avec beaucoup de précaution. Il suffira de leur
faire prendre tous les mois quelques pilules purgatives.

Un ou deux bains tièdes par semaine seront salutaires ; on y restera une demi-heure. Si l'enfant
ne tousse pas et qu'il soit encore assez robuste, je
conseille de lui faire prendre dans la belle saison
deux bains froids par semaine, en ne l'y laissant
qu'un quart d'heure. On peut y joindre tous les
huit jours un lavement à l'eau simple, ou avec
une décoction de racine de guimauve, s'il y a irritation du canal intestinal.

Quelquefois, par suite des écrouelles, les yeux s'enflamment et rendent une matière purulente. Pour combattre cet accident, il est nécessaire de les bassiner plusieurs fois par jour avec de l'eau de guimauve, et si l'inflammation est très-vive et que le malade ait peine à supporter la lumière, on appliquera six sangsues derrière chaque oreille. Lorsque les symptômes inflammatoires auront disparu, c'est-à-dire huit à dix jours après l'emploi des sangsues, les yeux seront baignés plusieurs fois par jour avec la préparation suivante :

Collyre détersif.

Eau de roses,   3 onces.
Eau commune,   2 onces.
Laudanum liquide, 20 gouttes.
Sulfate d'alumine, 24 grains.

Agiter le flacon chaque fois, afin que le mélange soit parfait.

Si ce collyre, qui doit être employé froid, piquait trop les yeux, on y ajouterait égale quantité d'eau pure et même davantage s'il était nécessaire. Si les paupières étaient malades, il serait bon de les frictionner matin et soir avec la pommade résolutive, mélangée à égale quantité de saindoux ou de pommade de concombre. On pourrait aussi, pour résoudre plus promptement leur état inflammatoire, y passer légèrement la pierre infernale.

Si l'inflammation des yeux était très-grave et qu'on y remarquât des taies ou des taches, il faudrait, après l'application des sangsues, mettre un vésicatoire derrière l'oreille, du côté le plus affecté, et souffler matin et soir sur les taches une pincée de la poudre suivante :

Tuthie préparée,	2 gros.
Sucre candi,	2 gros.
Calomélas anglais,	2 gros.
Mêlez.	

Les paupières étant tenues écartées, une pincée de cette poudre est placée dans un tuyau de plume, et soufflée sur l'œil ou les yeux, qu'on ne devra laver et essuyer que trois heures après. Lorsque la taie ou la tache n'est pas accompagnée d'inflammation, la poudre suffit, et le collyre indiqué plus haut devient inutile. Si les taies se montrent rebelles, on fera bien de les toucher avec un petit pinceau de charpie trempée dans du *laudanum* et même au besoin d'y passer légèrement la pierre infernale. .

Lorsque le vice écrouelleux détermine des écoulemens d'oreilles, il est nécessaire de faire, matin et soir, à l'aide d'une petite seringue, une injection dans l'oreille ou les oreilles avec le liquide suivant :

Injection acoustique résolutive.

Sulfate de zinc,	demi-gros.
Vin rouge,	4 onces.
Eau distillée,	1 livre.
Mêlez.	

Agiter le flacon avant de s'en servir.

Pour bien faire l'injection, il faut pousser très-doucement le liquide, qui sera employé froid. Ce que contient une seringue sera injecté en deux fois, à cinq minutes d'intervalle; on usera de deux seringues, matin et soir, aux heures qu'on voudra. Si l'on remarquait de l'irritation dans l'oreille, il faudrait couper la liqueur avec égale quantité d'eau pure et davantage au besoin. L'application d'un vésicatoire derrière l'oreille malade secondera parfaitement l'effet des injections.

Le nez des écrouelleux devient aussi quelquefois le siége d'un écoulement purulent : dans ce cas, les injections que je viens d'indiquer faites dans les fosses nasales obtiennent les plus heureux résultats. Deux seringues matin et soir, employées de la même manière, atteignent le but qu'on se propose. Lorsque cet écoulement se montre rebelle, on doit avoir recours à la pommade résolutive anti-dartreuse ; un petit morceau de bois mince et allongé, recouvert de plusieurs tours de linge bien enduit de pommade, doit être porté dans le nez et promené quelques secondes sur les parties malades. Si la pommade piquait trop, on en diminuerait l'activité, comme je l'ai dit p. 484.

Observations relatives aux Écrouelles.

Première observation. — Un peintre-vitrier, âgé de vingt-trois ans, né d'un père couvert de dartres et d'une mère morte d'une maladie de poitrine, vint réclamer mes soins. Il avait les glandes du cou très-rouges, très-engorgées, et dans un état complet de suppuration ; il était en outre habituellement enrhumé du cerveau, avait le bout du nez rouge et couvert d'une dartre croûteuse ; toute la partie inférieure de la jambe droite très-gonflée, très-rouge, et d'une vaste ulcération, occupant la cheville externe, s'écoulait une matière abondante, âcre et fétide. Ce malade, d'une taille de cinq pieds quatre pouces, paraissait fort et robuste ; ses membres étaient fortement développés et son visage très-coloré ; cependant il ne pouvait supporter la moindre fatigue, et monter les escaliers sans être essoufflé. Mon traitement amena une amélioration marquée en vingt-cinq jours : au bout de cinq mois, la cure était complète, et ce qui est digne d'observation, c'est que le malade n'a pas été forcé de suspendre un seul instant ses occupations.

Deuxième observation. — Un jeune garçon, âgé de huit ans, né d'un père mort à cinquante ans, me fut amené dans un état vraiment déplorable : depuis quatre ans environ, ses yeux étaient rouges et enflammés au point qu'ils pouvaient à peine supporter la lumière, et ils coulaient abondamment : de temps en temps on lui appliquait des sangsues derrière les oreilles, ce qui le soulageait pour quelques jours. Une dartre farineuse occupait la tête ; les glandes du cou étaient très-engorgées, et cèlle située sous l'oreille droite était en suppuration. Les deux coudes offraient des ulcérations fistuleuses ; le pouce de la main droite était quadruplé, entièrement déformé, rouge, couvert de petites croûtes et de petits ulcères au nombre de onze. L'enfant, d'ailleurs, mangeait et dormait bien. Soumis au traitement anti-écrouelleux le 5 décembre 1829, sa guérison fut complète le 4 août 1831.

Troisième observation. — Une couturière, âgée de vingt ans ; avait depuis sa plus tendre enfance les glandes du cou engorgées, son nez était gonflé et d'un rouge violet, la lèvre supérieure double de grosseur était crevassée dans plusieurs endroits. Des maux de tête fréquens ne se dissipaient qu'après un saignement de nez. Je ferai observer que cette malade était très-mal réglée. Un traitement de six mois opéra une cure radicale.

Quatrième observation. — Un enfant de onze ans, né d'un père ayant eu plusieurs fois la syphilis, était depuis sa naissance dévoré par les écrouelles : toutes les glandes du cou étaient en suppuration ; les deux joues, très-gonflées, offraient des plaies profondes ; l'oreille était détruite dans sa partie inférieure par les progrès d'une ulcération que rien n'avait pu arrêter ; d'autres organes étaient encore en suppuration ; le ventre était gonflé, et un amaigrissement considérable, suivi de diarrhée, complétait ce funeste état. La teinte cuivrée que le corps tout entier du petit malade avait revêtue ne me permit pas de douter que l'affection écrouelleuse ne dût son origine à une infection vénérienne héréditaire ; je combinai mon traitement en conséquence, et il réussit au-delà de mes espérances. Le célèbre Chaussier fut témoin de cette cure, qui s'opéra en quinze mois.

Cinquième observation. — Une demoiselle âgée de dix-neuf ans, née d'un père et d'une mère très-avancés en âge, était, depuis l'âge de cinq ans, en proie aux ravages de la maladie écrouelleuse : gonflement et suppuration des glandes du cou, nez d'un rouge noirâtre, couvert de boutons, écoulement d'oreilles, ulcération à la partie interne du genou droit, tels étaient les symptômes qui caractérisaient cette affection. Sept mois de traitement suffirent pour amener la guérison.

Sixième observation. — M. D... âgé de trente-deux ans, né d'un père goutteux mort à cinquante et un ans, avait eu dans sa jeunesse une très-forte gourme sur toute la tête ; les glandes du cou avaient été engorgées jusqu'à l'âge de douze ans. A dater de cette époque, tout avait disparu, et des engelures et quelques démangeaisons aux parties génitales étaient les seules incommodités qu'il ressentait, lorsqu'à l'âge de vingt-quatre ans, après un rhume de quelques jours, il fut pris d'un crachement de sang abondant ; la toux continuait, et malgré de nombreuses évacuations sanguines et un régime sévère, le crachement de sang se renouvelait assez souvent. Une expectoration abondante s'établit, et tout faisait craindre pour son état, lorsqu'un jour, sans cause connue, un dépôt se forma sur le cou-de-pied droit ; il fut ouvert, mais la cicatrisation ne put s'opérer, et l'ensemble de la plaie prit la physionomie écrouelleuse. Cette circonstance m'éclaira : je ne doutai plus qu'il n'y eût des tubercules dans les poumons, et que le principe scrofuleux ne fût la source de tous les désordres. Je soumis donc le malade à un traitement convenable : en trente jours, la plaie du cou-de-pied était cicatrisée, et en cinq mois la cure était radicale. Le seul inconvénient qu'éprouve aujourd'hui ce malade, c'est de ne pouvoir monter les escaliers sans être essoufflé.

Septième observation. — Un enfant de six ans, affecté de la teigne, avait les glandes qui longent l'épine dorsale entièrement engorgées, et quelques-unes en suppuration; le ventre était ballonné, les jambes amaigries pouvaient à peine supporter le poids du corps. Sept mois de traitement suffirent pour opérer sa guérison.

Huitième observation. — Un jeune homme de vingt-deux ans avait depuis l'âge de treize ans la lèvre supérieure fortement gonflée; une multitude de boutons très-rouges couvraient le menton; les glandes des aines et des aisselles étaient engorgées et douloureuses, et cet état était chez lui héréditaire, car sa mère, écrouelleuse dans sa jeunesse, était morte d'un cancer de matrice, à son retour d'âge. En un mois il ressentit les avantages de ma méthode, et au bout de cinq mois je pus cesser de lui donner des soins. On ne pourrait apercevoir la plus légère trace de sa maladie.

Neuvième observation. — Une demoiselle de vingt-quatre ans, écrouelleuse depuis son enfance, parut entièrement rétablie à seize ans, époque à laquelle elle se régla. La seule indisposition qui lui était restée c'était de moucher avec abondance et d'être sujette aux panaris. Lorsque je la vis pour la première fois, tous les doigts étaient dans un déplorable état, les ongles détruits ou dépolis ne poussaient qu'avec peine, et de nombreuses cicatrices attestaient les souffrances passées. La moindre piqûre, la moindre compression renouvelait les accidens. (C'est une remarque que beaucoup de médecins ont faite, que le vice écrouelleux dispose aux panaris.) Détruire le principe du mal était le seul moyen de s'opposer à ses effets. Huit mois d'un traitement rigoureux nous ont donné le plus heureux résultat.

DU RACHITIS OU NOUURE.

(BOSSUS.)

Cette maladie, qui n'est qu'une variété, qu'une forme du vice écrouelleux, a pour caractères principaux, le gonflement, le ramollissement des os et leur déviation de la direction naturelle. Comme dans la plupart des cas les articulations sont volumineuses et qu'elles présentent des bourrelets ou renflemens qui ressemblent à des nœuds, les personnes étrangères à la médecine regardent les enfans qui sont affectés de cette maladie comme *noués*; il est donc bon de savoir que lorsqu'on dit de quelqu'un qu'il est *noué*, on veut dire qu'il est rachitique.

Cette maladie est particulière aux enfans; elle commence à se manifester depuis l'âge de huit à neuf mois, jusqu'à celui de deux ou trois ans et quelquefois, mais rarement, plus tard; cependant on peut citer des exemples de courbure et de ramollissement des os dans l'âge adulte ou la vieillesse. Quelques enfans en sont affectés en venant au monde, mais ce cas est excessivement rare, car ma pratique ne m'en a jamais offert qu'un seul exemple.

Au début de cette maladie, les chairs de l'enfant deviennent molles et flasques, ses forces diminuent, il perd sa gaieté ordinaire, et paraît plus grave, plus sérieux que ne le comporte son âge ; bientôt le mouvement lui répugne, la tête et le ventre acquièrent un volume considérable, relativement aux autres parties du corps ; le visage est pâle et bouffi. Les os commencent ensuite à s'affecter, surtout dans les parties les plus molles et les plus spongieuses : les poignets et les chevilles des pieds deviennent plus gros que dans l'état naturel.

Ce n'est pas seulement sur ces parties que le rachitisme porte ses ravages, il attaque l'épine du dos, qui fléchit et se courbe en divers sens, et donne naissance à des gibbosités plus ou moins considérables. La poitrine est comme enfoncée vers les côtes, le sternum (os de la poitrine) s'élève, et la charpente osseuse monte quelquefois plus haut d'un côté que de l'autre ou se jette tout d'un côté. Les côtes s'élargissent ; il s'y forme des nœuds ; les clavicules se courbent considérablement ; quelques os s'aplatissent et se contournent, tels que l'os de la cuisse, celui de la jambe, et ; quand la maladie est très-grave, les deux os de l'avant-bras se dévient également.

D'autres parties peuvent encore se ressentir des

funestes effets du rachitisme. Les os du bassin se dépriment, se dévient et en rétrécissent la capacité. D'autres ne prennent pas leur accroissement naturel, ce qui arrive quelquefois, ou se ramollissent et perdent la consistance qu'ils doivent avoir : de là vient ce raccourcissement sensible qu'on a remarqué chez quelques enfans. Les os, chez les rachitiques, deviennent quelquefois tellement fragiles que les jambes se cassent à la moindre chute. Enfin l'enfant s'affaiblit peu à peu, au point qu'il n'est plus en état de quitter le lit ni même de bouger. Il est continuellement dévoré par une fièvre lente qui redouble la nuit et qui achève d'absorber le peu de graisse qui reste à la peau. Quelques sujets ont une toux humide ou sèche, indice certain que le poumon participe à l'affection générale. A tous ces symptômes se joint une difficulté de respirer qui augmente au point que les malades sont près de suffoquer si on ne les met sur leur séant. La sueur sort par gouttes, les yeux pleurent, et les convulsions qui surviennent terminent cet état déplorable.

Tout ce qui tend à débiliter l'ensemble de l'économie peut donner lieu au développement du rachitisme : les habitations froides et humides, peu aérées et rarement éclairées par le soleil, une mauvaise nourriture, une vie sédentaire et inactive, et quelquefois l'empressement des mères à faire marcher des enfans avant que leurs membres et la colonne vertébrale puissent supporter le poids du corps.

Ce qui précède explique pourquoi on remarque tant de bossus, de boiteux et de gens contrefaits, dans les villes très-populeuses, telles que Paris, Londres, Amsterdam, etc. , tandis qu'on n'en rencontre presque pas dans les campagnes. Le rachitisme, plus répandu parmi les pauvres que les riches, se transmet de génération en génération ; il n'est le plus souvent qu'un symptôme du mal vénérien, du scorbut, des écrouelles et de la goutte ; il est aussi occasionné par des maladies dartreuses, par la masturbation et la castration.

Traitement du Rachitisme.

Dès qu'un enfant perd ses couleurs, dès qu'on remarque chez lui des symptômes de rachitisme, surtout s'il est né de parens rachitiques eux-mêmes ou écrouelleux, il faut le faire élever à la campagne, dans un air vif, sec, chaud et bien exposé au soleil. Si on le laisse croupir dans des rues étroites, au fond d'une vallée sombre, dans un pays humide, et privé de l'enfluence bienfaisante du soleil, sa constitution ne se réparera pas. Les enfans rachitiques doivent généralement éviter l'usage du lait, des alimens farineux ; il leur faut de bonne heure une nourriture plus substantielle, telle que le bon bouillon, des œufs, des gelées de viande, etc.

Plus tard, et lorsque les enfans peuvent marcher, leur régime doit être de plus en plus nourrissant, et leurs alimens consisteront principalement en viandes rôties ou bouillies, auxquelles on joindra l'usage de quelques cuillerées de vieux vin rouge à chaque repas, mélangé avec beaucoup d'eau, qu'il faudrait discontinuer s'il irritait l'estomac ou les intestins : l'eau pure ou sucrée serait alors la seule boisson convenable. Les enfans rachitiques seront tenus très-proprement et très-chaudement ; on leur fera soir et matin des frictions sur tout le corps, avec une flanelle ou une brosse anglaise ; on emploie aussi en friction l'eau de Cologne, qui imprime à la peau une activité salutaire.

On ne doit pas trop se presser de faire marcher les enfans rachitiques ou qui sont disposés à le devenir, parce que lorsque la maladie est récente, les os sont très-mous, et que le poids du corps en augmenterait naturellement la courbure. Il est très-bon, ainsi que cela se pratique ordinairement, de les faire coucher sur la fougère ou d'autres plantes aromatiques sèches, de les laisser jouer, se rouler au soleil et en plein air sur des tapis, ou de les promener dans de petits chariots. Plus tard, lorsque les os commencent à prendre de la consistance, on les laisse se livrer, si leur âge le permet, à la gymnastique, à la course, à la natation; car généralement les os reprennent d'autant plus promptement leur direction naturelle que les malades font plus d'exercice. Cependant, si les déviations sont considérables, on attendrait en vain un redressement complet des moyens hygiéniques dont nous venons de parler. De nos jours, on a inventé plusieurs machines ingénieuses qui corrigent parfaitement les difformités de la taille, les pieds-bots, les déviations des diverses parties osseuses : l'art qui s'occupe spécialement d'obtenir ces résultats s'appelle *orthopédie*. Cette science a fait de grands progrès parce que des esprits sévères et réfléchis ont compris toute son importance.

C'est en vain qu'on aurait recours aux moyens mécaniques les mieux appropriés, si le malade n'était soumis au traitement dépuratif, combiné avec la *liqueur fortifiante* dont nous avons parlé, et dont l'emploi devient d'une absolue nécessité pour donner du ton non-seulement à tout le système osseux, mais encore à l'organisation en général. Si l'enfant est menacé du carreau, qui est la complication la plus ordinaire du rachitisme, on suivra le traitement indiqué plus loin à l'article *carreau;* il en sera de même s'il est affecté de coqueluche, de catarrhe, de teigne, de dartres, de mal aux yeux (*voyez* ces mots); mais tout en s'occupant de ces diverses maladies, on ne doit jamais perdre de vue le rachitisme.

Sous le nom de *mal vertébral* on a désigné l'inflammation chronique du tissu osseux et ligamenteux de la colonne épinière sur un ou plusieurs points de son étendue; elle est ordinairement caractérisée par de vives douleurs dans cette région, par une ou plusieurs gibbosités, par l'engourdissement et ensuite la paralysie du tronc et des membres situés au-dessous de cette saillie; elle cause les plus grands désordres et enfin la mort. Appliquer des cautères de chaque côté de la gibbosité, soumettre le malade à l'usage de la poudre dépurative, des préparations toniques et de la *liqueur désobstruante* dont nous avons parlé, telle est la marche à suivre. Les purgatifs doivent être administrés avec beaucoup de prudence : autant ils sont favorables quand on en fait une sage application, autant ils peuvent nuire dans le cas contraire.

DU CARREAU,

OU GONFLEMENT DU VENTRE.

Cette maladie a pour caractères le gonflement et la dureté du ventre; elle n'est point particulière à l'enfance, ainsi qu'on le croit communément;

car on la voit attaquer tous les âges de la vie. Cependant, comme elle dépend souvent du vice écrouelleux , on ne doit pas être étonné qu'elle soit plus fréquente dans les premières années de la vie , et c'est probablement pour cette raison qu'on en avait fait une maladie particulière seulement aux enfans.

Les causes du carreau sont en général toute celles des inflammations du canal intestinal. Mais il faut bien reconnaître qu'il existe une disposition particulière à cette maladie , puisque l'on voit fréquemment un grand nombre d'enfans de la même famille succomber au carreau , et cette disposition est la même que celle des écrouelles. En effet, parmi les enfans qui naissent de parens scrofuleux, les uns sont sujets aux engorgemens des glandes du cou ; quelques-uns ont les yeux rouges et chassieux ; chez d'autres, ce sont les glandes des organes du ventre qui se gonflent, et c'est à ce gonflement que l'on a donné le nom de *carreau*. Quelquefois tous ces symptômes existent ensemble , en sorte que le même enfant peut être à la fois rachitique (noué), affecté du carreau , et avoir les glandes du coup engorgées, le teint blafard, les yeux chassieux et rouges , etc. Mais de ce que le carreau se rencontre plus communément chez les enfans écrouelleux que chez ceux qui ne le sont pas, il ne faut pas en conclure que ces derniers en soient toujours exempts. J'ajouterai que la syphilis et le scorbut, maladies communiquées par les parens ou les nourrices, deviennent encore des causes fréquentes de cette maladie.

L'habitation dans des lieux obscurs et humides, la misère, le défaut d'exercice, peuvent contribuer au développement du carreau, surtout chez les sujets qui y sont prédisposés. Une nourriture trop substantielle, trop excitante, et qui n'est pas en rapport avec l'extrême sensibilité des organes digestifs des enfans, en maintenant dans ces organes un état d'irritation, peut encore donner lieu à cette affection. Je ne saurais trop appeler l'attention des mères sur ce point, parce que leur tendresse peu éclairée les rend souvent cause d'un mal qu'elles auraient pu éviter si elles s'étaient bien convaincues que la frugalité est encore plus nécessaire aux enfans qu'aux adultes, à cause de la plus grande facilité avec laquelle leurs organes s'irritent et s'enflamment. Si une nourriture trop substantielle est dangereuse, le défaut d'alimentation l'est également ; mais, il faut le dire, on voit bien plus d'exemples de maladies d'entrailles, causées chez les enfans par l'excès que par le défaut de nourriture.

Voici des signes auxquels on reconnaît qu'un enfant est affecté du carreau : dans les premiers temps, les digestions sont mauvaises, il y a dévoiement par intervalles, la langue est blanche, le petit malade a des douleurs passagères au ventre, la face est pâle et quelquefois bouffie, l'haleine est forte, la transpiration a une odeur acide, la respiration paraît gênée, l'appétit diminue, et le caractère le plus gai devient triste et mélancolique. Ensuite le ventre se gonfle, devient dur et sensible, et l'on reconnaît au toucher des tumeurs dures, arrondies, bosselées, plus ou moins nombreuses ; c'est ce qu'on appelle vulgairement des *obstructions*. Il y a tantôt dégoût pour tous les alimens, tantôt faim insatiable ; le dévoiement est presque continuel, l'amaigrissement devient extrême, le ventre seul grossit ; les lèvres, la bouche et la langue sont d'un rouge de feu ; la fièvre survient, quelquefois l'hydropisie, et enfin la mort met fin à toutes ces souffrances.

Traitement du Carreau et regime à suivre.

L'enfant sera mis à l'usage de la poudre végétale ; elle devra être prise dans une boisson adoucissante, telle que l'eau d'orge, la tisane de riz, édulcorée avec du sirop d'orgeat ou de gomme. Si l'inflammation est violente, ce dont il est facile de s'assurer par la rougeur plus ou moins vive de la langue, le défaut d'appétit, on retranchera toute espèce de nourriture, et on attaquera directement l'inflammation en plaçant six, huit ou dix et même un plus grand nombre de sangsues sur le ventre, et s'il y a dévoiement, autour de l'anus. On reviendra de temps en temps à ce moyen, par exemple tous les quinze jours, jusqu'à ce que l'inflammation soit apaisée; on couvrira le ventre de cataplasmes de graine de lin ou de compresses émollientes; je préfère les premiers. Le malade prendra tous les jours un lavement à l'eau de guimauve.

Si les symptômes de l'inflammation sont peu prononcés et que l'on n'aperçoive pour ainsi dire que les signes qui annoncent la disposition à la maladie, on se contentera d'éloigner de l'enfant les causes qui pourraient la développer. Ainsi, on diminuera la quantité de la nourriture si elle est trop abondante; on ne donnera, et en très-petite quantité à la fois, que des alimens d'une digestion facile, tels que le lait, les potages de semoule, de fécule, de vermicelle, de tapioca, etc.; un air libre et sec, l'habitation à la campagne, secondent puissamment ce régime. Enfin, lorsque la convalescence se prononce, on revient par degrés à une nourriture plus substantielle, mais pas assez cependant pour qu'elle devienne une cause de rechute. Ainsi, on donnera des viandes blanches de poulet, d'agneau, de veau; des végétaux frais, tels que l'oseille, la laitue, les épinards, la chicorée.

Dès que les premiers symptômes de l'irritation seront passés, il deviendra nécessaire de frictionner chaque soir toute l'étendue du ventre avec la pommade résolutive, de continuer l'emploi de la poudre dépurative et de soumettre le malade à l'usage du quinquina en poudre, mélangé aux préparations ferrugineuses. Ce n'est que dans des cas fort rares que les purgatifs légers peuvent être utiles.

Si le carreau se lie aux écrouelles, au rachitisme, et qu'il soit compliqué de mal aux yeux, d'écoulement d'oreilles, de teigne, de dartres, il faut avoir recours aux moyens indiqués au traitement de chacune de ces maladies.

CONSIDÉRATIONS GÉNÉRALES

SUR LES

MALADIES VÉNÉRIENNES.

Le mal vénérien, auquel on a donné le nom de
syphilis, attaque la génération dans ses sources les
plus secrètes, porte atteinte à ses fruits, de sorte
que les femmes qui conçoivent après un commerce impur ont rarement des couches heureuses : elles font de fausses couches ; les enfants
qu'elles mettent au monde, quand ils échappent
(ce qui est très-rare) à l'infection vénérienne,
sont maigres, et apportent en naissant des dispositions à plusieurs maladies, surtout aux affections
dartreuses, écrouelleuses et rachitiques ; la plupart meurent en bas âge ; et lorsqu'ils vivent, ils
ont, à leur tour, des enfants qui sont souvent atteints de maux analogues à ceux qui ont affligé
leurs premières années (1). Les filles nées de

(1) Le docteur Legrand rapporte l'observation d'un homme
qui, étant aux armées, a été plusieurs fois atteint de maladies
vénériennes ; tous les enfants qu'il a eus avec plusieurs femmes,
à l'exception d'un seul, sont morts avant sept ans. L'enfant qui
a survécu est affligé d'une déplorable santé.

parents qui ont été atteints de la syphilis, ont
beaucoup de peine à se régler, et leur taille tourne
facilement. Enfin, le mal vénérien porte une funeste influence sur l'enfant, qu'il arrête dans son
développement ; sur l'homme, jeune encore, auquel il prépare une vieillesse prématurée ; sur le
vieillard, dont il hâte la décrépitude et la mort la
plus déplorable.

La plus petite portion du virus vénérien suffit
pour produire dans tout le corps les plus grands
désordres ; elle paraît s'étendre par une espèce de
fermentation. Lorsque ce virus a été appliqué au
corps humain, il lui faut, comme aux autres matières contagieuses, un certain intervalle de temps
pour produire cette espèce d'incubation qui détermine la maladie. On ne sait pas bien au juste
combien de temps le principe vénérien, après
être entré dans la masse du sang, peut rester
caché ou inactif dans le corps ; le plus ordinairement trois, cinq, dix ou quinze jours suffisent
pour qu'il produise des ulcères, des bubons ou des
écoulements. Dans quelques circonstances beaucoup plus rares, ses effets se montrent douze ou
vingt-quatre heures après un contact impur ; et,
par opposition, il reste quelquefois plusieurs
semaines ou même plusieurs mois sans causer
aucun symptôme apparent. J'ai eu occasion de
voir un cas dans lequel le virus vénérien, après

avoir été comme assoupi pendant six mois, se manifesta par des symptômes non équivoques ; il
semble même que, chez certains individus, il a
besoin de quelque autre cause pour exciter ou
développer son énergie. C'est ainsi que, dernière-
ment, j'ai vu un individu, affecté de la *grippe*,
dont la peau s'est entièrement recouverte de boutons vénériens de couleur verdâtre. Il a été heureux pour lui que la fièvre ait poussé au dehors
ce principe dont il se croyait débarrassé, et qui
eût pu produire en lui les plus funestes résultats.

Il est des personnes chez lesquelles le principe
vénérien, une fois introduit dans le sang, ne peut
se faire jour au dehors et donner lieu au développement des symptômes qui caractérisent ce
mal. Cette circonstance est affligeante, parce que
le malade, se livrant à une parfaite sécurité, et
ignorant qu'il recelle en son sein ce ferment corrupteur, néglige les ressources de l'art, et se prépare ainsi des maux à venir qui minent sourdement son organisation et menacent sa vie. Aussi
est-il très-important de pouvoir s'assurer s'il y a
eu contagion. Les symptômes suivants, qui se développent peu de jours et souvent peu d'instants
après un rapprochement avec une personne douteuse, peuvent nous éclairer. On éprouve une
courbature générale, des envies de dormir, les digestions se dérangent, un crachotement continuel

se joint à des envies fréquentes d'uriner. D'autres fois, la fièvre se développe, les yeux se cavent, se cernent; on mouche davantage, les selles se dérangent, on éprouve des douleurs çà et là dans différentes parties du corps, le cœur bat avec plus de force, la fièvre survient, la paume des mains est chaude; on est triste, morose; on perd le goût du travail, de l'étude; enfin, on sent que l'on n'est pas ce que l'on était; on pense, on vit, on existe différemment. Il n'est pas nécessaire d'être soumis à tous ces dérangements pour avoir la conviction qu'on a contracté la maladie vénérienne : quelques-uns suffisent pour nous éclairer, et doivent nous déterminer à recourir à des moyens capables de la combattre, car sans cela on s'exposerait à de graves dangers.

Quelques malades, après avoir vu disparaître tous les symptômes de la maladie vénérienne, conservent parfois un certain degré d'irritation dans les parties génitales, qui annonce que le traitement qu'ils ont subi n'a été que palliatif. Ils éprouvent une sensation de fourmillement dans le canal, qui se prolonge quelquefois jusqu'à la vessie et au fondement, où ils ressentent soit de la démangeaison, soit de la pesanteur. D'autres fois, ils éprouvent un roulement ondulatoire des testicules, et de la douleur et des tiraillements se font ressentir dans ces organes, qui sont très-sus-

ceptibles de s'engorger. Des envies fréquentes
d'uriner, l'écoulement d'une matière blanchâtre,
quelquefois des maux d'estomac, des coliques, des
épreintes plus ou moins douloureuses, et enfin un
malaise général, tels sont les phénomènes qui
complètent le tableau des sensations extraordinaires que j'ai voulu retracer, et qu'éprouvent
beaucoup de malades après des traitements mercuriels qui les ont irrités sans détruire leur mal.

Tous les individus ne sont pas également susceptibles de contracter la maladie vénérienne.
Ceux qui sont faibles ou qui ont un sang impur,
échauffé, acrimonieux, sont plus susceptibles
d'en être infectés. Le principe vénérien est un,
quelle que soit d'ailleurs la forme sous laquelle il
puisse se présenter. L'observation suivante en est
une preuve : « Trois jeunes gens furent ensemble
» chez une femme publique, et eurent sucessive-
» ment commerce avec elle. L'un fut pris d'un
» écoulement au bout de trois jours ; un bubon
» (poulain) parut chez le second, au dixième jour,
» et le dernier n'éprouva pas le moindre signe
» d'infection ; il s'est toujours bien porté. J'ai
» donné des soins aux deux malades ; et leur
» ayant manifesté le désir de voir la fille qui les
» avait ainsi infectés, ils la firent venir ; je la visitai
» trois ou quatre fois à différentes époques, et je

» suis resté convaincu qu'elle n'avait qu'un simple
» écoulement sans la plus légère ulcération. »

Les femmes et les hommes sont en général
également sensibles aux effets dévastateurs de
cette maladie. Les individus d'un tempérament
sanguin sont moins maltraités par la syphilis que
ceux qui sont bilieux, secs et irritables. Les personnes faibles, maladives, écrouelleuses, dartreuses ou scorbutiques, ou affectées de quelque
maladie chronique de la poitrine ou du ventre,
sont celles qui ont le plus à redouter les ravages
du mal vénérien. J'ajouterai que celles qui ont
un tempérament lymphatique, les cheveux
roussâtres et la peau très-blanche en souffrent
davantage, et que les ulcères de la gorge et autres
symptômes de cette affection sont, chez ces mêmes
personnes, plus opiniâtres que chez des personnes
brunes qui sont d'un tempérament moins humoral. Toutefois, il est une vérité inconstestable,
c'est que le tempérament le plus robuste ne peut
s'opposer à la contagion du principe vénérien, et
en triompher quand une fois il est passé dans le
sang. Se fier à sa *constitution*, en pareil cas, c'est
un grand abus, parce qu'il est toujours d'une
absolue nécessité d'avoir recours à un traitement
efficace.

Le virus vénérien, une fois introduit dans

notre économie, charrié dans le torrent de la circulation, mêlé à nos humeurs, donne lieu aux
désordres les plus affreux. Il est donc de la plus
grande importance de toujours apprécier la véritable cause de ces maux, qu'on est souvent bien
loin de soupçonner , lorsqu'on ne s'est point habitué de bonne heure à étudier la physionomie de la
syphilis et les formes infiniment variées qu'elle
est susceptible de revêtir. Le principe vénérien dégénère en dartres, écrouelles, scorbut ; des ulcères
rongeurs de la gorge, du palais, des cartilages et
des os du nez, sont encore des symptômes de ce
mal, qui rend quelquefois les os fragiles, mous et
pliants comme de la cire. Souvent , ce vice destructeur produit des engorgements au cou , au
ventre, aux aisselles ; d'autres fois, il détermine de
l'inflammation, de la douleur, de la démangeaison
aux yeux ; il occasionne la perte de la vue , produit un tintement dans les oreilles, et détermine
fréquemment la surdité , l'ulcération , l'écoulement et la carie des os qui forment l'organe de
l'ouïe.

Par suite des progrès de ce principe , les fonctions animales, vitales et naturelles, sont viciées ;
des maladies du cerveau , du cœur , du foie , des
intestins, de l'estomac et des reins, se développent.
Quelquefois les organes génitaux acquièrent une
irritabilité fatigante ; d'autres fois ils sont flétris

et d'une faiblesse extrème, et l'*impuissance* en est le résultat. Lorsque ce mal a jeté de profondes racines dans le sang, le visage devient pâle et livide, les yeux se cernent, se cavent, des symptômes de jaunisse et d'hydropisie se manifestent, la vue s'affaiblit, les cheveux tombent, les ongles se dépolissent, des irritations nerveuses, des sensations extraordinaires se font ressentir, les digestions sont pénibles, et une toux sèche, accompagnée d'une salivation abondante, indiquent que le poumon s'altère. Enfin, le malheureux, affecté de cette maladie devient incapable de penser et de sentir, inhabile au moindre mouvement : il tombe dans un dépérissement mortel.

Les femmes éprouvent des maladies particulières à leur sexe : tels sont le cancer au sein, des règles excessives ou leur suppression, des fleurs blanches, l'affection hystérique, l'inflammation, l'abcès, le squirre, la gangrène, le cancer ou l'ulcère de la matrice. Les femmes qui ont cette maladie sont, pour l'ordinaire, stériles ou sujettes à avorter, ou si elles accouchent, leurs enfants sont, en naissant, en partie corrompus, ou tout couverts d'ulcères ou de dartres. C'est lorsque les femmes cessent d'être réglées que le mal vénérien produit chez elles les plus grands ravages. Alors commencent leurs souffrances, des milliers de maux viennent les accabler ; si elles ne sont promptement et énergiquement secourues, elles meurent dans l'état le plus affreux, le plus déplorable, et leur corps, qui se putréfie en quelques heures, laisse échapper une insupportable fétidité.

Le mal vénérien se transmet, le plus ordinairement, par le rapprochement des sexes; il se contracte aussi par l'alaitement, et beaucoup d'enfants trouvent ainsi un poison destructeur dans le premier aliment de la vie! Il se communique aussi par des baisers voluptueux, par l'application du principe virulent sur différentes parties du corps. On possède plusieurs exemples de la communication de la syphilis par la saignée faite avec une lancette qui, après avoir servi à l'ouverture de pustules véroliques, n'avait pas été ensuite suffisamment nettoyée. Un rasoir malpropre peut encore la communiquer. M. B., dit le docteur Richerand, présidait à la rédaction d'un compte; fatigué de la lenteur et de la difficulté d'un calcul, il prend la plume des mains de son commis, et, après s'en être servi, la porte inconsidérément à sa bouche. Ce commis avait des chancres aux lèvres et sur la langue, il était dans le cours d'un traitement mercuriel secret : la salivation était imminente, imprégnée de cette bave envenimée. La barbe de la plume transmit la maladie, qui se développa peu de jours après. Fabrice de Hilden rapporte un fait extraordinaire : il s'agit d'une demoiselle qui contracta la maladie vénérienne pour s'être masquée avec les vêtements d'un homme qui en était atteint depuis longtemps.

Le virus vénérien peut rester nombre d'années dans le sang avant de produire des effets sensibles, ainsi que l'avait souvent observé Cataneus (*Tr. de morbo gallico*). Il n'est aucun médecin qui n'ait été à même de faire de semblables remarques. J'ai donné mes soins à une dame qui, après avoir cohabité avec une personne saine en apparence, fut bientôt après attaquée d'un écoulement vénérien et d'un chancre de même nature, occupant le fond du gosier; et tout cela sans qu'on aperçût la moindre incommodité chez l'individu qui avait communiqué cette maladie.

Un individu vint me consulter pour un ulcère qui lui avait rongé une grande partie du nez et de la lèvre supérieure. Son aspect me fit juger au premier coup d'œil qu'il était de nature vénérienne, quoique le malade prétendît n'avoir jamais éprouvé aux parties génitales le moindre symptôme qui pût lui faire soupçonner cette maladie. Les médecins qui le soignèrent n'obtinrent pas la moindre amélioration, parce qu'ils s'abusèrent sur la cause de cette affection. Ne me départant pas de ma première pensée, je soumis ce malade au traitement anti-vénérien ; cinq mois suffirent pour amener la cicatrisation de cette affreuse plaie et opérer une solide et complète guérison. Ces faits et beaucoup d'autres que je pourrais citer prouvent que le principe vénérien peut non-seulement être absorbé dans l'économie sans laisser au dehors la moindre trace de son existence, mais encore ne produire ses ravages que longtemps après son invasion.

Des praticiens distingués pensent, d'après de nombreuses observations, que la maladie vénérienne peut s'engendrer dans le corps de l'homme. Ils l'ont vue, disent-ils, se développer spontanément chez des personnes très-saines, après un coït immodéré, surtout pendant l'époque de la menstruation. J'ai été à même de faire quelques observations semblables : partageant cette opinion, que la syphilis n'est autre que la *lèpre dégénérée*, il me paraît certain que des personnes affectées de dartres, d'écrouelles ou de toute autre espèce d'acrimonie humorale, peuvent, par l'effet de la cohabitation, donner lieu au développement des symptômes qui constituent le mal vénérien.

Le docteur Weizemann, médecin à Bucharest, prétend qu'on voit souvent la syphilis se développer spontanément ; et plusieurs fois il a traité avec le plus grand succès, par les anti-vénériens, des écoulements, des chancres et des bubons qui avaient été contractés pendant la première nuit des noces avec de jeunes houris dont la santé et la virginité ne pouvaient être mises en doute, mais qui avaient probablement un sang impur.

Des écrivains modernes assurent qu'on peut contracter cette maladie en couchant dans le même lit avec une personne qui en est infectée. Pourrait-on ne pas admettre cette opinion, lorsqu'on sait qu'à l'époque de l'apparition de la vérole en Europe, cette maladie se communiquait par l'air, par les vêtements, par l'usage de certains ustensiles et par le moindre contact ? Le docteur Bowman nous apprend que les habitants de Saint-Paul en Canada, où la maladie n'avait été apportée que depuis très-peu de temps, la gagnaient par l'air, en mangeant avec la même cuillère, en buvant dans le même vase, en fumant dans la même pipe. J'ai été à même de donner mes soins à une dame qui avait contracté la maladie vénérienne en buvant dans le verre de sa domestique, qui en était affectée. Le même docteur Bowman dit, dans son rapport au gouvernement anglais, que les malades au Canada perdent le nez, la langue, les yeux et des portions des extrémités, par ce virus, sans avoir souvent la moindre affection aux parties génitales ; ce qui prouve qu'une personne peut être affectée de la syphilis sans avoir eu ni gonorrhée, ni ulcère, ni aucun autre mal aux organes de la génération.

Les premiers auteurs qui ont décrit les effets de ce poison subtil sur l'économie, datent de la fin du xve siècle, époque à laquelle ce mal, qui très-probalement a existé de tout temps sous des formes et des noms différents, quoique avec des degrés d'intensité très-variables, avait pris un aspect si menaçant, et suivi une marche si violente, que toutes les classes de la société en furent fortement effrayées ; car il paraît qu'alors sa communication était encore plus facile que de nos jours, et qu'il y avait très-peu de familles qui n'eussent, dans un instant donné, plusieurs de leurs membres qui en fussent atteints. Les opinions diffèrent beaucoup sur l'origine de ce mal destructeur. Sydenham et plusieurs autres médecins ont cru que la maladie syphilitique tirait son origine de la maladie connue en Afrique sous le nom de *yaws* ou *pian*.

D'autres écrivains pensent qu'elle tire son origine de l'Asie. Un ouvrage précieux, imprimé à Calcutta, et publié par une société d'hommes instruits, semble justifier cette assertion. Nous trouvons dans le second volume de cet intéressant ouvrage, que la maladie vénérienne est connue dans l'Indoustan depuis un temps immémorial sous le nom de *feu persan*, et qu'elle y existait avant les voyages de Colomb et de Vespuce dans l'hémisphère occidental. Oviédo, partageant des

idées contraires, fait venir la maladie vénérienne
d'Amérique, apportée par les soldats de Christophe
Colomb, débarqués dans le royaume de Naples,
en mai 1495, après avoir séjourné quelque temps
à Séville et à Barcelone, où ils avaient commencé
à la répandre. *Astruc*, médecin français, qui se
livra à des recherches historiques fort étendues,
soutient avec un grand talent l'origine américaine
du mal vénérien. *Sydenham*, *Haller* et *Boerhaave*
adoptèrent la même opinion. D'autres médecins
pensèrent que cette maladie avait pris naissance
en Sicile, ce qui lui fit donner le nom de *mal de
Naples*, et selon le pays dont on crut cette affection
originaire, on l'appela *mal de France, mal d'Espagne*, etc.

Je ne partage pas l'opinion d'Oviédo, qui fait venir cette maladie d'Amérique ; je pense qu'elle n'est
qu'une acrimonie particulière des humeurs qui
a existé de tous les temps, et qui a pu se développer spontanément par la cohabitation de deux
individus doués de beaucoup d'irritabilité et
ayant un sang impur. En remontant aux époques
les plus éloignées, on retrouve tous les symptômes
qui caractérisent ces affections. Un des plus anciens livres qui nous soient parvenus, la *Bible*,
mentionne dans le *Lévitique*, qu'on attribue généralement à Moïse des écoulements contagieux, et
qui se propagent par le rapprochement des sexes :

aussi ce législateur donne-t-il des lois sages et sévères pour arrêter cette communication. La loi
que le même législateur impose aux femmes pendant èt après leurs règles , non-seulement me
paraît une loi sage et nécessaire dans un pays
chaud , mais je la trouve même très-convenable
dans nos climats de l'Europe ; car il est constant
que le sang menstruel, chez les femmes très-saines
en apparence, charie souvent des humeurs si âcres
que leur application sur les parties génitales d'un
homme sain occasionne des écoulements ou des
ulcères. Ne serait-il pas permis de penser avec
le savant Swediaur que l'issue ouverte à cet émonctoire, à ces matières âcres et nuisibles, est cause
que les femmes sont rarement sujettes à la goutte?

Ce qui tendrait encore à confirmer que le mal vénérien existait avant la découverte de l'Amérique ,
ce sont, d'une part, d'anciens réglements pour la
discipline des lieux de débauche de *Londres ,* ré-
digés en 1430 , dans l'un des articles desquels il
est question des personnes chargées de la garde
des femmes infectées d'une maladie que tout le
monde avait en horreur, et dont un autre défend,
sous les peines les plus graves, de laisser se pro-
stituer les femmes infectées de *l'asure ,* qui est la
même chose que la gonorrhée. Il existe des statuts
en Angleterre qui, dès le onzième siècle, con-
damnent à une forte amende tout concierge qui

tiendrait chez lui des femmes qui auraient la maladie de la brûlure (1).

D'autres statuts ont été faits en 1347, par la reine Jeanne Ire, où nous trouvons, d'après d'autres réglements, l'article IV, qui s'exprime ainsi : « La reine veut que tous les samedis, la baillive et un chirurgien préposés par les consuls, visitent chaque courtisane ; et s'il s'en trouve quelqu'une qui ait contracté du mal provenant de paillardise, qu'elle soit séparée des autres pour demeurer à part, afin qu'elle ne puisse pas s'abandonner, et qu'on évite le mal que la jeune pourrait prendre. »

Hippocrate, Galien, Celse, Dioscoride parlent de maladies des organes génitaux semblables à celles qui caractérisent la syphilis. Les satires de *Juvenal* et de *Martial* censurent les symptômes qui sont le résultat d'un coït impur. Paul d'Ægine, *Guidon de Chauliac* et Becket ont décrit avant le quinzième siècle la plupart des symptômes qui constituent le mal vénérien. Tout tend donc à prouver que la syphilis n'est pas une importation du Nouveau-Monde, mais qu'elle a dû exister de tous les temps, et se développer sous l'influence

(1) Le nom de *brûlure*, adopté alors en Angleterre, correspond à celui de *chaudepisse*, donné en France aux écoulements vénériens, à cause de la chaleur qu'éprouvent en urinant ceux qui en sont atteints.

de trop vives excitations et d'une acrimonie particulière des humeurs.

La connaissance de la maladie syphilitique dans
l'Indoustan, depuis un temps immémorial ; son
existence en Afrique et dans beaucoup d'autres
contrées, les diverses maladies des organes de la
génération, décrites par les Grecs, les Romains,
les Arabes ; les gonorrhées ou écoulements, ainsi
que les différents ulcères corrosifs des parties génitales, venant *propter decubitum cum muliere fœda,*
sont une preuve que cette maladie se développe
sur toute la surface de la terre, et qu'elle est le
fruit du rapprochement des sexes, lorsqu'ils ne
sont pas dans des conditions favorables. Disons
avec Swediaur que le globe, que la race humaine
et ses maladies sont bien vieux, tandis que nos
connaissances sont bien jeunes.

Ce qui tendrait à prouver d'une manière à ne
laisser aucun doute que le mal vénérien, ou le
principe acrimonieux qui le caractérise, était
connu bien avant le xve siècle et qu'il n'a point
été apporté des Indes Occidentales par Christophe
Colomb, ainsi qu'on semble le croire assez généralement, c'est l'épigraphe suivante renfermée
dans un manuscrit du xi° siècle, contenant des
satires, la voici :

Infelix duplici Landricus peste laborabat
Alterius vires altera pestis alit
Clade prima gule cladeque secunda Priapi
Mentula necnon nec gula fera pati

Voici comme on doit traduire ce passage :

Une double maladie assiége le malheureux Landricus ; le premier mal accroît la violence du second. Les souffrances du gourmand avec la peste de Priape Phallus, et la gloutonnerie, le tourmentent de concert (1).

Certes, par ce mot *peste de Priape*, on ne peut mettre en doute une maladie grave des organes

(1) M. Barrois, homme éclairé et savant archéologue, a bien voulu m'ouvrir sa nombreuse bibliothèque, et me permettre de faire des recherches dans la grande et belle collection des manuscrits qu'il possède. Il n'y a rien de plus curieux que tous ces monuments des siècles passés, fruits d'une longue patience et premiers dépositaires des lettres, des sciences et des arts. C'est aux moines que nous devons des trésors si précieux ; ce sont eux qui, du fond de leur cloître, nous ont transmis toutes les richesses de l'antiquité. Gloire, respect et souvenir de reconnaissance à ces hommes de Dieu qui, au sein d'une vie austère, ont légué à la postérité la lumière et la civilisation. Beaucoup de ces manuscrits sont remarquables par des dessins pleins de pureté, des arabesques d'une étonnante variété et d'un charme inexprimable. On n'a point de nos jours trouvé le secret de colorier avec autant de fraîcheur, et de marier l'or aux nuances les plus suaves ; et ce qui doit être un sujet d'étonnement, c'est

génitaux à laquelle on a donné le nom de maladie vénérienne, mot qui dérive de *Vénus*.

Il est une opinion qui compte beaucoup de partisans, c'est celle qui considère la syphilis comme une dégénération de *la lèpre* : les symptômes qui caractérisent ces deux affections sont presque identiques, puisque toutes deux se manifestent par des pustules, des endurcissemens de la peau, des excroissances hideuses, des ulcères rongeurs, des exostoses et des douleurs nocturnes aux os. Dans les XIV⁰ et XV⁰ siècles, la lèpre régnait en Europe d'une manière si effrayante et si générále, et la France à elle seule offrait un si grand nombre de lépreux, qu'en 1225, sous le règne de Louis VIII, il y avait, d'après Matthieu Paris, dix-

qu'après tant de siècles qui auraient dû faner de si riches couleurs, elles aient pu conserver encore cet éclat, ce brillant, cette limpidité qui feraient croire qu'elles viennent de s'échapper du pinceau.

Ce n'est pas sans une vive émotion que j'ai tenu dans mes mains un ouvrage qui a été le prélude d'une grande et immortelle découverte, celle de l'imprimerie. Cette *xilographie*, qui est de 1420, et qui offre des caractères d'écriture ainsi que des figures, sert de transition aux premiers essais de Guttemberg, qui, par son immortelle découverte, a pu perpétuer la pensée, l'étendre aux contrées les plus éloignées, transmettre aux âges à venir tous les faits de la science, toutes les richesses de la littérature, et au monde qui vivra après nous, le souvenir, l'exemple des hautes vertus, des grandes et nobles actions.

neuf mille hôpitaux destinés à les recevoir. Autenrieth prétend que le Wurtemberg fournit la preuve la plus évidente que la syphilis n'est qu'une modification de la lèpre, qu'elle a remplacée. En effet, la syphilis a pénétré dans le Wurtemberg un siècle plus tard que dans le reste de l'Allemagne, et pendant ce temps, la lèpre continuait d'y régner ; mais à peine la syphilis eut-elle paru, que la lèpre disparut complétement. Nous donnons cette opinion d'un praticien célèbre, sans vouloir la juger. J'ajouterai seulement, pour prouver l'identité de ces deux affections, qu'il est rare que des individus ayant eu plusieurs maladies vénériennes ne finissent pas par être attaqués d'affections dartreuses, maladies qui ne sont elles-mêmes qu'un diminutif de la lèpre.

Tous les faits que je viens de rapporter sembleraient prouver que le mal vénérien a toujours existé, qu'il est le résultat d'un concours de circonstances qui se rattachent au rapprochement des sexes, qu'il peut se développer sous l'influence d'une excitation trop vive des organes génitaux, ou devoir son origine à l'épaississement et à la fermentation de la matière onctueuse que sécrètent habituellement les organes sexuels, et cela par suite du défaut de propreté. L'existence des fleurs blanches, le rapprochement avant, pendant et après l'écoulement des règles, l'action abusive des plaisirs de l'amour, surtout à de pareilles epoques; une acrimonie des humeurs qui se manifeste, soit par un engorgement glandulaire, soit par des dartres ou des ulcères de mauvaise nature, peuvent occasionner cette maladie, et donner lieu au développement de tous les symptômes qui la caractérisent.

Sans vouloir balancer les autorités d'une multitude d'écrivains célèbres, sans émettre d'opinion sur des peuples qu'on a vus s'accuser réciproquement d'avoir propagé cette horrible peste, je me contente de faire observer que M. Sprengel a puissamment combattu l'opinion de ceux qui font provenir la maladie vénérienne des Indes Occidentales. Les annales des nations contiennent des témoignages irrécusables qui prouvent l'existence de ses symptômes, longtemps avant que Christophe Colomb ne mît à la voile pour entreprendre son immortelle découverte.

Quoi qu'il en soit de l'origine de la syphilis, il est certain que les peuples de l'Europe ont contribué à étendre cette affection. La propagation de ce fléau est une des suites fâcheuses de leurs voyages, de leur commerce, de leur industrie, de leurs guerres, de leurs victoires, de leur domination. Ajoutons que cette maladie a dû augmenter d'intensité à mesure qu'elle a parcouru le globe terrestre, et que, transportée ainsi de climat en climat, elle a dû s'exaspérer par les influences d'une température étrangère. Ajoutons enfin que l'homme a singulièrement multiplié les effets de cette contagion terrible, en trompant les sages intentions de la nature, en exaltant sa sensibilité par des excès inouïs, en se créant des besoins et des penchants qui sont l'opprobre de l'espèce humaine. Mais en voilà assez sur l'histoire de l'origine du mal vénérien : signalons les désordres qui peuvent résulter de l'absorption du virus syphilitique, et de son séjour plus ou moins prolongé dans l'économie.

Cette affreuse maladie se reproduit sous tant de formes, elle a des aspects si divers, qu'elle sera longtemps encore un objet d'étude pour les médecins. Elle se manifeste le plus souvent par des écoulements d'une matière jaune verdâtre, d'une telle acrimonie, que lorsqu'elle est appliquée à la surface du corps d'une personne saine et bien portante, elle y produit une irritation et des symptômes inflammatoires plus ou moins violents, qui sont le prélude d'une infection générale. Plusieurs voies peuvent être la source de cet écoulement, qu'accompagnent souvent les plus vives douleurs. D'autres fois, ce sont des engorgements glandulaires situés le plus ordinairement aux aines et aux aisselles , qui ont reçu le nom de *bubons*.

Des boutons, qui sont le résultat de ce mal, peuvent se manifester sur toutes les parties du corps; mais ils se montrent le plus souvent au visage, aux mains, aux pieds, et, dans ce dernier cas, quelquefois les ongles se dessèchent, deviennent rougeâtres et violacés. Ces boutons ont parfois une couleur cuivreuse, verdâtre, qui décèle leur funeste origine. Le front de certains individus en est tellement recouvert, les croûtes qui sont le résultat de leur suppuration sont tellement épaisses et sillonnées à leur surface, que leur physionomie présente l'aspect le plus hideux. Lorsqu'elles se détachent, on ne voit que des excavations profondes qui mettent à nu les papilles nerveuses, et causent de vives douleurs. D'autres fois, le virus syphilitique étend ses ravages jusqu'aux os; il ne se borne pas toujours à produire des douleurs nocturnes atroces : souvent même il les carie profondément, et arrache des cris lamentables aux malheureuses victimes de cette affreuse maladie.

C'est par des végétations de formes variées, et occupant le plus souvent les parties sexuelles, que le mal vénérien décèle son existence. Ces excroissances charnues ont reçu le nom de *porreaux*, de *choux-fleurs*, de *crêtes-de-coq*, de *condylômes*, de *verrues*, selon les formes qu'elles affectent, selon qu'elles occupent les parties génitales, le périnée, l'anus, etc. Ces végétations sont susceptibles de croître sur toutes les parties de la peau. On les trouve quelquefois sur les bords des paupières, dans les oreilles, dans l'intérieur des fosses nasales. On les remarque au voile du palais et dans l'intérieur de la bouche. Une femme, dit le docteur Alibert, mourut d'une excroissance énorme qui se forma à la base de la langue, et qui acquit un tel développement, qu'elle finit par empêcher le passage des aliments.

D'autres fois, par suite du principe vénérien, on ressent de vives douleurs dans le canal de la verge, on y éprouve une démangeaison insupportable qui donne lieu à de fréquentes érections et à une continuelle déperdition du sperme. Souvent, lorsque les malades font des efforts pour aller à la selle, une matière glaireuse s'échappe du canal, et l'urine de quelques-uns contient des flocons blanchâtres qui se déposent au fond du vase. Quelquefois en peu d'instants, les douleurs, les démangeaisons de la verge cessent et ses symptômes se portent au fondement ; elles reviennent bientôt après à la verge et se promènent ainsi d'une partie à l'autre.

Les ulcères syphilitiques désignés sous le nom de *chancres* sont encore le résultat de l'affection que je décris. Ils affectent le plus ordinairement

les parties génitales. On en trouve fréquemment
sur les fesses, les cuisses et le ventre des enfants
malsains. Ils peuvent occuper toutes les parties du
corps. On a observé plusieurs cas où les femmes
attaquées de syphilis ont eu le vagin et la matrice
totalement rongés par un chancre très-étendu.
Le canal de l'urètre, chez l'homme, peut être obstrué par des rétrécissements ou détruit par des ulcérations vénériennes. Le cuir chevelu, les yeux,
les oreilles, le nez, la bouche, la gorge, sont fréquemment infectés par des chancres du plus mau
vais caractère.

MM. Sicard et Grellier, médecins d'Angou-
lême, nous ont communiqué l'observation d'un
individu qui était tout couvert d'ulcères syphilitiques. Ces ulcères étaient devenus très-profonds et
fistuleux ; ils s'étaient agrandis à un tel point, qu'ils
s'étaient tous réunis : en sorte qu'au lieu de la peau,
on voyait sur l'universalité du corps une vaste
croûte suppurante, exhalant une puanteur horrible. Ce malade mourut dans un état vraiment
déplorable.

Quelquefois, pour comble de malheur, le scorbut vient se joindre à la syphilis invétérée : c'est
alors que les malades sont en proie aux plus violentes douleurs. Ils maigrissent de jour en jour ;
leur respiration devient très-difficile ; ils ont le

hoquet, des tiraillements atroces dans l'estomac, des insomnies continuelles ; leur teint est cuivreux et blafard ; leurs gencives sont molles, fongueuses et sanguinolentes ; leur haleine est pestiférée ; des taches violacées recouvrent çà et là toute la surface de la peau ; il se manifeste des hémorragies nasales ; l'abattement est extrême ; les cheveux tombent ; les ongles se rident et se dépolissent ; le pouls est déplorable, et la mort vient mettre fin à tant de souffrances.

Telle est la liste des affreux symptômes qui accompagnent cette terrible maladie, quand elle est invétérée et que le sang et nos organes sont abreuvés de ce limon corrupteur. On ne peut donc trop se presser de l'expulser, car chaque instant, chaque minute lui donne de nouvelles forces ; il s'identifie avec notre corps et vit avec lui ; il mine sourdement la texture de nos organes, trouble les lois de la nutrition, colore nos traits d'une teinte cuivreuse, jaunâtre et plombée ; trouble nos facultés intellectuelles, jette le découragement dans le cœur, et, pervertissant à la fois le moral et le physique, il nous rend un objet de pitié, et nous conduit à la mort à travers mille tourments !

CONSIDÉRATIONS GÉNÉRALES

TRAITEMENT DES MALADIES VÉNÉRIENNES.

Nous avons signalé plusieurs fois, non seulement l'inefficacité des préparations mercurielles dans le traitement des maladies vénériennes, mais encore les dangers de l'abus d'un tel moyen. Il n'est point de praticiens qui n'ait été à même de constater que les symptômes primitifs du mal vénérien sont fréquemment agravés par les médicaments mercuriels, et qu'il suffit d'en cesser l'emploi pour voir l'état du malade s'améliorer promptement. Cela tient à ce que, dans un très-grand nombre de cas, les accidents qui surviennent sont plutôt déterminés par le mercure que par la maladie elle-même. Aussi serait-il plus raisonnable de donner à l'ensemble de tous ces symptômes le nom de *maladie mercurielle*. Ce médicament, pris en liqueur, en pilules et surtout en frictions, détermine souvent une salivation abondante, des ulcérations dans toutes les parties de la bouche; les dents s'ébranlent, les gencives se gonflent, et une odeur fétide s'échappe des parties malades. On peut sans être malade ressentir les effets de ce médicament. L'homme le plus sain peut en éprouver les symptômes les plus déplorables ; il irrite le système nerveux et décompose nos humeurs, devient une source de maladies fort graves et quelquefois incurables. Des douleurs dès os avec carie, des ulcères du nez et du palais, des dartres opiniâtres, des affections du poumon, des inflammations chroniques de l'estomac, des palpitations de cœur, la surdité, la perte de la vue, la folie, la mélancolie, sont encore fort souvent le résultat du simple emploi ou de l'abus du mercure pris sous toutes les formes.

Nous avons signalé, les précieux avantages des sudorifiques ; nous avons prouvé d'une manière péremptoire leur efficacité, non seulement dans le traitement des maladies vénériennes, mais encore dans celui de toutes les affections qui reconnaissent pour cause une altération de nos fluides, un état maladif du sang. Après une étude assidue de toutes ces substances, nous avons choisi celles qui nous été démontrées les plus efficaces, et, les combinant avec d'autres substances qui favorisent la sécrétion urinaire, nous avons obtenu un mélange qui agit à la fois sur la transpiration et les urines, et qui élimine de l'économie jusqu'à la dernière parcelle du principe syphilitique. Ajoutons, ainsi que l'a très-bien fait remarquer le docteur Lagneau, qu'indépendamment de leur vertu sudorifique, ces végétaux jouissent d'une propriété spécifique pour la destruction du virus vénérien. Il se passe ici un phénomène chimique inexplicable sans doute, mais qui n'en est pas moins réel. Appartient-il à l'homme de toujours dévoiler les mystères qui se passent au sein de l'organisme, création étonnante, image de tout ce qu'il y a de plus mystérieux !

Ce mélange médicamenteux dont nous venons de parler n'eût pas entièrement rempli le but que nous nous sommes proposé, s'il ne possédait des qualités émollientes et rafraîchissantes, car la plupart des maladies vénériennes offrent des symptômes inflammatoires, et symphatiquement beaucoup d'organes, entre autres l'estomac et les intestins, s'irritent sous l'influence d'un principe qui porte le trouble dans l'économie, et semble atteindre le système nerveux d'une manière toute particulière. De là, donc, la nécessité d'un traitement rafraîchissant, si on veut combattre avec succès des maladies qui arrivent trop souvent à un très-haut degré d'intensité, surtout lorsqu'elles sont tourmentées par des médicaments excitants.

La poudre dépurative dont nous avons parlé

pages 284 et suivantes , et à laquelle le malade se soumettra pendant toute la durée du traitement, est un moyen émollient et rafraîchissant qui a sur l'organisation la plus heureuse influence , et qui remplit toujours les intentions de celui qui l'administre, quand on sait d'ailleurs en aider l'effet par des moyens accessoires que nécessitent toujours les symptômes divers qui caractérisent le mal vénérien. Nous avons indiqué , page 305 la manière d'user de ce moyen.

Notre expérience nous a appris que l'emploi des purgatifs aidait à la guérison des affections vénériennes : aussi conseillons-nous au malade de se purger deux ou trois fois durant le traitement dépuratif. Nous avons soin d'ailleurs d'indiquer à la description de chaque symptôme syphilitique, le nombre de fois qu'il est nécessaire de prendre des pilules purgatives : voyez, page 310, la manière de les employer. J'ajouterai que si les malades éprouvaient de l'irritation dans les voies digestives , irritation caractérisée par la rougeur de la langue , par la sensibilité du ventre , par une courbature générale , il faudrait s'abstenir des purgatifs, et n'user que du moyen dépuratif rafraîchissant.

Dans beaucoup d'affections vénériennes, les malades se trouvent dans la nécessité d'avoir recours à des moyens externes ; j'ai soin de les indiquer au traitement de chaque symptôme vénérien. Comme je conseille fréquemment l'usage d'une pommade à la fois détersive et fondante, je renvoie le lecteur à la page 314, où il trouvera la manière de l'employer.

Les bains sont encore une ressource précieuse dans le traitement des maladies syphilitiques : non seulement ils favorisent une transpiration essentiellement salutaire, mais encore ils apportent dans toute l'économie un calme qui concourt puissamment à la guérison de ces affections, souvent plus tenaces par l'irritation du système nerveux, qui se calme sous l'influence d'une immersion prolongée. Quoique les bains tièdes soient ceux que je conseille habituellement, cependant il faut reconnaître que les bains froids se montrent souvent efficaces, quand il s'agit d'imprimer du ton, de la force à l'économie. Ajoutons qu'il est quelques tempéraments, et plus particulièrement ceux de nature sanguine, qui ne supportent que difficilement les bains : loin de leur donner du calme et du bien-être, ils développent souvent chez eux une congestion sanguine vers la tête, qui donne lieu à des étourdissements et à une agitation fatigante.

Les maladies vénériennes prennent, selon le tempérament de chaque individu, un caractère diffèrent. Tantôt elles attaquent des sujets faibles, d'autres fois elles se lient aux affections écrouelleuses. Dans le premier cas, on combine au traitement dépuratif la *liqueur fortifiante* dont nous avons parlé, afin de ranimer l'organisation et l'aider à vaincre les funestes effets d'un poison dont l'énergie semble s'accroître en raison de la débilité du malade. Dans le second, on associe avec avantage le dépuratif à la *liqueur désobstruante* que nous mettons en usage dans le traitement des écrouelles. Dans quelques circonstances, les évacuations sanguines, soit par la lancette, soit par les sangsuès, deviennent indispensables, surtout quand le sujet est fort et robuste. Lorsqu'une sensibilité nerveuse trop exaltée accroît les symptômes vénériens, l'emploi sagement dirigé des *préparations opiacées* se montre d'un précieux secours.

L'opium est un médicament héroïque qui rend de grands services à l'art de guérir, et c'est avec raison que l'illustre Sydenham disait qu'il n'en est pas de plus efficace et que *la médecine ne saurait s'en passer* : aussi en faisons-nous un fréquent usage, et nous n'avons qu'à nous louer des succès que nous en obtenons journellement. Il est enfin d'autres moyens accessoires dont nous nous réservons de parler en temps et lieu, et qui trouveront leur application au traitement de chaque accident syphilitique.

Il ne suffit pas de faire usage de la poudre végétale, du purgatif et des moyens indiqués, il faut encore se soumettre au régime suivant : se priver de café, de liqueur, de bière ; boire le vin bien trempé, et même ne boire que de l'eau pure ou sucrée si l'inflammation est vive. Le laitage, les œufs, les plantes potagères, les légumes, les fruits mûrs, sont favorables. On évitera toute espèce de salaisons, ainsi que les viandes noires et faisandées ; on ne fera usage que de bœuf, de mouton, de veau et de volaille ; et si l'inflammation était très-vive au commencement de la maladie, on devrait ne se nourrir pendant quelques jours que de lait, de légumes et de potages.

Les malades ne doivent pas trop se fatiguer ; ils peuvent se promener et vaquer à leurs affaires pendant l'administration de ce traitement ; car un exercice modéré, en favorisant la transpiration, est un moyen d'expulser le principe vénérien. Ils doivent être attentifs à se garantir des vicissitudes atmosphériques ; le froid, surtout le froid humide, peut leur être très-nuisible ; ils devront sortir principalement aux heures où le soleil a le plus de force ; ils éviteront la fraîcheur des nuits.

Les parties malades seront toujours tenues dans un très-grand état de propreté. On les lavera avec de l'eau tiède si l'inflammation est vive et si on est en hiver; l'eau sera froide en été, si l'inflammation n'est que légère. Des bains entiers tièdes, des bains locaux émollients, des lavements à l'eau de guimauve, tels sont les moyens qui seconderont parfaitement l'emploi du traitement végétal.

Comme, par suite d'écoulements, la chemise des malades est toujours enduite de matières, ce qui la durcit et excite souvent sur les parties affectées une action irritante, on peut obvier à cet inconvénient en plaçant sur l'ouverture du canal une boule de charpie que l'on change facilement; cette boule est maintenue par l'écoulement et par la chemise qui, par ce moyen, n'est nullement tachée. Que de fois ces taches n'ont-elles pas fait connaître un mal que l'on aurait voulu cacher ! Le moyen que j'indique est très-facile et très-commode.

Les malades, en se conformant avec exactitude aux règles que j'ai tracées dans tout ce qui a rapport aux maladies vénériennes, obtiendront assez promptement leur guérison radicale; mais il ne faut pas croire que l'on ait atteint ce but dès que les symptômes extérieurs sont dissipés : l'expérience de tous les jours nous apprend que, malgré la disparition de ces signes apparents d'infection, il faut, si l'on veut détruire complètement le vice intérieur, continuer le traitement dépuratif quarante à cinquante jours dans les affections récentes , plus longtemps dans celles qui sont anciennes. On n'a malheureusement que trop d'exemples de personnes qui, par impatience ou par d'autres motifs moins excusables encore, ayant renoncé, malgré notre avis, au dépuratif interne dès la cessation des symptômes apparents, ont été reprises, après un certain temps, par de nouveaux accidents beaucoup plus graves et plus rebelles aux moyens curatifs, et c'est plus particulièrement à la gorge qu'ils se manifestent. Il n'est pas de jour que nous ne soyons à même de voir des ulcères affreux qui ont détruit le voile du palais, les amygdales, et profondément carié les os de la voûte palatine. Souvent de semblables désordres ne se manifestent que par un léger enrouement, une simple douleur ; le mal fait de si rapides progrès, qu'on n'a pas le temps d'en arrêter les ravages , et que toutes les parties de la bouche tombent en pourriture. La plume se refuse à retracer les déplorables images qui ont frappé nos yeux, et qui sont la triste conséquence d'une coupable négligence.

Gonorrhée, ou Écoulement par la verge.

Cette maladie, désignée sous le nom d'échauffement, de blennorrhagie, de chaudepisse, est caractérisée par un écoulement de nature glaireuse,
puriforme, blanc, jaunâtre ou verdâtre, venant
du vagin chez la femme et du canal de l'urètre
chez l'homme, accompagné d'un sentiment plus
ou moins vif de chaleur et de cuisson douloureuse dans ce conduit, principalement lors de
l'émission des urines.

La cause la plus ordinaire de cette maladie,
c'est le principe vénérien, qui est absorbé, pompé
par la membrane muqueuse qui tapisse le canal.
Cet écoulement peut encore se développer, et cela
est très-fréquent, après qu'on a eu des rapports
avec une femme qui a ses règles ou des flueurs
blanches âcres. Le pus qui découle d'une ulcération de la matrice, le rapprochement avec des

femmes qui ont le sang chaud, âcre, qui ont des dartres, la gale ou des écrouelles, telles sont les circonstances qui peuvent encore produire cette maladie. Des individus eux-mêmes dartreux, galeux, écrouelleux, ayant ou des rhumatismes, ou la goutte, ont souvent été affectés d'écoulement pour s'être trop irrités ou fatigués avec des femmes fort saines d'ailleurs ; ce qui prouve qu'il y a des écoulements qui sont de nature dartreuse, scrofuleuse, goutteuse, et qui se lient à une affection hémorrhoïdaire. Il est certain que, dans ce cas, l'humeur acrimonieuse du sang se porte sur les organes génitaux, et y détermine ces écoulements qui peuvent se communiquer et qui réclament toujours le même traitement.

La gonorrhée ou chaudepisse se montre ordinairement depuis le deuxième jusqu'au huitième jours après le coït avec une femme infectée de maladie vénérienne ou d'âcreté humorale. Quelquefois l'écoulement ne se développe qu'au bout de quinze jours, un mois, et même plus tard. Lorsqu'il ne se fait pas jour au dehors, ce qui arrive quelquefois, on est exposé à de très-grands dangers. La gonorrhée ne suit pas toujours une marche simple et régulière : dans certains cas, par exemple, elle est bénigne et indolente, au point de n'occasionner ni cuisson, ni aucun autre signe d'irritation, les malades ne s'en apercevant que par les traces qu'elle laisse sur le linge. D'autres fois, cette maladie ne manifeste son existence que par un simple chatouillement; il n'y a ni douleur, ni écoulement. Le plus souvent elle s'accompagne de symptômes plus graves; la douleur est plus vive, elle se propage tout le long du canal; la sortie des urines ne se fait que goutte à goutte, elles présentent des filets de sang; quelquefois le sang coule pur et vermeil; des érections fatigantes et douloureuses tourmentent les malades jour et nuit; les aines et les testicules irrités annoncent une chaudepisse cordée. Cet état, que beaucoup d'individus, dans le but de s'abuser, qualifient de simple échauffement, exige toujours, sans exception, l'emploi du traitement végétal.

Quelquefois la chaudepisse est bâtarde, c'est-à-dire, qu'au lieu d'avoir son siége dans le canal, elle est située entre le gland et la peau de la verge qui le recouvre; elle consiste en un écoulement blanchâtre, jaunâtre ou verdâtre. Quel que soit le siége de cet écoulement, le traitement est toujours le même.

Il est beaucoup de personnes qui se figurent que la blennorrhagie n'est nullement vénérienne, qu'on peut l'arrêter impunément sans se soumettre à aucun traitement intérieur, qu'il suffit de prendre ou du *poivre cubèbe* ou du *copahu*, et que la guérison s'opère toujours ainsi sans laisser la moindre trace. C'est là une erreur bien funeste,

et que partagent malheureusement quelques médecins. Notre opinion diffère entièrement, et s'étaye
de la proposition de Hunter, qui dit : « La ma-
» tière d'une gonorrhée peut produire la gonor-
» rhée, ou le chancre, ou la vérole ; et la matière
» d'un chancre peut aussi donner lieu à la go-
» norrhée, au chancre ou à la vérole. » Ce passage est d'un grand poids pour tout praticien dé-
gagé de préventions. Il nous suffira de rappeler
quelques faits puisés ou dans l'ouvrage de Lagneau ou dans notre pratique particulière, pour
prouver l'identité de ces diverses affections.

Première observation. — M...., négociant d'une
ville maritime, cohabita avec une jeune fille.
Après huit jours il me fit appeler, et je lui trou-
vai le gland et le prépuce couverts de chancres
profonds et douloureux ; je visitai la jeune personne, qui n'avait qu'un écoulement, fort peu
abondant.

Deuxième observation. — Un officier en gar-
nison à Strasbourg ayant éprouvé un écoulement très-simple en apparence, se guérit à l'aide
d'une simple tisane et d'un régime convenable :
il fut très-bien portant la première année qui
suivit ce traitement ; mais à la seconde, il commença à se plaindre de maux de tête et d'enchi-
frènement habituel ; il négligea ce mal, qui ne fit

qu'augmenter. Il me consulta ; voici l'état dans lequel il se trouvait : le front était très-saillant par le gonflement de la substance osseuse ; la membrane qui tapisse l'intérieur du nez sécrétait une quantité considérable de matières d'une couleur verte, quelquefois noirâtre et d'une extrême fétidité, ce qui annonçait un point de carie d'où le malade sentait descendre cette humeur corrosive. La violence des douleurs de tête était toujours en raison inverse de cet écoulement. Un traitement méthodique opéra une solide guérison.

Troisième observation. — Un malade, âgé de quarante ans, éprouva des douleurs très-vives dans toute la jambe gauche, avec gonflement de l'os. Il avait au creux de l'estomac une énorme quantité de pustules croûteuses, noirâtres, entourées d'un cercle livide, et présentant tous les signes distinctifs des pustules vénériennes. J'appris que ce malade avait, cinq ans auparavant, gagné un écoulement dans un lieu suspect. Un traitement convenable le débarrassa entièrement.

Quatrième observation. — Un jeune homme n'ayant jamais éprouvé d'autres maladies vénériennes que des gonorrhées, traitées par une simple tisane, vit se développer chez lui des ulcères au voile du palais, des boutons sur tout le corps, ainsi que des croûtes sur le cuir chevelu. Il n'obtint guérison que par un traitement dépuratif.

De tous ces faits, nous somimes autorisé à conclure que le virus blennorrhagique peut produire des chancres, des boutons, des excroissances, des bubons, et que par contre la suppuration provenant de ces divers accidents est capable d'occasionner des écoulements vénériens. Nous pensons donc avec Astruc, Swediaur, Monteggia, Cullerier et quelques praticiens de grande autorité, qu'il est pruder·, dans toutes les gonorrhées gagnées par le coït, de procéder par un traitement anti-vénérien, afin de garantir la constitution des ravages du virus qui peut avoir été absorbé. Cet axiome bien vulgaire, qui dit que la chaudepisse est la *mère des véroles*, renferme une vérité bien utile pour le praticien qui s'est adonné à l'étude des maladies syphilitiques.

Traitement. — Le malade se mettra de suite à l'usage de la *poudre végétale*. Pendant tout le temps qu'il y aura de l'irritation, il sera nécessaire de la prendre *quatre fois par jour*, au lieu de trois fois seulement, et d'ajouter à chaque verre une ou deux cuillerées à soupe de sirop d'orgeat, de gomme, de capillaire ou de limon. On peut encore prendre cette poudre dans une décoction d'orge ou de graine de lin, dans de

l'eau de veau ou de poulet. Les boissons mucila-
gineuses, tempérantes et délayantes, agissent de
deux manières : 1° en calmant la disposition inflammatoire générale, qui est quelquefois très-
vive; 2° en étendant les urines, dont l'âcreté, sans
cette précaution, augmenterait indubitablement
l'irritation du canal de l'urètre. Si l'irritation est
vive, et qu'on soit obligé de trop marcher, ce
qu'ondoit éviter autant que possible, on portera
un suspensoir, afin de prévenir l'engorgement des
testicules. On prendra quelques bains entiers, ou
bien on baignera la verge dans de l'eau tiède, du
lait ou de l'eau de guimauve. Chaque bain devra
durer une heure et plus, un bain local quinze à
vingt minutes. Si la chaudepisse est douloureuse,
on devra ajouter à chaque verre de poudre végétale, *six gouttes de laudanum liquide de Sydenham :*
le pharmacien délivre cette préparation, qui devra être continuée jusqu'à ce que les fortes douleurs soient passées. L'emploi de quelques lavements se montrerait salutaire, surtout s'il y
avait constipation ou devoiement; et si, malgré
cela, l'inflammation ne cessait pas, et que l'émission des urines fût trop douloureuse, on devrait
appliquer quinze à vingt sangsues au périnée
(partie située entre le fondement et les bourses);
des cataplasmes de mie de pain et d'eau ou de
farine de grain de lin, appliqués à nu sur la verge,
et pas trop chauds, concourent à calmer son ir-

ritation. Chez quelques sujets, cependant, ils produisent un effet tout contraire, ils semblent accroître l'inflammation; aussi doit-on, dans ce cas assez rare à la vérité, ne pas les employer. Il est très-souvent nécessaire de revenir aux sang-sues pour faire disparaître entièrement l'inflammation : quelques praticiens préfèrent les appliquer sur la longueur de la verge, ils trouvent que le dégorgement est plus prompt. Tout en appréciant les avantages d'un tel procédé, surtout lorsqu'une première application n'a pas réussi au périnée, je dois faire remarquer que par suite de cette saignée locale, la verge devient quelquefois plus grosse et se gonfle : on obvie à cet inconvénient en la recouvrant de cataplasmes de farine de graine de lin ou de mie de pain, pendant quelques jours. Si ce moyen ne détruisait pas le gonflement inflammatoire, on y parviendrait aisément en appliquant sur la verge des compresses trempées dans un mélange d'eau et d'extrait de saturne, dans la proportion d'une cuillerée à soupe de cet extrait, par verre d'eau froide; on renouvelle souvent les compresses, ou pour mieux dire, on les retrempe dans ce mélange. — Lorsque l'écoulement a un caractère tellement inflammatoire qu'il détermine de la fièvre, une courbature ou un trouble général dans l'économie, on ne saurait se dispenser d'une saignée du bras, qui alors doit toujours précéder l'application des sangsues. Une saignée est d'autant plus nécessaire que le sujet est fort et sanguin. Vers la fin du traitement, le malade devra se purger une ou deux fois. Quelques évacuations, en même temps qu'elles débarrassent le tube digestif, produisent un effet dérivatif qui hâte la terminaison de l'écoulement. Il faudrait que l'estomac et les intestins fussent irrités pour qu'on se dispensât d'avoir recours aux purgatifs.

Manière de terminer le traitement des Écoulements.

Dès que l'inflammation s'est très-affaiblie, qu'il n'y a que peu ou point d'irritation, que l'écoulement tire à sa fin, et que le virus vénérien a été combattu par la *poudre végétale,* pendant vingt-cinq à trente jours et quelquefois davantage, selon l'intensité de la maladie, on remédie alors à la faiblesse locale, et on supprime entièrement l'écoulement par l'injection suivante, qui est à la fois tonique et calmante, et très-propre par conséquent à faire cesser les douleurs nerveuses que l'on ressent dans une partie plus ou moins étendue du canal de l'urètre :

Prenez: Sulfate de zinc..................... 40 graius.

Eau commune...................... 12 onces.

Laudanum liquide................,..,.... 1 gros.

Acétate de plomb .... 1 gros.

Pour les premières injections, on mélange cette préparation à égale quantité d'eau pure, et davantage si ce liquide produit des picotements.

Au bout de trois jours, on peut essayer l'injection pure, et si enfin la sensiblilité des parties affectées ne permettait pas de l'employer ainsi, on n'en userait que mélangée à égale quantité d'eau pure et même plus au besoin, ainsi que je l'ai déjà indiqué. Comme dans cette préparation, une partie des ingrédients est sujette à se précipiter, il est nécessaire de bien l'agiter avant de s'en servir. Voici la manière de procéder à son emploi.

On se procure une petite seringue d'étain ou de verre, à canule courte et arrondie, et dont le piston joue avec une certaine liberté. Cet instrument étant rempli, le malade, qui a dû rendre par avance ses urines, applique exactement la canule dans l'ouverture du canal, tient la seringue entre le pouce et le doigt du milieu de la main droite, tandis que l'indicateur se place dans l'anneau du piston ; la main gauche assujettissant la verge et l'allongeant, il fait agir l'instrument avec lenteur, ayant soin de ne lancer que le tiers environ du liquide qu'il contient, ou la moitié si la seringue est fort petite. Lorsqu'il a séjourné environ une minute dans le canal, on le rejette en cessant d'en comprimer l'ouverture avec les doigts ; on replace la seringue et on poussé le restant de l'injection. On remplit une seconde fois la seringue, et le liquide en est encore chassé en deux ou trois coups de piston, en laissant entre eux environ une minute d'intervalle. Cette opération, qui est très-facile et sans douleur, doit se pratiquer trois fois par jour; c'est-à-dire qu'on pratiquera deux injections matin et soir et deux dans la journée, en tout six injections par jour en trois fois.

Lorsqu'enfin on est parvenu à arrêter l'écoulement par le secours des injections et de la poudre végétale, qui, au commencement des injections, ne devra plus être prise que *trois fois par jour*, il est nécessaire, pour prévenir toute espèce de rechute, de continuer encore pendant dix à quinze jours le traitement dépuratif et les injections; mais alors on ne fera qu'une seule injection matin et soir, c'est-à-dire qu'on n'emploiera que le contenu d'une seule seringue chaque fois, toujours en deux ou trois temps. Cette continuation de traitement est indispensable, afin d'empêcher le retour de l'écoulement, qui a une très-grande tendance à renaître sous l'influence de la moindre irrégularité dans le régime. A dater du moment où on commencera les injections, on devra se purger trois fois, à huit ou dix jours d'intervalle.

Notre préférence pour les injections est fondée sur les avantages que nous en obtenons tous les jours et sur les inconvénients que présentent les diverses préparations internes qu'on met généralement en usage. Elles contiennent toujours du copahu ou du poivre cubèbe, substances qui irritent l'estomac, les intestins, et qui le plus ordinairement n'ont d'autre effet que de dégoûter les malades sans aucun résultat avantageux. Ces médicaments ne peuvent parvenir dans le canal de l'urètre, où leur action est nécessaire, qu'après avoir parcouru toute l'organisation, et par conséquent perdu leurs propriétés. Tandis, au contraire, que les injections sont d'un effet plus rationnel, puisqu'elles portent d'une manière facile et sans intermédiaire le remède sur le mal.

Le reproche qu'on a fait aux injections, de produire des rétrécissements du canal de l'urétre, n'est pas fondé; c'est une erreur grave répandue dans le public et encore chez quelques médecins. Un liquide poussé dans un canal ne fait que le dilater au lieu de le rétrécir. Mais ce qui est réellement la cause des rétrécissements du canal, c'est la fréquence des écoulements, c'est la négligence qu'on apporte quelquefois à les traiter, et c'est surtout lorsqu'un écoulement se prolonge par trop, qu'il épaissit, engorge la membrane qui tapisse le canal, et y détermine ces rétrécissements auxquels les injections n'ont pas la moindre part, et que je regarde au contraire comme étant le seul moyen capable de combattre avec efficacité ces écoulements, qui offrent souvent une très-grande tenacité.

Gonorrhée ancienne ou suintement habituel.

On donne communément le nom de *gonorrhée ancienne* ou *suintement habituel,* à un écoulement qui persiste après que les symptômes inflammatoires ont disparu. Cet écoulement, qui vient du canal chez l'homme et du vagin chez la femme, est tantôt purulent, épais, d'autres fois blanc et clair, très-rarement jaunâtre ; il n'est accompagné d'aucune ardeur ni douleur dans le canal. Cet écoulement, abandonné à la nature, continue souvent avec opiniâtreté pendant des mois et même des années, et lorsqu'il est considérable, ce qui est assez rare, il affaiblit sensiblement la constitution du malade, et surtout la faculté d'engendrer. Dans d'autres cas, cet écoulement, après avoir disparu pendant quelques jours, quelques semaines, ou même quelques mois, commence à reparaître, soit après avoir cohabité avec une femme ou après un exercice un peu violent, soit après une débauche de table. Cet écoulement, qui ne se manifeste souvent que par une seule goutte le matin, a lieu quelquefois plus abondamment quand le malade va à la selle. Cette maladie tient ou à une faiblesse du canal et de la constitution en général, ou bien à un principe vénérien qui n'a pas été entièrement détruit et qui exerce encore son action non-seulement sur les organes génitaux , mais encore sur l'économie ; car beaucoup d'affections dartreuses, d'ulcères de mauvaise nature, sont le résultat de cette infection permanente. Les enfants qui naissent de personnes affectées de semblables écoulements, ont des maladies humorales, des dartres, des écrouelles, la teigne; ils sont rachitiques et deviennent très-facilement bossus.

Traitement. — Le malade fera usage du dépuratif; la nourriture sera fortifiante; il se purgera tous les douze jours, en tout six purgatifs environ, à moins qu'il n'y ait de l'irritation dans le tube digestif. Il fera des injections trois fois par jour, jusqu'à la disparition de l'écoulement; elles seront même encore continuées, matin et soir seulement, pendant environ quinze jours, pour empêcher le retour de cette matière et consolider l'intérieur du canal. (*Voyez* page 548, la composition de cette injection et la manière d'en user.) Si elle se montrait inefficace, on pourrait faire des injections avec du vin pur, et si son emploi produisait de l'irritation, on y ajouterait de l'eau en partie égale.

Si l'écoulement persistait, on devrait prendre le parti d'appliquer un vésicatoire au périnée. L'emploi des amers et des ferrugineux devient indispensable. Nous nous sommes servi avec avantage des préparations iodées. Il va sans dire qu'on doit éviter le coït, l'équitation, toute espèce de fatigue et les excès de table.

Chaudepisse bâtarde du gland.

L'écoulement, dans ce cas, au lieu de venir du canal, vient de l'espace compris entre le gland et le prépuce (peau de la verge) ; sa couleur est la même, et l'inflammation, de légère qu'elle est quelquefois, peut arriver à un très-haut degré d'intensité, et se terminer par des excoriations d'où sort la matière purulente que la plus légère pression rend très-manifeste.

Cette affection, qui ne s'observe presque jamais que chez les individus dont le gland est habituellement couvert, survient ordinairement sans qu'il y ait écoulement par le canal, et elle reconnaît à peu près les mêmes causes que ce dernier.

Chez quelques individus, le gland est découvert, et une inflammation s'y développe; un suintement humoral se manifeste à sa surface ; il est souvent d'une fétidité extrême, surtout chez les personnes blondes et d'un tempérament lymphatique. La surface irritée présente des taches rougeâtres couleur de sang, et revêtant quelquefois une teinte violacée. On dirait, chez quelques individus, que l'épiderme est soulevé et que la chair est à nu. Lorsque le mal est ancien, des adhérences ont lieu entre le prépuce et le gland, et la verge prend une configuration désagréable. Le principe syphilitique n'est pas la seule cause de cette affection : elle doit souvent son origine à un vice dartreux.

Lorsque cette maladie passe à l'état chronique,
qu'elle dure longtemps , elle est tenace ; quelquefois des ulcérations profondes se forment sur le
gland , une affection cancéreuse se développe ,
et l'amputation de la verge devient alors indispensable.

Traitement. — Les règles du traitement sont
absolument les mêmes que pour la chaudepisse
du canal ou du gland. La *poudre végétale* prise
quatre fois par jour , des bains entiers et locaux,
au besoin des cataplasmes, des sangsues, tels sont
les moyens à employer. Des injections à la guimauve, et à son défaut à l'eau pure tiède, seront
faites entre le gland et le prépuce (peau de la
verge) , pour empêcher le croupissement de la
matière vénérienne. Lorsque l'irritation aura beaucoup diminué, on fera ces injections avec le mélange indiqué page 548. On ne doit pas essayer
de découvrir le gland, à moins que l'inflammation
ne soit passée, car ce serait accroître le mal. Mais
dès qu'on le pourra sans inconvénient, on prendra
matin et soir un bain local pendant un quart
d'heure, dans un verre d'eau froide auquel on
ajoutera une cuillerée à soupe d'extrait de saturne.

Le malade se purgera deux ou trois fois à dix
jours de distance. Il est quelques individus dont
le prépuce est tellement resserré, même dans

l'état de santé, qu'ils ne peuvent pas découvrir le gland ; aussi quand il y a inflammation, elle ne cesse que difficilement ; elle s'accroît même par la sécrétion d'une matière acrimonieuse qui ne peut se faire jour au dehors. En pareille circonstance, on excise le prépuce; par ce moyen chirurgical, qui est fort simple, l'inflammation cesse, la sécrétion ne croupit plus entre le gland et le prépuce, et l'on voit moins souvent se développer des états inflammatoires qui sont très-rebelles chez les personnes qui ont cette organisation défectueuse, qu'on ne trouve pas chez les Juifs, par suite de la circoncision, dont leur religion leur fait une loi.

Lorsque le gland est atteint de ces taches rouges déjà mentionnées, qu'il y a suintement, le malade doit se soumettre au dépuratif, se purger de temps en temps, frictionner la partie avec de la pommade détersive, et prendre quelques bains locaux dans le mélange d'eau et d'extrait de saturne dont nous avons parlé plus haut.

Chaudepisse tombée dans les bourses.

Le testicule *vénérien* ou la chaudepisse tombée dans les bourses, est un gonflement inflammatoire de l'un ou des deux testicules, coïncidant avec la diminution ou la suppression totale d'un écoulement. Cet accident est assez fréquent, et affecte plutôt le testicule gauche que le droit; on le voit parfois se porter d'un côté à l'autre. Les bains froids, l'exposition à une température froide et humide, les efforts violents, les coups, les sauts, l'escrime, les longues marches sans suspensoir, toute pression forte sur les bourses ou les cordons spermatiques, et beaucoup d'autres causes analogues, peuvent produire cet effet lorsque le canal est le siége d'un écoulement vénérien, ou même seulement *acrimonieux*.

Traitement. — On remédiera à cet accident en faisant usage de la poudre végétale quatre fois par jour; si l'irritation est très-vive, on ajoutera alors à chaque verre de poudre six gouttes de laudanum liquide. On posera quinze à vingt sangsues au périnée, et, ce qui sera beaucoup mieux, sur le testicule même; on appliquera des cataplasmes de mie de pain et d'eau de guimauve à nu et non entre deux linges, cataplasmes qu'on laissera cinq à six heures avant de les renouveler, et qui ne devront pas être trop chauds, car ils irriteraient les parties malades; on les arrosera avec quarante ou cinquante gouttes de laudanum liquide. Après l'application des sangsues, le malade se purgera trois fois, à huit jours d'intervalle. Lorsque l'inflammation est très-légère, le repos, le régime, les cataplasmes, les purgatifs et la poudre végétale suffisent, et on peut se dispenser des sangsues. Mais avouons cependant que tirer du sang est le moyen de faire avorter une inflammation qui est souvent bien douloureuse ; aussi devra-t-on au besoin recourir à une nouvelle application de sangsues, et si le sujet est sanguin, fort et robuste, et qu'il y ait d'ailleurs accès de fièvre, il conviendra d'abord de débuter par une saignée du bras, et d'en venir après aux sangsues ; dans le plus grand nombre de cas, des saignées locales suffisent. Dès que le testicule ne fait plus souffrir, que l'écoulement a reparu, on cesse les cataplasmes et on applique des compresses trempées dans le mélange suivant : Eau pure, un verre ; extrait de saturne, une cuillerée à soupe. Quelquefois à la suite de cette inflammation, il reste au testicule un peu d'engorgement; on le dissipe en le frictionnant, matin et soir, pendant une ou deux minutes, avec gros comme une petite noisette de pommade résolutive ; mais pour faire cette friction, il faut attendre que l'inflammation ait totalement disparu, qu'il n'y ait plus de douleur, et ce n'est environ que deux mois après la cessation des accidents qu'il faut recourir à ce moyen.

Nota. Lorsqu'une inflammation du testicule est excessivement opiniâtre et qu'elle ne cède pas à l'emploi des moyens indiqués, il est bon d'introduire dans le canal, et plusieurs fois par jour, une sonde de gomme élastique enduite d'onguent de la mère, dans le but d'y porter l'irritation et de dégager le testicule ; mais, je le répète, c'est le dernier moyen à employer.

Écoulement vénérien des femmes.

Dans quelques cas, les symptômes de cet écoulement vénérien sont si légers, que souvent les femmes le regardent comme des *flueurs blanches,* auxquelles d'ailleurs beaucoup d'entre elles sont sujettes. Lorsque cette affection est récente, elle occasionne d'abord une démangeaison incommode, et, plus tard, un sentiment pénible de tension et de cuisson à la vulve, qui augmente sensiblement pendant l'émission des urines. Les malades éprouvent aussi beaucoup de peine à marcher et à s'asseoir, ce qui est dû à l'irritation dont il vient d'être parlé et au gouflement des parties enflammées, gonflement qui est quelquefois tel qu'on éprouve de la peine à introduire le doigt dans le vagin. D'ailleurs, tous ces symptômes d'irritation sont encore souvent augmentés par l'âcreté de la matière de l'écoulement, qui est d'un jaune verdâtre ; elle occasionne même parfois des excoriations aux grandes et aux petites lèvres, et jusqu'à la partie supérieure et interne des cuisses. A tous ces symptômes se joignent parfois des douleurs dans la vessie, dans la matrice, dans les aines, dans le dos et dans les reins. Lorsque la gonorrhée des femmes est accompagnée d'une violente irritation locale, il se développe quelquefois, dans l'épaisseur des grandes lèvres, un ou plusieurs abcès (dépôts), du volume d'une noix à peu près. Il n'est pas rare de voir une de ces sortes de tumeurs succéder à une autre, et se développer dans un point de la lèvre saine, précisément correspondant à celui qu'occupait, au côté opposé, celle qui l'a précédée. En général, ces tumeurs aboutissent presque toujours.

Traitement. — Il est le même que celui employé pour les hommes : poudre végétale quatre fois par jour, des bains entiers ou des bains de siége, des cataplasmes émollients et des sangsues entre l'anus et le fondement, si l'affection est grave ; des injections avec le lait, l'eau de graine de lin, de guimauve, de mauve ou de têtes de pavot, pratiquées trois ou quatre fois par jour avec une seringue à l'usage des femmes, produisent d'heureux résultats ; l'hiver on les fera tiédir, et l'été elles seront employées à la température de l'atmosphère ; des lavements adoucissants, le repos et un régime doux, seconderont parfaitement les moyens que nous venons d'indiquer. Après que les symptômes inflammatoires auront cessé et que l'écoulement aura beaucoup diminué, c'est-à-dire après vingt-six à trente jours de traitement, la malade sera purgée trois ou quatre fois, à huit jours d'intervalle; il n'y aurait qu'une irritation des intestins qui pût empêcher de remplir cette indication en totalité ou du moins en partie. Souvent, dans ce cas, on se borne à un ou deux purgatifs seulement, pour combattre le peu d'écoulement qui subsiste. Après ce traitement, il sera bon d'en venir aux injections toniques; elles se pratiquent avec une seringue à pomme d'arrosoir, qui contient un verre de liquide environ; deux injections matin et soir seront poussées dans le vagin. A chaque verre d'eau pure et froide, ou faiblement dégourdie en hiver, on ajoutera une cuillerée à soupe de la composition suivante :

Sulfate de zinc...............	1 once.
Acétate de plomb............	1 once.
Vin d'opium................	4 gros.
Eau commune	1 livre.

Le mélange d'une cuillerée à soupe de cette préparation, à un verre d'eau, formera l'injection; on prendra quatre injections par jour en deux fois. Les femmes devront se coucher sur le dos pour que l'injection réussisse mieux; elle se fera d'ailleurs comme nous l'indiquons pour les hommes. (*Voyez* page 549.)

Nota. Pendant l'écoulement des règles, les

femmes ne devront ni se purger, ni faire usage de l'injection ; elles s'abstiendront de ces deux moyens deux jours avant l'apparition des règles et deux jours après leur cessation; mais elles pourront continuer l'emploi du dépuratif.

Ophthalmie ou Inflammation vénérienne des yeux.

Cette affection se manifeste communément après la suppression d'une chaudepisse. Les causes les plus ordinaires de cette suppression sont l'impression brusque du froid, surtout lorsque les parties génitales y sont exposées.

Quelquefois l'inflammation des yeux est le résultat d'une inoculation directe, et alors elle se développe avant que l'écoulement ait éprouvé la moindre diminution : cette inoculation a lieu lorsqu'un doigt ou tout autre corps chargé de la matière de l'écoulement ou de la suppuration d'un chancre ou d'un poulain, a été porté sur l'œil. Les symptômes qui caractérisent cet état sont l'impossibilité de supporter la lumière, le gonflement des paupières, la rougeur du blanc de l'œil, le suintement d'une matière jaune ou verdâtre. Si l'on ne s'empresse de combattre cet état, l'œil peut se désorganiser, et la perte de la vue est inévitable.

Traitement. — Le malade prendra la poudre

végétale quatre fois par jour. On bassinera l'œil ou les yeux avec de l'eau de sureau tiède, et très-souvent, car la propreté de ces parties est un point essentiel ; on les soustraira à l'influence du jour. Si le malade est sanguin, on lui fera une saignée du bras. On appliquera derrière chaque oreille dix à douze sangsues. Le plus souvent on peut se dispenser de la saignée et on n'a recours qu'aux sangsues. Si l'inflammation offre de la persistance, on revient à une deuxième application de sangsues. Ajoutons que lorsque le cas est grave, les évacuations sanguines locales ne sont favorables qu'après une saignée générale. On prendra tous les jours un bain de pieds avec quatre onces de farine de moutarde; on y restera jusqu'à ce que les pieds soient très-rouges, huit ou dix minutes environ. Après les sangsues, le malade sera purgé cinq ou six fois, à quatre jours de distance, à moins qu'il n'y ait de l'irritation dans le tube digestif, car dans ce cas il ne faudrait se purger qu'après la cessation de cette irritation. Lorsque l'inflammation aura beaucoup diminué, après environ quinze à vingt jours de traitement, plus ou moins selon l'intensité de la maladie, on bassinera l'œil ou les yeux avec ce *collyre détersif :*

Eau de rose................ 3 onces.
Eau commune .... 2 onces.
Laudanùm liquide.......... 20 gouttes.
Sulfate de zinc............. 20 grains.

Si ce collyre, qui doit être employé froid, piquait trop les yeux, on pourrait y ajouter égale quantité d'eau pure et davantage au besoin. On agitera le flacon chaque fois, afin que le mélange soit parfait.

Quand, après le traitement indiqué, il reste de la rougeur, du gonflement, de petites ulcérations aux paupières ou quelques taches sur l'œil, il faut établir un vésicatoire à la nuque, qu'on portera ensuite sur le bras du côté malade, et dont la suppuration sera entretenue quelque temps encore après la guérison complète. On aura soin de se purger deux fois au moins, en même temps qu'on laissera sécher le vésicatoire. S'il y a gonflement des paupières, on les oindra avec la pommade indiquée page 314 ; s'il y a des taches sur les yeux, on usera de la poudre suivante :

> Tuthie préparée.............. 2 gros.
> Sucre candi.................. 2 gros.
> Calomélas anglais........... 2 gros.
> Mêlez.

Les paupières étant écartées, et une pincée de cette poudre étant placée dans un tuyau de plume, elle sera soufflée sur l'œil ou les yeux. Le malade ne devra laver ni essuyer ses yeux immédiatement après cette opération ; il ne pourra le faire que trois heures après.

Le régime sera doux, et la diète assez sévère s'il y a fièvre et que la maladie soit grave : dans ce cas quelques potages suffiront. On n'en continuera pas moins, jusqu'à complète guérison, la poudre végétale et le *collyre détersif*, jusqu'à cessation de l'inflammation.

Nota. Un moyen très-propre à ramener l'écoulement vénérien de la verge, dont la suppression a occasionné l'inflammation des yeux, c'est d'introduire dans le canal, plusieurs fois par jour, une sonde de gomme élastique assez fine et enduite de la matière que fournit l'œil enflammé. On a recours à ce moyen lorsque l'affection est grave.

Écoulement vénérien et inflammatoire de l'oreille.

Il existe des exemples assez nombreux qui prouvent que la suppression d'un écoulement de la verge peut produire sur l'une ou l'autre oreille une inflammation plus ou moins violente, qui attaque l'intérieur du pavillon de l'oreille ou la cavité même de cet organe. Le symptôme le plus constant de cette maladie, c'est la perte momentanée de l'ouïe du côté affecté, l'écoulement d'une matière purulente jaunâtre et des douleurs plus ou moins vives.

Traitement. — Emploi de la poudre végétale à la dose de quatre cuillerées à café par jour;

application de douze à quinze sangsues derrière l'oreille ; une saignée du bras si le malade est sanguin et si l'affection est grave ; revenir même aux sangsues après la saignée ; des injections à l'eau de guimauve, des cataplasmes émollients (mie de pain et eau de mauve), appliqués à nu sur les parties ; bains de pieds avec quatre onces de farine de moutarde; quatre à cinq purgations à quelques jours de distance les unes des autres ; un régime doux et le repos: tels sont les moyens à employer. Et dans le cas où la maladie se montrerait rebelle, il faudrait passer dans le canal, trois ou quatre fois par jour, une sonde fine enduite de la matière qui découle de l'oreille, ou bien d'onguent de la mère, afin de rappeler l'écoulement et de débarrasser l'oreille affectée. C'est le dernier moyen à employer.

Des Tumeurs articulaires et de quelques autres accidents résultant de la suppression d'un écoulement vénérien.

La matière d'un écoulement de la verge se supprimant, peut se porter sur les articulations, et ce cas est assez fréquent. Les genoux sont le plus ordinairement affectés, et deviennent le siége d'engorgements inflammatoires. Cette maladie, qui s'observe également dans les deux sexes, attaque moins souvent les coudes, les pieds et l'articulation supérieure de la cuisse. Chez les femmes, elle affecte plus particulièrement cette dernière partie. Toutes les causes capables d'arrêter ou de diminuer notablement un écoulement vénérien, coïncidant avec la négligence apportée au traitement interne, peuvent déterminer ce transport humoral sur les articulations, lorsque celles-ci surtout y sont disposées par l'impression d'un froid vif ou de l'humidité, par des coups, des anciennes blessures, de grandes fatigues, la goutte, le rhumatisme, les écrouelles ou d'anciennes infections vénériennes qui ont été caractérisées par des douleurs dans les os.

D'autres fois, la matière de l'écoulement se porte sur la membrane qui tapisse le nez, la bouche, la gorge; elle détermine, dans ces parties, de l'irritation, et donne lieu à la sécrétion d'une humeur semblable à celle qu'on rendait par les parties génitales.

Des éruptions dartreuses de la peau, des affections graves du cerveau, l'apoplexie, des aliénations mentales et la paralysie, peuvent encore être la conséquence de la suppression d'un écoulement.

Traitement. — Les articulations affectées d'engorgement seront recouvertes de cataplasmes de mie de pain et d'eau, appliqués à nu; et quand l'engorgement est plus considérable et que les douleurs sont vives, on doit appliquer vingt à trente sangsues sur le point affecté, application à laquelle on est quelquefois obligé de revenir. Le malade sera purgé quatre à cinq fois, à huit jours d'intervalle, si toutefois il n'y a pas d'irritation dans les intestins. Le malade prendra la poudre végétale quatre fois par jour.

Il est des cas où il n'y a ni douleur, ni rougeur, mais simplement gonflement, ou bien cet état succède à l'inflammation : dans cette circonstance, il est bon de frictionner ces parties avec la pommade résolutive (*Voy.* page 314 la manière de s'en servir), et d'appliquer des compresses trempées dans de l'eau de Goulard.

Quand le nez ou la bouche se trouvent affectés, il faut se purger souvent, tous les quatre à cinq jours ; user de la poudre végétale quatre fois par jour, se gargariser avec de l'eau de guimauve tiède, ou prendre des fumigations d'eau de sureau plusieurs fois par jour, la tête enveloppée d'une serviette. Lorsque l'écoulement de la bouche, de la gorge ou du nez se montre rebelle, il est utile de passer deux ou trois fois la pierre infernale sur ces parties ; on obtient d'heureux résultats de ce genre médication, qu'on doit confier à un médecin.

Dans tous ces cas, il sera utile de passer plusieurs fois, dans le courant de la journée, une sonde de gomme élastique dans le canal, enduite d'onguent de la mère, afin de l'irriter et de ramener ainsi l'écoulement vénérien vers son siége primitif.

Chancres ou Ulcères vénériens.

Les ulcères que produit le virus vénérien, en quelque endroit du corps qu'ils soient situés, prennent le nom d'*ulcères vénériens*, ou plus communément de *chancres*, qu'on leur a donné sans doute pour désigner leur naturel rongeur. Ils affectent le plus ordinairement le gland, l'intérieur du prépuce, l'urètre, les grandes lèvres, la bouche, les lèvres, les mamelons; mais on les voit parfois à l'anus, aux yeux, au nez, au palais, au périnée, aux bourses, aux aisselles, aux doigts, aux orteils; endroits ou la peau est rarement très-sèche. Tantôt ces ulcères sont primitifs, c'est-à-dire, qu'ils surviennent peu de temps après un coït impur, tantôt ils se manifestent à une époque plus ou moins éloignée, et doivent être regardés comme des signes certains de l'infection générale : on les nomme alors consécutifs. Ces ulcères, qui paraissent presque toujours loin du lieu où siégeaient les symptômes primitifs de l'infection qui leur ont donné naissance, se déclarent au plustôt quelques semaines après la guérison de ces derniers. Le plus souvent, il s'écoule plusieurs mois, et même plusieurs années. Quelquefois des ulcères consécutifs se manifestent dans différentes parties du corps, lors même qu'aucun symptôme vénérien ne s'est manifesté vers la partie qui a livré passage au virus. Ces ulcères secondaires se remarquent communément au gosier, à la face interne des joues, sur la langue , dans le nez , à l'anus, sur différentes parties du corps et jusque sur le globe de l'œil. Les ulcères primitifs de la verge déterminent des bubons vulgairement appelés *poulains*, qui se manifestent aux aines , aux aisselles , au cou et même sur d'autres parties pourvues de glandes.

Les chancres débutent communément par de petites taches rouges , inflammatoires , accompagnées de démangeaisons incommodes , dont le centre s'élève rapidement , devient un peu blanc, vésiculeux , transparent, et laisse échapper une matière roussâtre et corrosive. Bientôt le sommet de ce bouton se creuse, les bords se durcissent, et la surface ulcérée fournit une matière purulente, fétide et abondante. D'autres fois , l'activité du principe contagieux est si grande, que les ulcérations deviennent profondes et peuvent détruire les organes affectés, comme cela se voit souvent. Lorsqu'ils attaquent le palais ou les fosses nasales, ils en carient quelquefois les os. Souvent les chancres , et surtout ceux de la verge, sont peu douloureux; d'autres fois, ils sont tellement inflammatoires, qu'ils causent soit l'étranglement du prépuce au-devant du gland, appelé *phimosis,* et qui fait qu'on ne peut découvrir la verge ; soit l'étranglement derrière le gland , formant un bourrelet rouge et très-douloureux , appelé *paraphimosis ,* qui empêche de pouvoir le recouvrir.

Traitement. — Le malade sera mis à l'usage du dépuratif. Si les chancres sont bénins, de peu de gravité, ils seront simplement pansés matin et soir avec de la charpie fine, recouverte avec une légère couche de cérat ou de pommade de concombre. Souvent, après quelques jours de traitement, les chancres restent stationnaires, ils n'augmentent ni ne diminuent. Dans ce cas, ils devront être pansés avec la *pommade résolutive,* (*Voy.* page 314, la manière de s'en servir.)

Lorsque les chancres sont très-enflammés, douloureux, le repos, le régime, des bains entiers ou locaux, dans lesquels on restera une heure matin et soir, deviendront nécessaires. Si les douleurs sont excessives, il sera utile de prendre la poudre végétale quatre fois par jour au lieu de trois, et à chaque verre on ajoutera six gouttes de laudanum liquide. Le malade devra se purger au début de la maladie, et puis tous les quinze jours ; en tout quatre fois environ.

Malgré les soins les plus prompts et les mieux entendus, on n'est pas toujours assez heureux pour arrêter l'inflammation qui complique les chancres, et cela tient, dans la majorité des cas, à l'irritabilité et au tempérament sanguin du malade, ou à des excès. Dans cet état de choses, la partie malade se gonfle, et il y a alors phimosis ou paraphimosis, accident qui empêche de couvrir et de découvrir le gland, et dont nous avons parlé plus haut.

Cet état demande de prompts secours, car la gangrène peut s'emparer de l'organe malade ; dans ce cas, on appliquera quinze à vingt sangsues au périnée, on prendra des bains locaux à l'eau de guimauve, avec addition de trente gouttes de laudanum liquide, par verre de lotion ; ils dureront une heure, on les renouvellera souvent ; et l'eau devra être tiède, car si elle était trop chaude elle irriterait. La nuit et le jour, si cela est possible, des cataplasmes de mie de pain et d'eau seront appliqués sur la verge à nu et non entre deux linges ; on devra faire quelques injections à l'eau de guimauve entre le gland et le prépuce (peau qui recouvre la verge) ; celle-ci devra être tenue dressée contre le ventre, afin de favoriser le retour du sang et de diminuer l'inflammation. Il est essentiel de ne jamais appliquer les sangsues sur la partie malade ; le périnée, nous le répétons, est l'endroit convenable ; la racine de la verge est encore le seul endroit où l'on pourrait en permettre l'application. Chez quelques individus sanguins, on a été quelquefois obligé de pratiquer une saignée du bras : ces cas sont assez rares.

Lorsqu'il y a paraphimosis et par conséquent étranglement prononcé, et qu'on ne peut espérer de le faire cesser par des sangsues, des cataplasmes émollients, ou par l'application de compresses trempées dans de l'eau de Goulard, il faut alors se décider à opérer un prompt débridement, afin d'empêcher la gangrène.

Lorsque l'inflammation sera passée, les chancres devront être pansés avec la *pommade résolutive ;* et quelques parties de la peau que puissent occuper des ulcères ou chancres vénériens, ils seront toujours pansés avec cette pommade s'il n'y a pas inflammation ; et dans le cas contraire on ferait usage, ainsi que nous l'avons déjà dit, du cérat ou de la pommade de concombre, ou du cérat opiacé si les douleurs étaient vives.

Nous ajouterons que souvent après la cicatrisation d'un ulcère vénérien, les bords en restent durs et engorgés ; dans ce cas, une friction légère, faite matin et soir sur la partie avec la pommade résolutive, en opère le dégorgement.

Quelquefois après la guérison des chancres, la peau de la verge reste gonflée ; dans ce cas, il faut la tremper plusieurs fois par jour dans une dissolution d'alun froide, et opérer quelques frictions avec la pommade résolutive sur ladite partie. D'après tout ce qui vient d'être dit, il est facile de voir qu'on ne doit commencer le traitement que par les moyens les plus simples, et n'arriver aux plus énergiques que lorsque la maladie est plus grave.

Des Bubons ou Poulains.

Le bubon est une grosseur formée par l'engorgement des glandes, des aines, des aisselles ou du cou. Les bubons se manifestent quelquefois sans qu'il y ait d'autre maladie à la verge; et c'est souvent peu de jours et même vingt-quatre heures après avoir communiqué avec une femme malade, qu'ils commencent à se développer. Cependant il est des cas où ils ne se montrent qu'après un temps plus long; d'autres fois, leur développement n'a lieu qu'après l'apparition d'ulcères vénériens, de chaudepisses ou de boutons rouges et humides qui affectent la verge; d'autres fois encore, ils se manifestent tout d'un coup chez des individus infectés depuis longtemps. Ces grosseurs se manifestent donc le plus souvent par la seule influence du principe vénérien, qui, après être resté plusieurs mois et quelquefois des années sans action, s'est, tout à coup et sans cause connue, porté sur les glandes des aisselles, des aines, du cou ou d'autres parties du corps; ces tumeurs sont alors la preuve d'une vérole ancienne; quelquefois elles apparaissent aux angles de la mâchoire. Les poulains ou bubons sont doués de plus ou moins de sensibilité; aussi peut-on les diviser en deux grandes classes : la première comprend ceux qui sont essentiellement douloureux, accompagnés de rougeur à la peau, assez souvent de fièvre,

et qui ont une marche rapide et une tendance
évidente à la suppuration ; on les nomme avec raison *inflammatoires*. Ceux de la seconde classe se
développent avec lenteur, sont peu ou point dou-
loureux, sans changement de couleur à la peau,
et suppurent fort rarement : ce sont les *bubons
indolents*. Ces derniers sont le plus souvent le
résultat d'une vérole ancienne, tandis que ceux
qui sont inflammatoires s'accompagnent fréquemment d'écoulements ou d'ulcérations aux
parties génitales.

L'apparition du poulain est ordinairement annoncée par un sentiment de gêne, de tiraillement
et de douleur à l'aine, que le malade attribue
d'abord à des marches forcées, ou à toute autre
espèce de fatigue. Mais bientôt une glande s'engorge et devient sensible, elle roule sous le doigt ;
bientôt après, l'engorgement se communique aux
parties environnantes, aux glandes voisines ; là
tumeur grandit, devient dure, elle gêne la marche ; la peau rougit, les douleurs s'accroissent peu
à peu ; elles deviennent quelquefois insupportables ; une espèce de battement se fait ressentir, et
un amas de pus indique que le poulain ne tar-
dera pas à aboutir.

Quelquefois le bubon n'est accompagné d'aucune douleur, la peau conserve sa couleur ordinaire, le malade n'est pas gêné dans sa marche,
les glandes roulent sous les doigts assez long-

temps, et cet état peut durer plusieurs semaines, plusieurs mois, ainsi que nous avons été à même de le voir souvent; et si la suppuration a lieu, ce n'est que rarement ou fort tard. On voit cependant quelques exemples de poulains qui, après s'être montrés froids et sans douleurs, prennent tout à coup un caractère inflammatoire et se terminent par suppuration. Il est des cas dans lesquels de très-rouges qu'ils étaient, ils deviennent blancs, se durcissent et restent longtemps dans cet état; d'autres fois, et sans cause connue, ils disparaissent, et l'humeur vénérienne se porte ailleurs.

Traitement. — Si le bubon est sans douleur et n'est nullement rouge, il faut chercher à le faire dissoudre; à cet effet, il sera frictionné matin et soir avec la *pommade résolutive.* (Voy. page 314.) On appliquera avec avantage des compresses trempées dans un mélange d'eau froide et d'extrait de saturne : celui-ci dans la proportion d'une cuillerée à soupe par verre. Le malade prendra la poudre végétale trois fois par jour, et se purgera tous les cinq jours pendant cinq ou six fois. S'il a le corps échauffé, il prendra des lavements à l'eau simple, et continuera la pommade et la poudre végétale jusqu'à la disparition complète de la tumeur.

Lorsque le poulain est inflammatoire, qu'il

y a douleur, rougeur, difficulté à remuer la
cuisse, et que le moindre mouvement est douloureux, on doit appliquer quinze à vingt sangsues sur la tumeur, faire bien couler le sang, recouvrir les parties affectées de cataplasmes de mie
de pain et d'eau pure ou de guimauve, appliqués
à nu et non entre deux linges ; on les renouvelle
toutes les six ou huit heures environ, et on les
rend plus calmants, en les arrosant avec vingt-cinq
à trente gouttes de laudanum liquide. Quelquefois
on revient aux sangsues. Le malade prendra des
bains, s'il y a possibilité de le faire ; il usera des
lavements à la graine de lin. Après les sangsues,
le malade se purgera, et répétera cette purgation
plusieurs fois; il prendra la poudre végétale quatre
fois par jour au lieu de trois, en raison de l'irritation existante, et ajoutera à chaque verre six
gouttes de laudanum de Sydenham. Quelquefois
ces divers moyens font dissoudre le bubon ; mais
fort souvent il vient à suppuration ; dans ce cas,
on doit toujours continuer les cataplasmes, les
purgatifs, la poudre végétale, et lorsqu'il aura
percé, on le pressera légèrement matin et soir pour
en faire sortir le pus; ensuite on introduira dans
la plaie de la charpie enduite de cérat pour empêcher qu'elle ne se ferme; on poussera doucement
cette charpie avec un instrument pointu, et on en
introduira en assez grande quantité, car il faut
éviter, nous le répétons, que le trou ne se bouche

trop vite. Il est utile dans le traitement local de
la plupart des bubons ulcérés, de continuer pendant longtemps l'usage des cataplasmes émollients
appliqués par-dessus la charpie qu'on introduit
dans l'ouverture. Ce moyen facilite le dégorgement de la tumeur. On peut ouvrir les bubons
avec la pierre à cautère; mais le bistouri agit avec
plus de promptitude. Cette petite opération n'a
rien de très-douloureux et opère un prompt dégorgement. Quelquefois il se forme des trous fistuleux, les parois de l'ulcère s'écartent, le pus
s'amasse incessamment dans cette espèce de sac.
D'autres fois, il se forme des végétations fongueuses qui laissent exhaler une odeur fétide. On
combat ces divers états en touchant plusieurs fois
et profondément les trajets fistuleux avec la pierre
infernale et en exerçant une compression permanente sur la tumeur ulcérée, de manière à opérer
le recollement des parois écartées. Lorsque, à la
suite d'un bubon ulcéré, la gangrène se manifeste, qu'il tombe des lambeaux de chair putréfiée,
état déterminé souvent par l'abus du mercure ou
un vice scorbutique, on doit soumettre le malade
à l'usage du quinquina et d'aliments restaurants.
Les préparations opiacées à l'intérieur se montrent
favorables, s'il y a surtout irritabilité locale ou
générale. L'ulcère se panse avec la poudre de
quinquina ou celle de plantes amères; avec les décoctions plus ou moins alcoolisées de ces mêmes

substances ; avec le suc de citron étendu, le vinaigre fortement camphré. On se servira avec avantage du chlorure d'oxide de chaux. Ce médicament , qu'on emploie sous forme de solution dans neuf ou dix fois son poids·d'eau, sert à imbiber la charpie avec laquelle on panse le bubon gangreneux. Assainir l'appartement par l'évaporation d'eau chlorurée, et renouveler l'air, sont de la plus haute importance.

Quelquefois un bubon indolent, sans rougeur, ne peut se dissoudre ; d'autres fois, à la suite de ceux qui ont été inflammatoires et qui ont suppuré, il reste une grosseur dure qui nécessite, comme nous l'avons dit, l'emploi de la pommade résolutive , toujours associée à la poudre végétale et aux purgatifs.

Ajoutons que nous n'avons eu qu'à nous louer de l'usage interne et externe des préparations iodées dans les engorgements glandulaires opiniâtres.

Lorsque, malgré ces moyens, ces tumeurs se montrent rebelles, on doit avoir recours à la pierre à cautère ; son application détermine une plaie qui, pansée avec du cérat, suppure et amène le dégorgement de la partie affectée. On n'a recours à ce moyen qu'à la dernière extrémité, et encore ne doit-il être appliqué que par les mains du médecin.

Excroissances Vénériennes.

Ces excroissances vénériennes ou végétations , qu'on désigne sous les différents noms de *porreaux, verrues, choux-fleurs, condylômes* ou *crêtes-de-coq,* ont ordinairement leur siége sur le gland, à la face interne de la peau qui le recouvre , aux environs du filet ; il en paraît quelquefois dans le canal de l'urètre. Chez les femmes , elles peuvent se développer sur le col de la matrice, dans l'intérieur du vagin , sur les grandes lèvres , au pourtour du canal urinaire ; on en trouve encore parfois au périnée, à la face supérieure et interne des cuisses, près du pli de l'aine ; à l'anus ; au fondement , dans l'intérieur de ce canal. Il n'est pas sans exemple d'en rencontrer un très-grand nombre au palais , à la gorge. Nous avons vu plusieurs personnes, et entr'autres une jeune fille, en avoir une quantité prodigieuse sur la langue. L'intérieur du nez peut en être affecté , ainsi que le mamelon des nourrices qui allaitent des enfants infectés. Ces excroissances indiquent une infection vénérienne ancienne , et se manifestent plusieurs mois ou même plusieurs années après l'apparition de chancres, de boutons , d'écoulements ou tout autre symptôme de la maladie vénérienne. Il n'est pas cependant sans exemple d'en voir survenir quinze jours ou un mois après un rapprochement impur. Elles se développent très-fréquemment à la suite d'une chaudepisse ou d'un ulcère vénérien. C'est au déclin de ces deux affections qu'elles se manifestent, c'est-à-dire quand l'écoulement est sur le point de se terminer, ou quand l'ulcère est sur le point de se cicatriser. De semblables excroissances peuvent devoir aussi leur origine à la malpropreté; un tempérament lymphatique et une disposition dartreuse peuvent produire leur développement. Ces diverses excroissances sont blanchâtres lorsqu'elles forment *verrues ;* d'autres fois, elles sont d'un rouge semblable aux fraises, aux mûres ou aux framboises ; dans le plus grand nombre des cas, elles sont d'un rouge vif ; et lorsqu'elles sont anciennes, elles se flétrissent et se décolorent. Ces excroissances laissent échapper une matière jaunâtre, parfois sanguinolente et toujours assez fétide. Elles sont rarement douloureuses ; mais cependant, dans quelques circonstances, elles acquièrent une grande sensibilité.

Traitement. — Le malade se mettra à l'usage de la poudre végétale ; il se purgera huit jours après avoir commencé le traitement, et six fois environ à quinze jours d'intervalle. Si ces excroissances se trouvent, à leur début, compliquées par un certain degré d'inflammation, et qu'il y ait surcroît de sensibilité, il est nécessaire

alors, pour calmer cette irritation, d'avoir recours
à des bains entiers et locaux, d'appliquer des
cataplasmes à nu sur les excroissances, et de les
oindre avec du cérat opiacé. Parfois même l'inflammation est assez vive pour nécessiter l'application de cinq ou six sangsues sur les parties affectées ; elles procurent un dégorgement essentiellement salutaire. Lorsque l'irritation et l'inflammation ont cessé, on doit avoir recours, pour
détruire ces végétations, à la préparation suivante, que nous appelons *eau caustique*, et
qu'on agitera toujours avant de s'en servir.

Esprit de vin...................... une once et demie.
Vinaigre........................... une once et demie.
Sublimé corrosif.................. un gros.
Alun .... demi-gros.
Camphre .... demi-gros.
Céruse............................ demi-gros.

A l'aide d'un petit pinceau de charpie, elles seront touchées matin et soir avec ce liquide, jusqu'à complète destruction. Si un peu d'irritation
se manifestait sur les parties affectées, on discon-
tinuerait l'usage de l'eau caustique et on n'y revien-
drait qu'au bout de plusieurs jours. Chez quelques
individus, la peau est douée de tant de sensibilité,
qu'il est nécessaire alors de mélanger deux portions
de cette préparation à une d'eau pure. Si les par-

ties affectées ne sont pas enflammées, on peut se
dispenser de recourir aux cataplasmes, aux sang-
sucs; et en venir de suite à l'eau caustique, et
les bains entiers et locaux ne se montrent alors
utiles que comme moyen de propreté. Quelquefois, ce qui est assez rare et ce qui tient à une disposition particulière du malade, cette eau n'est
pas assez efficace contre certaines excroissances
très-opiniâtres; dans ce cas, on peut les recouvrir
d'un petit plumasseau de charpie enduit de pommade détersive et saupoudré avec la sabine bien
pulvérisée, et joindre à l'usage de la poudre dépurative les préparations iodées.

Ulcères Vénériens de la gorge, de la bouche, du nez, des yeux, de l'anus et du vagin.

Ces ulcères dépendent d'une infection vénérienne répandue dans le sang. C'est quelques semaines, quelques mois et même quelques années
après avoir éprouvé des accidents vénériens aux
parties génitales, qu'on voit se développer à la
gorge, à la bouche, aux lèvres, sur le nez ou
dans son intérieur, sur le globe de l'œil ou à l'a-
nus, des ulcères qui deviennent souvent d'une
telle gravité, qu'ils peuvent compromettre l'existence des malades. Quelquefois, mais ce cas est
rare, le principe vénérien a été absorbé, et a cir-
culé longtemps dans nos humeurs, sans qu'il y

aît eu maladie aux parties génitales, et des ulcères arrivent tardivement à la gorge, à la bouche, au nez, ou aux yeux. De ces ulcères, les uns sont inflammatoires et douloureux, d'autres ne font éprouver aucune sensation pénible; les uns sont superficiels, les autres profonds, rongeants; ils débutent comme les chancres dont nous avons donné la description p. 569. L'apparition des ulcères du gosier est ordinairement précédée, pendant quelques jours, par un sentiment de gêne dans l'arrière-bouche, que le malade prend souvent pour un mal de gorge ordinaire, de peu de durée, et produit par l'exposition au froid; mais, quand après ce temps la persévérance de la douleur porte à examiner la gorge, on est surpris d'y voir une ou plusieurs ulcérations. Quelquefois, cependant, il y a inflammation vénérienne sans ulcère; sa marche est toujours chronique; la gorge est d'un rouge bleuâtre, c'est-à-dire cuivrée, et laisse suinter une humeur filante, parfois semblable à du fromage blanc; la nuit semble accroître la sensibilité des parties malades. La langue, les lèvres, l'intérieur des joues, les gencives, la luette et les amygdales, sont le siége le plus fréquent de ces ulcères, qui finissent quelquefois par carier les os du palais. Nous possédons un exemple de cette nature assez remarquable. Un conducteur de diligences avait eu plusieurs maladies vénériennes qu'il négligea; un petit ulcère se manifesta vers le fond de la gorge ; exaspéré par un régime échauffant et par l'abus des mercuriaux, il s'étendit, détruisit une partie du voile du palais , qui lui-même fut promptement envahi ; et lorsque nous vîmes ce malheureux, une partie des os de la voûte palatine était cariée, la salive et les aliments pénétraient en partie dans le nez, qui, par une ouverture assez étendue, communiquait avec la bouche. Un traitement approprié et longtemps continué a radicalement guéri le malade, qui n'éprouve aujourd'hui qu'un peu de difficulté dans la prononciation, par suite de la destruction d'une partie du voile du palais, qui est cicatrisé.

Les ulcères vénériens rendant une matière purulente et fétide , portent souvent leurs ravages sur le nez et même dans l'intérieur de cet organe ; ils prennent quelquefois le caractère rongeant ; et lorsque la mort n'est pas la suite d'une telle désorganisation et que l'art a pu s'opposer à de tels ravages, de larges cicatrices et des traces hideuses sillonnent le visage, et produisent sur nos semblables une pénible et désagréable impression. D'autres fois, des ulcérations vénériennes se manifestent sur le globe de l'œil, et, lorsqu'elles sont négligées , entraînent la perte totale de cet organe.

Lorsque ces ulcères se montrent à l'anus, ils se placent dans les plis de la peau, au rebord

de cette ouverture ; ils sont longs et étroits , et
le mot *gerçure* exprime très-bien leur aspect.
Quelquefois ces gerçures sont peu douloureuses,
superficielles, et ne rendent qu'un pus de bonne
qualité ; d'autres fois, profondes, douloureuses,
elles rendent une matière âcre , sanguinolente,
qui corrode, ulcère les parties environnantes
Elles gênent les malades au point de les empêcher de marcher, de s'asseoir, de monter à cheval, et même de rendre les excréments sans souffrir. La cure de ces ulcères est toujours lente,
parce que chaque garde-robe opère souvent un
nouveau déchirement, qui retarde les progrès
que pourrait avoir fait la cicatrice, depuis la précédente évacuation. D'autres fois, ces ulcérations
rampent ou existent dans l'intérieur de l'intestin,
où elles peuvent produire de grands ravages. Le
vagin, chez les femmes, peut être tapissé de ces
ulcérations, et des *cancers de la matrice* en sont
fréquemment le funeste résultat.

Traitement.—Les malades affectés d'ulcères vénériens, résultat d'ancienne vérole, se soumettront
longtemps à l'usage de la poudre végétale ; ils se
purgeront six à huit fois, à dix jours d'intervalle.
Si les ulcères sont à la gorge, dans la bouche,
et s'ils sont douloureux , rouges et enflammés,
on se gargarisera avec du lait tiède, de l'eau
d'orge ou de guimauve. A deux verres de li-

quide, on pourra ajouter une cuillerée de miel et quarante gouttes de laudanum liquide. Lorsque la grande irritation aura cessé, on se servira, dans la journée, du *gargarisme détersif* suivant, qu'on emploiera froid :

    Infusion aqueuse de roses de Provins.. 20 onces.
    Sulfate d'alumine...................... 2 gros.
    Miel rosat............................. 5 onces.

Si les ulcères n'étaient pas trop irrités, on pourrait en venir de suite à cette préparation ; mais elle agit mieux lorsqu'on s'est gargarisé plusieurs jours avec des liquides adoucissants.

Lorsque ces ulcères se montrent rebelles au traitement intérieur et à l'emploi des gargarismes, on doit les toucher deux ou trois fois avec la pierre infernale, en laissant deux jours de repos entre chaque application. On se servira néanmoins du *gargarisme détersif*. On peut essayer de remplacer la pierre infernale par le chlorure d'oxyde de chaud, de Labarraque, que l'on porte pur sur les ulcères, à l'aide d'un pinceau de charpie.

Lorsque enfin la maladie se montre rebelle, on applique avec succès dix à quinze sangsues sous chaque mâchoire ; on prend des bains de pieds avec addition de quatre onces de farine de moutarde ; on applique un vésicatoire à la nuque ; on entretient sa suppuration pendant quelque temps et on met moins d'intervalle dans l'emploi des purgatifs. Les bains entiers, chauds, sont toujours favorables, quel que soit le degré de l'affection.

Les chancres se manifestent-ils dans le nez et y a-t-il irritation, on prendra, dans la journée, plusieurs fumigations avec une infusion de sureau bien chaude. Lorsqu'ils ne sont pas douloureux, ou que l'irritation a cessé, des injections répétées cinq à six fois par jour avec du chlorure de chaux, étendu avec huit fois son poids d'eau commune, sont un moyen convenable pour corriger l'odeur infecte qu'exhale presque toujours le pus des anciens ulcères vénériens qui siégent dans le nez. Un vésicatoire à la nuque est indiqué si le mal est opiniâtre. Lorsque les ulcérations ne sont pas très-éloignées de l'orifice extérieur des narines, on doit porter dessus, à l'aide d'un petit pinceau, de la *pommade résolutive*. Si l'ulcère est externe, le pansement doit être effectué comme nous l'avons déjà dit à l'article *Chancres*. S'il est douloureux, avant d'en venir à la pommade détersive, on le pansera avec du *cérat opiacé*, et plus tard, s'il conserve encore quelque sensibilité, avec partie égale de *cérat opiacé* et de *pommade résolutive*. Que les ulcères soient internes ou externes, on se trouve fort bien de les toucher avec la pierre infernale, comme les ulcères de la gorge.

Si les ulcères affectent le globe de l'œil ou les paupières, on suivra le traitement indiqué p. 484.

S'ils ont lieu à l'ouverture de l'anus, on les panse avec la *pommade résolutive* étendue sur de la charpie ou du linge fin. Quand l'ulcération est interne, de très-longues mèches de charpie, chargées de cette même pommade, doivent être introduites dans le fondement : ce pansement a lieu matin et soir. Le malade doit prendre tous les jours des lavements à la guimauve, afin d'entretenir la liberté du ventre. Dans ce cas, il est nécessaire de ne pas user des purgatifs, et c'est là un point très-essentiel ; il n'y aurait qu'une constipation très-forte qui pût permettre leur emploi, et encore à des doses très-minimes : deux ou trois pilules par exemple. Des bains tièdes entiers, ou de siége seulement, sont d'une grande utilité, et concourent efficacement à une guérison radicale.

Les ulcères qui surviennent aux grandes lèvres, chez les femmes, doivent être pansés avec du cérat ; et s'ils ne se cicatrisent qu'avec peine, on fera usage de la *pommade résolutive*. S'ils sont internes et douloureux, on fera des injections à l'eau de guimauve ; plus tard, on introduira, matin et soir, de très-fortes mèches de charpie enduites de pommade détersive ; et dans le cas où le pus aurait une odeur infecte, on ferait tous les jours deux ou trois injections avec l'eau chlorurée, allongée de huit fois son poids d'eau ordinaire. La malade se purgera tous les dix jours.

Quel que soit d'ailleurs le siége des **ulcérations** vénériennes dues à une infection ancienne, le malade n'en continuera pas moins, jusqu'à complète guérison, la poudre végétale dépurative. Si ces affections se montrent rebelles, on y joindra l'emploi de la *liqueur anti-nerveuse* et plus tard de la *liqueur tonique*, surtout chez les sujets lymphatiques, plus disposés que d'autres aux ulcères vénériens consécutifs.

Douleurs vénériennes dans les chairs, les nerfs, les tendons et les os.

Le virus vénérien, après avoir séjourné plus ou moins longtemps dans l'économie animale, annonce souvent sa présence en attaquant les os, les chairs, les tendons et les nerfs, qui deviennent le siége de douleurs et de gonflements plus ou moins considérables.

Les douleurs vénériennes affectent plus particulièrement les os des membres dans leur milieu ou dans leurs extrémités articulaires, ainsi que ceux de la poitrine et du crâne. Les malades sont quelquefois tellement tourmentés qu'ils ne peuvent se mouvoir en aucune manière ; toutes les régions du corps, les chairs, les tendons, les nerfs sont en proie à des douleurs atroces qui rendent la vie insupportable.

Ces douleurs se déplacent facilement pour se porter vers ls parties externes, et même sur des organes intérieurs, où elles causent des palpitations de cœur, de vives anxiétés, des affections du foie, de l'estomac, du cerveau, du poumon, de la vessie, et d'autres accidents plus ou moins graves. Elles ne sont pas toujours dues au virus vénérien, et sont souvent le résultat de l'abus que l'on fait des préparations mercurielles.

Que ces douleurs soient vénériennes ou dues au mercure, elles sont souvent si légères, si vagues, si peu senties pendant le jour, que les malades s'en aperçoivent à peine, et se livrent sans beaucoup de difficulté à leurs occupations ; plusieurs même trouvent que le mouvement et l'action du froid tendent momentanément à effacer le peu de mal qu'ils éprouvent au sortir du lit; mais aussitôt que le soleil se cache, parfois un peu plus tard, les douleurs commencent à se faire sentir et prennent un accroissement progressif jusque vers minuit à peu près; alors elles sont lancinantes, déchirantes, et font éprouver un sentiment semblable à celui d'une vrille qui percerait les os, ce qui arrache au malade des cris de désespoir. L'aurore amène une diminution dans les souffrances, et le sommeil revient avec les premiers rayons du soleil ; alors elles sont en général presque inaperçues. Du reste, tous les cas ne sont pas aussi graves, et les époques où **les** douleurs arrivent ordinairement peuvent beaucoup varier.

Traitement. —Le malade sera mis à l'usage de la poudre végétale, qui neutralise le principe vénérien et expulse du sang le mercure qui peut aussi causer les douleurs. Si elles sont vives, on ajoutera à chaque verre dix gouttes de laudanum liquide; on appliquera le soir des cataplasmes émollients à nu, arrosés avec ce même laudanum liquide, dont on met quarante, cinquante, soixante et même quatre-vingts gouttes ; il n'y a aucun inconvénient à employer ces fortes doses extérieurement. L'emploi des cataplasmes et de l'opium peut et doit être précédé par une ou deux applications de sangsues sur l'endroit même de la douleur, si la sensibilité est exaltée. Tous les matins, les parties affectées seront frictionnées assez fortement avec la *pommade résolutive.* On pourrait avec avantage frictionner les endroits douloureux avec un mélange par partie égale de cette pommade et de cérat opiacé. Le soir, et pendant la journée si on le peut, on appliquera des cataplasmes avec addition d'opium.

Si les douleurs se montraient rebelles, il faudrait associer la *liqueur désobstruante* à l'usage de la poudre végétale. On ne négligerait pas l'emploi de l'opium ; remède très-précieux dans ces af-

fections. Si le mal se montrait plus tenace encore, il serait nécessaire d'appliquer des vésicatoires volants, ce moyen nous a souvent réussi ;

Le malade devra se purger en commençant son
traitement, et se purger encore tous les cinq jours
pendant six ou huit fois ; et au bout de ce temps,
revenir de nouveau trois ou quatre fois au purgatif, à douze jours d'intervalle. Une irritation du
tube digestif pourrait seule dispenser des purgatifs
ou en diminuer l'emploi. Dans les cas les plus
ordinaires, les sangsues et les cataplasmes sont inutiles ; la poudre végétale, les purgatifs, la pommade détersive et quelquefois l'opium pris inté-
rieurement, suffisent, soit pour calmer les douleurs, soit pour guérir les exostoses ou gonflements des os, et opérer une guérison radicale.

Exostose et Carie vénériennes.

Les *exostoses vénériennes* sont des tumeurs formées par le gonflement total ou partiel des os
chez certains individus affectés de syphilis con-
sécutive, ou qui ont fait abus des moyens mercuriaux. Les adultes y sont plus sujets que les enfants,
et même que les vieillards. Elles sont dures, sans
altérations de la couleur naturelle de la peau, et

le plus ordinairement peu ou point douloureuses
au toucher ; leur forme et leur volume sont varia-
bles ; elles sont immobiles. Quelquefois cependant la peau qui les recouvre devient rouge, et
elles se montrent très-sensibles à la plus légere
pression. Ces tumeurs surviennent ordinairement
au crâne, au sternum. Les clavicules, les os de
l'avant-bras, la mâchoire inférieure, la face interne des os de la jambe en sont fréquemment
atteints. Les exostoses sont pour l'ordinaire principalement formées par la tuméfaction du pé-
rioste (membrane qui couvre les os), et d'autres
fois, le mal est dû au gonflement de la substance
osseuse elle-même. Les exostoses sont le plus communément lentes dans leur développement, et
peu sensibles au toucher ; d'autres fois, au contraire, elles se manifestent d'une manière rapide ;
la peau rougit, devient très-douloureuse, et un
foyer purulent s'établit, foyer qui s'ouvre souvent
seul, affecte une marche lente, chronique, et a
besoin d'être ouvert, si l'on veut éviter de grands
ravages.

Enfin, il se présente des circonstances dans
lesquelles des exostoses sont compliquées de *carie*,
véritable ulcération des os, maladie dans laquelle
leur tissu s'altère, se ramollit, et cède à l'action des
mouvements du corps ; une suppuration fétide
s'échappe de ces ulcères, qui laissent croître des
végétations hideuses, et qui revêtent souvent une

teinte violacée. Toutes les parties osseuses peuvent être atteintes de carie. Lorsqu'elle attaque la tête, elle peut déterminer la surdité et la cécité; elle cause souvent des cancers qui rongent le gosier, le nez, d'autres parties du visage, et donne à la physionomie un aspect épouvantable. Nous avons vu des individus qui enduraient les souffrances les plus déchirantes, par suite de cette cruelle maladie, presque toujours l'indice d'un principe vénérien fortement invétéré, principe qu'on apporte quelquefois en naissant, quand on est issu de parents syphilitiques, scrofuleux ou dartreux.

Traitement. — Le malade sera soumis à l'usage de la poudre dépurative. Dans le cas de vive sensibilité des parties malades, et d'irritabilité du sujet, on ajoute à chaque verre huit à dix gouttes de laudanum de Sydenham; on applique en même temps sur les parties douloureuses, si elles sont trop sensibles, des cataplasmes émollients qu'on arrose avec trente ou quarante gouttes de laudanum. L'application des sangsues sur le point le plus saillant de la douleur s'est montrée très-favorable. Les bains entiers et chauds sont salutaires ; aussi devra-t-on en faire un usage fréquent. Les vésicatoires et les ventouses scarifiées ont été employés avec avantage, lorsque les moyens ordinaires sont infructueux.

Comme moyen local, dans le plus grand nombre de cas, une friction, matin et soir, avec la *pommade résolutive,* est suffisante. On peut avec avantage ajouter et mélanger à chaque pot de pommade un gros de laudanum de Sydenham; c'est le moyen de la rendre calmante. Les plaies des parties osseuses seront pansées avec la *pommade résolutive simple*, ou avec celle mélangée au laudanum, si la sensibilité des parties malades est vive. Si le mal est rebelle, il sera utile d'y passer quelquefois la pierre infernale, surtout s'il y a des excroissances, tout en ne négligeant pas la pommade, soit en friction, soit en pansement. Si le mal se montrait tenace, et que d'ailleurs le sujet fût scrofuleux, on associerait avec avantage, la *liqueur désobstruante* à la poudre dépurative, et s'il était affaibli, on se trouverait bien de le soumettre à l'usage de la *liqueur tonique* dont j'ai parlé.

Le malade se purgera tous les douze à quinze jours; il se dispensera de purgatifs s'il est irrité et faible, car des évacuations ne pourraient qu'accroître sa débilité.

Dartres vénériennes, Pustules ou mauvais Boutons.

Ces boutons, qui sont humides, plats et arrondis, surviennent ordinairement à la face interne des grandes lèvres chez les femmes, sur le gland chez les hommes, aux environs de l'anus et au mamelon chez les nourrices qui allaitent des enfants infectés; quelquefois ces boutons se développent sur le scrotum (enveloppe des testicules), à la face externe des grandes lèvres, à la partie supérieure interne des cuisses, au périnée et sur la peau qui recouvre la verge. Ils paraissent six ou huit jours après un rapprochement impur; mais quelquefois ce n'est qu'après quinze jours ou même un mois. D'autres fois, au contraire, ils ne sont que l'expression d'une affection ancienne. Ils sont ordinairement peu nombreux, d'un rouge plus ou moins foncé, surtout à leur circonférence, et fournissent une humeur gluante qui a une odeur particulière.

Traitement. — Emploi de la poudre végétale; au bout de douze jours se purger; revenir à la purgation tous les douze jours pendant trois ou quatre fois; bassiner plusieurs fois dans la journée les boutons avec de l'eau blanchie par l'extrait de Saturne; prendre quelques bains, et frictionner les boutons avec la *pommade résolutive* s'ils résistent; tels sont les moyens à employer pour obtenir une cure radicale. D'ailleurs, pour plus amples détails, voyez l'article *Dartres*

Écoulement vénérien de l'anus.

Les deux sexes peuvent être affectés d'écoulements vénériens par l'anus ; ils sont très-souvent la suite d'une vérole ancienne qui se déclare vers cet organe ; d'autres fois, ils sont le résultat d'un commerce honteux.

Traitement. — Les soins de propreté, des bains entiers, une purgation tous les douze jours, l'emploi de la poudre végétale quatre fois par jour, et un régime doux, tels sont les moyens les plus convenables pour tarir la source de ces écoulements. Quelquefois ils offrent une telle tenacité, qu'il est nécessaire d'avoir recours à des injections avec une décoction de tan (écorce de chêne) ou de noix de galle, injections qui seront prises froides et trois fois par jour. Chaque injection contiendra un verre de décoction ; et afin que ce liquide tonique puisse séjourner plus longtemps dans l'intestin, il devra être poussé doucement ; c'est le moyen d'assurer son effet. L'alun pris en potion est salutaire.

Chute des cheveux, Maladie des gencives, Carie des dents, Altération des ongles.

La maladie vénérienne négligée cause très-fréquemment la chute des cheveux, des sourcils, des cils, de la barbe ; elle carie les dents, gonfle les

gencives, les ulcère, les rend saignantes et produit une odeur insupportable de l'haleine. Elle
altère aussi les ongles, qui deviennent secs, se
cassent facilement, et d'autres fois ont l'air d'a-
voir été jaunis par la fumée; dans beaucoup de
cas, ils deviennent spongieux, se dépolissent,
et donnent à la main un aspect cadavéreux;
enfin, les ongles prennent quelquefois une couleur violacée; ils tombent, et ne se reforment
qu'avec beaucoup de lenteur, pour retomber de
nouveau, souvent pour ne plus renaître, à cause
des ulcérations et des caries qui affectent le bout
des doigts. Ces divers accidents peuvent être
dus aussi à une acrimonie du sang, à un principe
dartreux, écrouelleux, scorbutique ou rhumatismal.

Traitement. — Le malade prendra la poudre
végétale trois fois par jour, et se purgera tous les
dix à quinze jours selon la gravité de l'affection.
Si les cheveux, les cils, les sourcils et la barbe
tombent, les parties où ils naissent seront frictionnées matin et soir avec la pommade résolutive.

Si les gencives sont affectées, on se gargarisera
avec de l'eau de guimauve tiède; et dès que
l'irritation sera passée, on se servira du gargarisme indiqué page 587. S'il y a ulcération et
mauvaise odeur de la bouche, ces ulcérations se-

ront touchées deux fois par jour avec le chlorure de chaux pur, à l'aide d'un petit pinceau. On se lavera la bouche avec ce même chlorure de chaux, mêlé à la dose de deux cuillérées à soupe dans un verre d'eau pure et froide. Les ongles sont-ils altérés, des frictions avec la pommade résolutive doivent être opérées matin et soir sur le dessus des doigts, car c'est aux dépens de cette peau que les ongles se forment. Les doigts sont-ils ulcérés, ils doivent être pansés avec cette même pommade.

Maladies vénériennes déguisées.

Il est des sujets qui, ayant eu des maladies vénériennes, se croient radicalement guéris parce que les symptômes externes se sont promptement dissipés. Il en est d'autres qui, après un funeste rapprochement, recèlent dans leur sang et à leur insu ce principe corrupteur, qui ne se fait point jour vers les organes génitaux, et qui, sous un masque insidieux, produit souvent les plus grands ravages dans toute l'économie. Nous avons relaté plus haut les signes qui peuvent faire croire à la contagion du mal vénérien, Les maladies principales qui doivent leur origine à ce principe, lors même qu'on est souvent bien loin de s'en douter, sont :

1° Des ulcères de la bouche, de la langue, du voile du palais, des amygdales, ainsi que des maux de gorge.

2° La sécheresse et le gonflement de la membrane pituitaire qui tapisse l'intérieur du nez, ou bien des croûtes qui s'y forment de temps en temps; état qui gêne la respiration, et produit une odeur désagréable.

3° Des maux de tête violents et souvent affreux, des douleurs violentes dans différentes parties du corps, ressemblant parfois aux douleurs rhumatismales ou goutteuses; des douleurs vagues dans les os.

4° L'amaigrissement général du corps sans cause apparente; d'autres fois, toux sèche et fièvre lente, obstruction du foie, épilepsie, vertiges et apoplexie.

5° Impuissance ou manque de désir vénérien sans cause évidente, difficulté d'uriner; d'autres fois, abondance d'urine, chaleur dans le canal.

6° Lassitude générale, insomnie, agitation, fièvre, trouble de la vue, bourdonnement d'oreille.

7° Teint maladif et yeux cernés, physionomie abattue et harassée.

8° Enfin, il n'est pas de maladie que le principe vénérien ne puisse produire : qu'il se porte sur le cerveau, le poumon, le cœur, le foie, l'estomac, les reins, la vessie, il produit dans ces organes des indurations, des engorgements, des ulcérations funestes. Que le système nerveux soit

38

en proie aux ravages de ce *venin destructeur*, aussitôt le médecin devient le témoin des phénomènes les plus bizarres : ce sont des convulsions, des palpitations, des sensations extraordinaires ; on ressent tour à tour une chaleur brûlante et un froid glacial ; d'autres fois, la pensée est en proie aux plus singulières hallucinations, aux idées les plus sombres et les plus mélancoliques.

Observations relatives aux Maladies déguisées.

Première observation. — Un homme de 47 ans, d'un tempérament très-nerveux, contracta un écoulement vénérien ; il le fit passer en peu de temps par l'usage de quelques boîtes de capsules de copahu, sans autre traitement dépuratif. Pendant deux années sa santé fut bonne : au bout de ce temps, il fut pris le matin en se levant d'une vive douleur qui occupait les parties latérales de la tête, et se propageait derrière le cou jusque vers le milieu des épaules ; ces douleurs étaient déchirantes, elles duraient quelques heures, se passaient, et revenaient de nouveau au bout de quelques jours. Le malade employa vainement les émissions sanguines et les anti-nerveux, le mal ne fit que s'accroître au point que les souffrances ne laissaient plus que quelques instants de repos. Il exprimait ses douleurs en disant qu'il lui semblait que *des chiens lui dévoraient le crâne*. Sa maladie avait déjà deux années d'existence quand nous le vîmes pour la première fois ; il était amaigri, ses digestions étaient devenues pénibles, accablé d'une tristesse profonde, la vie lui était un supplice. Le passé nous éclaira : nous découvrîmes que son mal était syphilitique. Un traitement approprié le débarrassa en quelques mois ; il n'a conservé qu'une extrême sensibilité vers les parties qui étaient si douloureuses.

Deuxième observation. —Un homme de 27 ans, d'un tempé·
rament lymphatique, avait eu quelques chancres vénériens ; il
les brûla avec la pierre infernale, et ne se soumit à aucun traitement. Au bout de dix-huit mois, il éprouva du mal à la gorge
et employa quelques gargarismes ; voyant que son mal ne cessait
pas, il vint réclamer nos soins. Nous explorâmes l'arrière-
gorge, et nous découvrîmes au voile du palais une ulcération
profonde, ainsi qu'une rougeur et un gonflement intense vers
les amygdales. Il nous fut prouvé qu'un principe vénérien était
la source de ces phénomènes. Le succès qu'obtint un traitement
syphilitique prouva la justesse de notre d ag

Troisième observation. —Une femme âgée de 23 ans, d'une
santé délicate, avait eu plusieurs écoulements qu'elle qualifia
de fleurs blanches. Pendant quelques années elle vécut dans un
état assez satisfaisant ; au bout de ce temps, elle éprouva dans
les articulations des douleurs violentes qui la faisaient crier
jour et nuit. Tous les remèdes échouèrent ; il n'y eut qu'un
traitement anti-vénérien qui pût la guérir au bout de quelques
mois.

Quatrième observation. — Un homme de 50 ans avait eu
plusieurs écoulements qu'il négligea ; quelques années s'étaient
passées sans autre accident, sauf des douleurs passagères sur
les os de la poitrine. Un jour, en mettant ses bottes, il éprouva
une vive douleur dans les reins ; elle s'accrut d'une manière
si violente qu'il fut obligé de garder le lit. Quand nous
le vîmes pour la première fois, il ressentait des douleurs
déchirantes dans les membres ; il était dans une telle agitation
qu'on aurait dit qu'il était sous l'empire d'une *pile de Volta.*
Un traitement de huit mois environ, dans lequel nous combi
nâmes le dépuratif et les préparations anti-nerveuses, triompha
d'une affection si grave.

Rétrécissements du canal de l'urètre.

Par ce mot de rétrécissement on désigne une affection du canal qui a pour effet ordinaire de rendre difficile la sortie des urines. Ces rétrécisse ments peuvent être *passagers*, c'est lorsqu'ils sont spasmodiques ou inflammatoires. Ils sont produits, chez les gens irritables, par des excès de table, par l'abus des plaisirs vénériens, par la masturbation, ou par une chaudepisse très-inflammatoire. Ils peu vent dépendre d'une affection dartreuse, rhuma matismale ou goutteuse. On a vu quelques indivi dus sujets à la goutte présenter à chaque nouvel accès les symptômes qui caractérisent un rétrécis sement inflammatoire; et dès que les douleurs goutteuses et le gonflement quittaient les articu lations, la difficulté d'uriner cessait.

Ces rétrécissements sont *permanents* lorsqu'ils sont dus à un engorgement, à un épaississement de la membrane qui tapisse le canal, et à l'endur cissement de la glande *postate* qui entoure le col de la vessie, et qui, lorsqu'elle est malade, fait plus ou moins saillie au périnée (partie située entre les bourses et le fondement). Ces rétrécisse ments succèdent le plus souvent à des écoule ments lorsque ceux-ci, mal traités, ont duré trop longtemps, et ont été entretenus et fréquemment exaspérés par les écarts de régime mentionnés plus haut, par une contusion, une chute sur le périnée, ou par les fatigues de l'équitation.

Lorsqu'il existe un rétrécissement peu considérable du canal de l'urètre, l'urine sort par un jet délié, plus court qu'à l'ordinaire, souvent bifurqué ; ce jet s'interrompt quelquefois. La sortie de l'urine se fait avec lenteur : elle est accompagnée d'un sentiment de cuisson dans le canal, de pesanteur dans le périnée et dans le bas-ventre. Ces symptômes éveillent ordinairement l'attention des malades, qui ne font dater leur maladie que du moment de leur apparition ; cependant le mal existe depuis longtemps, et ses progrès n'ont été qu'insensibles. Si on ne lui oppose pas les secours de l'art, il s'agrave ; l'urine sort par plusieurs jets comme d'un arrosoir ; le malade n'urine que goutte à goutte ; la vessie se distend, perd de son ressort et ne peut plus chasser le liquide qu'elle contient; les douleurs deviennent vives, cuisantes; le malade se fatigue en vains efforts ; différentes parties des organes génitaux s'enflamment, s'infiltrent d'urine, et des dépôts fistuleux en sont la suite. Lorsque le mal augmente encore, les reins éprouvent de très-vives douleurs, s'enflamment, suppurent, et tous ces désordres se terminent par une mort douloureuse.

Traitement. — S'il y a inflammation, douleur, impossibilité totale d'uriner, la marche à suivre est celle que nous avons indiquée au chapitre qui traite de la rétention d'urine. S'il n'y a que difficulté d'uriner par suite d'obstacles qui existent dans une plus ou moins grande étendue du canal, il faut avoir recours à l'emploi des sondes, qui ont pour objet de le dilater.

Deux méthodes sont employées pour combattre les rétrécissements du canal de l'urètre. La première consiste à *dilater* par des bougies graduées ; la deuxième à *cautériser* à l'aide de la pierre infernale. La première de ces méthodes est la plus ancienne et celle qui compte le plus de partisans, parce qu'elle est la moins douloureuse, la plus facile et qu'elle est à l'abri de tout inconvénient. Des bougies en gomme élastique (1), douces, souples, flexibles, droites et coniques, suffisent pour détruire les plus grands obstacles, lorsque le malade qui a l'avantage de pouvoir se sonder lui-même veut mettre de la persévérance dans le traitement à suivre. La deuxième méthode, par *cautérisation*, que j'ai vu cependant quelquefois réussir, est entourée de tant de dangers que nous ne l'employons qu'avec répugnance. Il n'y a qu'une circonstance où on doive y avoir recours, c'est lorsque le canal est bouché entièrement ou en grande partie ; dans ce cas il faut cautériser suffisam-

---

(1) Nous faisons préparer par un nouveau procédé des bougies graduées, qui, par leur forme et surtout par leur composition, détruisent les rétrécissements les plus rebelles.

ment pour obtenir le passage d'une sonde. Ce moyen doit continuer et terminer la cure. La cautérisation est une opération douloureuse, suivie quelquefois d'inflammation violente et de mort, ainsi que le docteur Blanc et plusieurs autres médecins l'ont prouvé. D'ailleurs, lors même qu'on pourrait brûler les rétrécissements sans inconvénient, la cicatrice qui résulte de cette brûlure est rugueuse, inégale, et laisse des brides qui sont encore un obstacle à la libre sortie de l'urine. En résumé, l'ouverture du canal est quelquefois tellement étroite, que l'instrument destiné à porter la pierre infernale ne peut pas y pénétrer, tandis qu'une bougie pénétrera partout où cet instrument peut passer. Quel est donc l'avantage de la cautérisation, puisque, partout où elle est applicable, les bougies peuvent en tenir lieu ? Ces arguments n'ont pu être réfutés victorieusement, et ne pouvaient l'être, par les partisans de la cautérisation. Sans doute que les inventions d'Arnott et de Ducamp sont ingénieuses, mais nous doutons qu'elles puissent se conserver dans la pratique. Les bougies permettent d'atteindre constamment le même but que leurs instruments, et elles méritent, par leur simplicité, la préférence qu'elles conserveront probablement toujours : préférence appuyée sur de nombreuses observations, il nous reste à indiquer la manière de s'en servir.

Manière d'employer les bougies. — Pour pratiquer cette opération, le malade peut rester de-
bout, s'asseoir, ou se placer sur son lit, couché
sur le dos et les jambes fléchies sur les cuisses.
Il n'y a as de position fixe, la plus commode
pour lui est la meilleure. La verge st tenue de la
main gauche et un peu relevée, et la bougie est
poussée de la main droite; on a soin d'abord de
l'oindre avec du beurre ou de l'huile, afin qu'elle
puisse glisser plus facilement; on l'introduit dans
l'ouverture du canal, on la pousse doucement,
et on la fait tourner dans ses doigts comme une
vis, afin de faciliter son introduction. Il est bon
de tenir la verge assez tendue, afin d'effacer
les plis qui existent dans le canal et qui accroche-
raient le bec de la sonde. On la pousse, disons-nous,
tout doucement, et s'il se trouve quelque légère
résistance, on la retire de quelques lignes, et on la
fait tourner entre ses doigts en continuant de la
pousser vers l'obstacle. Enfin, on entre dans le rétrécissement, ce qu'il est facile de constater,
car lorsque la sonde n'avance plus, elle ne
tend plus à ressortir et se trouve comme com-
primée par sa pointe. On peut être certain du
contraire tant qu'elle ressort dès qu'on cesse de
la maintenir, et qu'elle n'offre pas de résistance à
la main qui veut la retirer. L'habitude indique
assez facilement la différence qui existe entre la
bougie *engagée dans le rétrécissement* et celle qui

n'est qu'*arrêtée par un obstacle momentané*. Si lorsqu'on cherche à faire entrer la sonde, le canal paraît trop irrité ou trop douloureux, s'il saigne en abondance ou se contracte spasmodiquement, on doit suspendre toute manœuvre pour y revenir plus tard. Dès que les accidents seront calmés, l'inutilité d'une première tentative ne doit pas empêcher d'en faire une seconde. Mille particularités, que l'habitude seule apprend à distinguer, peuvent s'opposer au succès d'abord et le permettre après. On doit commencer par se servir des bougies les plus fines, le n° 1, pour arriver aux numéros les plus élevés ; il y a quelques numéros doubles, parce qu'il est des grosseurs dont on se sert plus longtemps. On en prend une un peu plus volumineuse (numéro au-dessus) toutes les fois que la dernière sonde commence à cheminer, à pénétrer librement dans le canal ; et enfin on arrive insensiblement à employer les numéros qui remplissent toute l'ouverture du canal de l'urètre. Ce n'est que lorsqu'on emploie les plus grosses bougies qu'il est nécessaire de les courber légèrement pour faciliter leur introduction. Les petites bougies entrent mieux employées droites ; elles sont tellement souples qu'elles prennent elles-mêmes la courbure convenable. Enfin ; supposons que la bougie a franchi l'obstacle, le *rétrécissement*, il faut la fixer ; et pour cela on la replic sur la verge à angle droit dans l'étendue d'un pouce ou un demi-pouce environ, et on coiffe le tout d'une bande de toile qui doit être suffisamment serrée pour maintenir la sonde dans le canal.

Le temps qu'il convient de laisser les bougies dans le canal varie selon une infinité de circonstances, selon que le canal est plus ou moins irritable ou sensible, qu'il est plus ou moins malade, que le rétrécissement est plus ou moins ancien, plus ou moins prononcé. Dans le commencement, la bougie sera gardée une heure matin et soir, et, le moins, une demi-heure. Chaque fois que la bougie est introduite et qu'on s'y est habitué, on doit la laisser plus longtemps, et enfin finir par la garder trois ou quatre heures matin et soir, mais bien rarement plus longtemps, à moins d'un rétrécissement très-considérable.

Nous avons trouvé que ce temps suffit généralement (à part quelques cas particuliers) pour obtenir une guérison radicale, quoique un peu plus lente. Depuis un grand nombre d'années nous avons abandonné entièrement la méthode de laisser les bougies pendant dix ou douze heures, ou même toute la nuit, comme on le conseille généralement pour obtenir une guérison plus prompte. Outre l'incommodité à laquelle on expose le malade par cette méthode forcée, il arrive souvent qu'au bout de quelques semaines ou de quelques mois, le rétrécissement et ses suites fâcheuses reviennent et obligent le malade d'avoir recours à un nouveau traitement ; au lieu qu'en traitant cette affection plus lentement et plus graduellement, comme nous venons de l'indiquer, on n'a pas lieu de craindre une rechute semblable, et le malade peut, pendant la durée du traitement, vaquer à ses affaires comme s'il était bien portant.

L'intervalle de chaque application ne peut avoir rien de fixe. On est quelquefois forcé, dans le commencement, d'attendre deux ou trois jours, tandis que, dans d'autres cas, on s'y habitue si rapidement qu'on peut y revenir le lendemain et même tous les jours jusqu'à complète guérison, que l'on apprécie assez facilement par la libre sortie des urines et par la cessation de l'obstacle.

Il n'est pas nécesaire que la bougie soit enfoncée dans la vessie, parce qu'il en résulterait des envies fréquentes d'uriner ; il suffit qu'elle dépasse un peu le rétrécissement ; ensuite on la laisse en place, et on ne l'ôte que lorsque le malade a besoin d'uriner ; on peut même la laisser alors, si l'émission de l'urine est possible, malgré la présence de l'instrument dans le canal. Cette émission s'effectue alors entre la bougie et le canal. Dans chaque assortiment de bougies il y en a une de grosseur moyenne qui porte des yeux à son bec ; on s'en sert comme des autres, et elle a l'avantage, dans le cas où on ne pourrait pas uriner, d'aider à l'évacuation des urines, qui des yeux s'échappe par le canal de la bougie ; et, lorsqu'on est arrivé à se servir de cette sonde à *œil*, on peut rendre les urines sans la retirer.

La difficulté d'uriner ne vient pas seulement du canal de l'urètre : la *glande prostate*, qui entoure le col de la vessie, et qui correspond au périnée, s'oppose quelquefois, par son engorgement et sa dureté, à l'émission facile des urines. Dans ce cas, il y a le plus ordinairement écoulement de matière jaunâtre, parfois teinte de sang ; et le moindre excès dans le régime, l'impression subite du froid, l'abus du coït, peuvent donner à l'engorgement un nouvel accroissement, amen r une inflammation dans la partie affectée, et occasionner la rétention complète des urines. Dès lors, les règles de traitement rentrent dans ce qui a été dit au chapitre qui traite de la *rétention d'urine*. La cure de ce rétrécissement de la *glande prostate* sans inflammation, mais avec engorgement seulement, doit s'opérer par l'emploi des bougies, de la manière déjà indiquée. Il est bien entendu qu'alors les bougies doivent pénétrer aussi profondément que possible, et qu'elles doivent traverser cette espèce de saillie que la glande engorgée forme quelquefois au périnée, partie où l'on devra appliquer quelques sangsues avant d'user des bougies. Leur effet sera parfaitement secondé par l'emploi de la poudre

végétale, prise trois fois par jour, par un purgatif tous les quinze jours et par des bains tièdes
auxquels on a recours très-fréquemment.

Nous nous résumons et croyons devoir nous
répéter pour être mieux compris :

1° Pour faire passer une bougie à travers un rétrécissement, il faut la pousser légèrement, l'avan-
cer doucement, la ramener à soi, en varier l'in-
clinaison, la tourner entre les doigts, et pour en
favoriser le passage dans la glande prostate ou dans
la vessie, s'il est nécessire, appuyer le doigt sur le
périnée et pencher la verge légèrement en avant.

2° S'il y a possibilité de le faire sans grande
douleur, on passera dans le canal une bougie
tous les jours, matin et soir ; si ce ne peut être en
commençant, du moins plus tard. On la laissera
tous les jours séjourner, matin et soir, demi-
heure le moins et trois ou quatre heures le plus.
Tout cela tient à la sensibilité des parties, à la
force de l'obstacle.

3° On commencera par les plus petites bougies, et on arrivera insensiblement aux plus grosses, c'est-à-dire du numéro premier aux numéros
plus forts. On les oindra avant de s'en servir, avec
de l'huile ou du beurre ; on les nettoiera avec de
l'eau après s'en être servi. On reste souvent huit,
dix, douze, quinze, vingt jours au même numéro.
Le malade seul peut juger s'il y a possibilité d'introduire de plus fortes bougies ; il doit le faire le

plus tôt possible, car plus il dilate le canal, plus il approche de la guérison.

4° Pour uriner, il faut retirer la bougie, excepté celle qui a des yeux. Il en est une grosse, conique, qui dilate d'autant plus qu'on l'enfonce davantage. Il suffit de la retirer de quelques lignes pour pouvoir uriner.

5° Un peu de malaise, de la faiblesse, le gonflement des testicules, et d'autres légères affections du canal qui se manifestent quelquefois par suite de l'emploi des bougies, ne doivent pas inquiéter, car ces accidents disparaissent dès que le malade s'est habitué à l'usage des bougies; d'ailleurs, des bains entiers et l'usage de la poudre calment bientôt l'irritation développée.

6° Tous les jours, matin et soir, la verge sera frictionnée avec la pommade résolutive. Cette friction aura lieu au périnée, comme nous l'avons déjà dit, si la *prostate* est engorgée. Le malade se purgera tous les quinze jours, prendra souvent des lavemens pour se tenir le corps libre, et usera de la poudre végétale trois fois par jour; car uriner beaucoup, effet que produit la poudre, est déjà un moyen de dilatation.

7° Le régime sera doux; et comme on observe que tous les malades affectés d'obstruction dans le canal de l'urètre se trouvent constamment mieux en été qu'en hiver, et pendant les vents du sud ou de l'ouest que pendant ceux du nord ou de l'est, il est essentiel qu'ils soient toujours assez couverts pour ne pas avoir froid; la chaleur leur est essentiellement nécessaire.

8° Les fistules urinaires, qui ne sont que des ulcères profonds se manifestant à la verge, au périnée ou aux bourses, et à travers lesquels s'échappe l'urine, se traitent également par la poudre végétale, les purgatifs et les bougies, que l'on garde alors *à demeure,* afin d'empêcher que l'urine ne s'échappe sans cesse par les ulcères. Les bougies dont on doit se servir dans ce cas doivent être à œil, afin que l'urine puisse passer dans leur cavité. Elles doivent remplir exactement le canal, et ont besoin d'être changées tous les huit jours, pour qu'elles ne s'encroûtent pas des sels de l'urine, ce qui les rendrait friables et susceptibles de se briser dans la vessie. Les ulcères fistuleux doivent être pansés matin et soir avec la *pommade résolutive* étendue sur du linge ou de la charpie; on doit les toucher tous les deux ou trois jours avec la pierre infernale, afin de détruire leurs bords endurcis et hâter les progrès de la cicatrisation.

9° Ce que nous venons de dire sur l'usage des bougies et sur la manière graduée de les employer dans les rétrécissements du canal de l'urètre s'applique également aux rétrécissements du vagin, auxquels les femmes sont quelquefois sujettes après des ulcères qui ont formé des brides, ainsi qu'aux rétrécissements de même nature qui arrivent parfois à l'anus. On empêche le retour des rétrécissements du vagin en portant un pessaire en gomme élastique.

Telle est la marche à suivre pour obtenir la guérison radicale des rétrécissements du canal de l'urètre. Ce traitement varie pour sa longueur selon que le malade est plus ou moins irritable, et selon la gravité de son affection; il ne se termine ordinairement qu'au bout de trois ou quatre mois. Nous avons acquis la conviction, par un grand nombre de faits, qu'on peut arriver à de grandes améliorations en vingt-cinq ou trente jours. Mais nous le répétons, il faut insister long-temps sur ce traitement; et lorsque la guérison est radicale, il est encore nécessaire que le malade passe de temps en temps une bougie dans le canal, et se soumette à l'usage de la poudre végétale, pour empêcher toute espèce de récidive.

DES MALADIES INTERNES

DONT LES PRINCIPES

DARTREUX, GALEUX, SCROFULEUX ET VÉNÉRIENS

PEUVENT ÊTRE LA SOURCE.

Ce n'est que par une étude approfondie des dartres, de la gale, des scrofules et de la syphilis, et en s'occupant d'une manière spéciale du traitement de ces maladies, que l'on peut apprécier les formes infiniment variées qu'elles sont susceptibles de revêtir; aussi avons-nous pensé qu'il ne suffisait pas seulement de retracer dans cet écrit les ravages que ces divers principes humoraux produisent sur les différentes parties de la peau ou des glandes qu'elles recouvrent, mais qu'il était encore important de les suivre jusque dans la profondeur de nos organes, et de rechercher attentivement les altérations fréquentes et variées qu'ils peuvent produire. Des faits nombreux puisés dans les fastes de l'art et dans ma pratique particulière constatent qu'il est très-peu de maladies qui ne puissent être entretenues par le vice dartreux, scrofuleux ou vénérien. Souvent les affections internes qui lui doivent leur origine se dérobent à nos investigations et n'éclatent que lorsqu'il n'est plus temps d'y remédier; aussi une étude constante des vices humoraux qui les produisent peut seule faire tomber le masque qui les dérobe à nos yeux.

Il est utile de constater que les sujets dont le sang est impur et qui ont été soumis au ravage des divers principes humoraux dont

30

nous venons de parler, sont plus disposés aux affections chroniques,
parce que chez eux un organe affecté d'inflammation attire à lui,
par l'irritation qu'il éprouve , toutes les humeurs âcres que recèle
leur sang; et alors même que l'inflammation produite cesse en
grande partie , soit par des évacuations sanguines , soit par un
traitement rafraîchissant , il n'en reste pas moins , dans la partie
affectée, un principe humoral qui , peu à peu , fait subir à l'organe
malade des changements notables, et qui , en préparant sa destruction totale , fait naître sur tous nos traits les indices du mal qui
nous dévore. Ne voit-on pas tous les jours, chez certains individus,
des rhumes produire la pulmonie; des piqûres développer des panaris
qui détruisent les phalanges des doigts ; des chutes , des coups qui
produisent des ulcères , des cancers , tandis que chez d'autres ces
maux ne sont presque rien et passent en peu de jours? Eh bien !
cela tient à ce que les uns ont des humeurs âcres qui viennent
compliquer le mal , tandis que les autres ont un sang pur qui
n'entrave nullement les efforts salutaires de la nature.

COUP DE SANG , APOPLEXIE, PARALYSIE.

Il n'est aucun praticien qui n'ait été à même de constater que
ces maladies doivent très-souvent leur origine aux dartres répercutées. J'ai donné mes soins à un individu qui, par suite de la
disparition d'une dartre croûteuse qu'il portait à la partie antérieure de la poitrine , a éprouvé un coup de sang qui a mis ses
jours dans le plus grand danger.

Une dame était affectée depuis longtemps d'un suintement
d'oreille de nature dartreuse ; un jour il se supprima, et une paralysie de tout le côté gauche du corps fut le résultat de cette répercussion.

M. D..., âgé de cinquante-deux ans, d'un bon tempérament,
portait depuis sept ans à la partie externe du bras , une *dartre*

croûteuse d'un diamètre de trois pouces environ. Répercutée par un astringent, il fut frappé d'un coup de sang qui occasionna la paralysie du bras droit. Je m'empressai de ramener la dartre vers le lieu qu'elle occupait, et un traitement convenable opéra une cure complète.

MÉLANCOLIE.

Cette affection est très-souvent la suite des maladies dartreuses ou vénériennes qui ne peuvent se faire jour au dehors. Le principe dartreux errant dans l'économie se concentre quelquefois sur le cerveau, et devient la source de tous les phénomènes moraux qui assiégent les mélancoliques : ils n'éprouvent de soulagement que lorsqu'une éruption peut se manifester à la peau. Le docteur Franck cite l'observation d'un individu hypocondriaque sujet à des vertiges et à des incommodités, et qui en fut délivré par l'éruption d'une dartre écailleuse à la plante des pieds. J'ai naguère donné mes soins à une jeune fille, âgée de douze ans, atteinte d'une profonde tristesse qui coïncidait avec une affection dartreuse répandue sur les bras et les jambes. Cette enfant, qui ne prenait aucune part aux plaisirs de son âge, est aujourd'hui entièrement rétablie, et a repris sa gaieté naturelle.

J'ai guéri un baron allemand qui était en proie à des accès de mélancolie, par l'effet d'une affection dartreuse de nature *rongeante* qui occupait la partie latérale gauche de la tête. Deux ulcérations profondes, chacune de la largeur d'une pièce de deux francs, rendaient une matière purulente d'une odeur insupportable. Il est digne de remarque qu'après quarante jours de traitement, on vit sa gaieté renaître. Tous les jours, me disait-il, je sens ma tête plus légère, il me semble que le voile qui pèse sur mes idées, sur mon imagination, se déchire et me donne une nouvelle vie. Un traitement de six mois environ opéra une guérison radicale.

Une dame âgée de vingt-huit ans, d'une constitution éminemment nerveuse, était en proie à une profonde tristesse par suite d'une *dartre écailleuse* qui avait envahi toute l'étendue de son corps ; treize mois de traitement opérèrent une guérison radicale et ramenèrent son esprit vers des idées plus riantes.

HYPOCONDRIE.

Cette affection s'accompagne de spasme dans différentes parties du corps, de flatuosités incommodes, de troubles digestifs, d'affection d'esprit, de tristesse, de mélancolie ; son siége est à la fois dans les organes du ventre, dans la poitrine et dans le cerveau. L'engorgement de ces parties, leur détérioration président au développement d'une maladie désolante pour celui qui l'éprouve. C'est fréquemment à un principe humoral qu'il faut attribuer les diverses lésions d'organes dont nous venons de parler.

J'ai donné mes soins à un professeur d'histoire qui, affecté depuis quinze années d'une dartre occupant la tête, fut pris en même temps d'une hypocondrie. Il n'est sorte d'incommodités qu'il n'éprouvât ; tour à tour, digestion difficile, vertiges, battements de cœur, état nerveux, faiblesse, tristesse, mélancolie, crainte de l'avenir, dégoût pour l'étude, etc. ; un traitement dépuratif et antinerveux fit disparaître complétement cette affection.

J'ai remarqué que beaucoup de personnes atteintes d'hémorroïdes sont atteintes d'hypocondrie.

FOLIE.

Lorsque les dartres ont été répercutées par une médication imprudente, elles donnent quelquefois lieu à la folie. Ce trouble des facultés intellectuelles s'est spécialement manifesté chez un charretier envoyé de son département à l'hôpital Saint-Louis comme lépreux, lequel était atteint d'une dartre écailleuse humide. Cette dartre, qui avait commencé d'abord par n'occuper qu'une très-petite surface, avait gagné peu à peu l'universalité des téguments. Le dévoiement se déclara, ainsi que la fièvre hectique; la respiration était embarrassée, et le danger du malade était à son comble. Tout à coup la nature des symptômes changea, les dartres se séchèrent, mais cet infortuné perdit entièrement l'exercice de sa raison; son délire était triste; il versait continuellement des larmes. Les exemples de ce genre sont très-nombreux.

M..., âgé de quarante-cinq ans, d'un tempérament bilieux fortement prononcé, était affecté depuis l'âge de trente-six ans d'une *dartre écailleuse humide* occupant les parties génitales et l'anus. Tous les ans au mois de février elle disparaissait pour revenir au mois de juillet. Pendant cet espace de temps, des accès de folie avec penchant au suicide se déclaraient. Au mois de juillet la dartre revenait, et les facultés de l'entendement reprenaient leur parfaite intégrité. Pour commencer le traitement, je sollicitai la suppuration des parties affectées. L'écoulement d'une matière âcre et fétide dégorgea l'économie fortement imprégnée du vice dartreux. Le dépuratif associé à la *liqueur antinerveuse* amena, au bout de quinze mois de traitement, une cure radicale. Depuis le 12 décembre 1826, il n'a pas cessé de jouir de la meilleure santé.

IDIOTISME OU IMBÉCILLITÉ.

Un jeune homme de vingt-huit ans avait une dartre qui envahissait toutes les parties de son corps; après quelques bains sulfureux elle disparut entièrement; aussitôt il tomba dans un idiotisme complet; il restait presque constamment immobile et taciturne, ou bien, par intervalles, il laissait échapper une sorte de rire niais et stupide; nulle expression dans les traits de sa figure; nul souvenir de son état antérieur; il ne quittait pas le lit, finit par tomber dans une fièvre hectique qui devint mortelle.

ÉPILEPSIE.

Tous les médecins ont constaté que l'épilepsie coïncide très-fréquemment avec le vice dartreux ou bien est le résultat immédiat
de sa disparition.

Un enfant, né d'un père dartreux, eut jusqu'à l'âge de treize
ans des attaques d'épilepsie qui se répétaient tous les quinze à
vingt jours. Une affection dartreuse se développa sur toute la
tête, et les accès épileptiques ne se manifestèrent plus. Soumis
à un traitement convenable, il est aujourd'hui entièrement ré-
tabli.

Un jeune homme âgé de vingt-six ans, d'une constitution
excessivement robuste, portait sur les deux mains des dartres
croûteuses; elles disparurent par suite de quelques bains sulfureux. Au bout de douze jours, il fut frappé d'une attaque d'épilepsie qui dura quatre heures. Toutes les six semaines pareil accès
se déclarait; il ne me fut pas difficile d'apprécier la cause d'un
semblable phénomène, et quoique l'épilepsie soit une affection
fort difficile à guérir, j'entrevis quelque espérance de succès,
parce que la cause de cette terrible maladie m'était connue. Je
fis fortement suppurer les deux mains du malade; il fut mis à
l'usage du *dépuratif*, auquel j'associai la liqueur *antinerveuse*,
tous les six jours il fut énergiquement purgé. Ce traitement réalisa
mes espérances; je vis les accès s'éloigner et devenir moins forts;
après quinze mois environ la cure devint radicale.

Une dame de vingt-deux ans, par suite d'une dartre laiteuse
répercutée, fut en proie à des accès d'épilepsie tellement violents
qu'ils menaçaient son existence; ils cessèrent aussitôt qu'on eut
rappelé l'éruption vers l'endroit qu'elle occupait. Je soumis cette
malade à l'usage du *dépuratif* et de la *liqueur antinerveuse;*

j'excitai une forte suppuration dans les parties primordialement atteintes de dartres; je prescrivis trois bains au son par semaine, et j'obtins une guérison radicale.

CONVULSION.

Hoffmann cite l'observation de convulsions occasionnées par la suppression de la gale. «Un jeune homme, dit-il, âgé de dix-huit ans, d'une constitution délicate et nerveuse, est attaqué de la gale pendant l'automne; il s'occupe aussitôt de la supprimer, et emploie à cet effet du soufre sublimé et du sel de nitre en friction. La gale disparaît, et des convulsions se manifestent. Son pouls est fréquent, il profère des cris, ses membres sont dans un état alternatif de contraction et de relâchement : il est dans un délire tour à tour gai ou sérieux, extravagant ou mélancolique; enfin, par un traitement convenable, la gale reparaît, et les convulsions cessent entièrement. »

J'ai guéri une demoiselle âgée de vingt-trois ans, qui, affectée d'une dartre croûteuse occupant la tête et la poitrine, avait au déclin de chaque lune une convulsion qui durait vingt-cinq minutes. Il est digne de remarque qu'après chaque accès elle avait pendant quelques jours un appétit dévorant.

SOMNAMBULISME.

Le docteur Pigati cite l'observation d'un jeune homme qui, par suite d'une dartre répercutée, était sujet toutes les nuits à des attaques de somnambulisme. Dans cet état d'excitation son regard était vif et animé, ses reparties saillantes dans les entretiens qu'on se faisait un jeu d'avoir avec lui. Dans l'état de veille il était morne, taciturne, et paraissait bien inférieur pour les facultés de l'entendement à ce qu'il était dans ces illusions nocturnes.

DOULEURS NERVEUSES, TIC DOULOUREUX, SCIATIQUE.

La suppression d'une éruption cutanée est souvent la cause des douleurs qui se font ressentir dans différentes parties du corps. Elles sont vives, déchirantes; d'autres fois elle se manifestent par des élancements, des tiraillements, des pulsations, et par un sentiment de formication. Ces douleurs nerveuses peuvent se manifester sur toutes les parties du corps, mais on les observe le plus communément à l'union du front et de l'œil, ce qui constitue le *tic douloureux;* au-dessous des yeux, aux aines, à la hanche et à la partie externe et supérieure de la cuisse, ce qui constitue la *goutte sciatique.* Elles se manifestent aussi au genou, au coude et à la plante des pieds. Rappeler les dartres vers les lieux qu'elles occupaient avant leur disparition est le meilleur moyen de faire cesser ces douleurs, qui deviennent quelquefois atroces. Le célèbre Cotunni parle d'un négociant napolitain qui se suicida parce qu'il ne pouvait supporter tout ce qu'avait de cruel un *tic douloureux* dont il était affecté, et qui devait son origine à la répercussion d'une dartre.

Un jeune homme dartreux d'origine avait à la plante des pieds des douleurs atroces résultant de ce vice humoral. Un traitement dépuratif et l'usage des chaussettes de toile gommée, en rétablissant la transpiration qui ne s'opérait pas, amenèrent une complète guérison.

MIGRAINE.

Les douleurs de tête coïncident très-souvent avec les dartres et leur doivent fréquemment leur origine. Je possède des faits très-nombreux qui viennent à l'appui de mon assertion; il me suffira de rapporter l'observation suivante. Madame **D.**, âgée de vingt-sept ans, maigre et d'un tempérament nerveux, portait à toute la partie interne des cuisses et des jambes une dartre de nature *farineuse volante.* Un mal de tête violent se manifestait tous les soirs vers les six heures et se prolongeait jusque vers les neuf heures. La nuit, la tête devenait libre, et toute la journée elle ne se plaignait que d'un peu de pesanteur jusqu'à six heures, où les accès recommençaient. Il est digne de remarque que plus la dartre écaillait et plus la peau était rouge, moins la migraine était forte, et *vice versâ.* Cette dame, après huit mois de traitement, obtint une cure radicale.

ASTHME.

Le professeur Pinel rapporte l'observation suivante. « Un homme de quarante ans, d'un tempérament robuste, eut jusqu'à l'âge de sept ans des éruptions dartreuses sur tout le corps ; elles disparurent peu à peu, et jusqu'à vingt-sept ans, époque de son mariage, sa santé n'éprouva aucune altération. A vingt-huit ans, il fut pris d'un asthme convulsif qui revenait presque tous les jours par accès de deux à trois heures, et seulement pendant l'été. Durant les paroxysmes, le malade éprouvait le sentiment d'une barre transversale dans la région du diaphragme, une oppression profonde et un resserrement vers le gosier ; ces symptômes étaient suivis de sueurs sur la tête et la poitrine. Dans le même temps il fut tourmenté de démangeaisons cruelles sur les bras, les jarrets, accompagnées de rougeur, de chaleur, et bientôt d'une desquammation farineuse de l'épiderme. Ces démangeaisons alternaient avec les accès d'asthme, de sorte que, dans les spasmes de la respiration, les dartres des bras disparaissaient, et revenaient après l'attaque. Tel fut pendant plusieurs étés l'état du malade. Mais depuis quatre ans cet état a empiré ; les accès d'asthme sont devenus plus fréquents, les éruptions plus étendues, les démangeaisons tellement intolérables et la respiration si difficile, que, pendant sept mois de l'année, il est impossible au malade de rester couché un instant dans son lit. »

Un ancien militaire portait depuis vingt ans environ des dartres éphélides sur tout le dos et la partie antérieure de la poitrine. Longtemps il négligea cette maladie, et rentré dans ses foyers il tenta de se délivrer de cette incommodité. Il n'y parvint que trop facilement par l'emploi de vingt-cinq ou trente bains sulfureux ; les taches dartreuses n'eurent pas plus tôt disparu qu'une gêne dans l'acte respiratoire se fit ressentir ; son état empira, et lorsque M. G. vint me consulter, il y avait deux ans qu'il souffrait cruellement. Il toussait fréquemment et crachait une matière muqueuse ; sa respiration, qui n'était pas bien libre durant la journée, était fortement gênée pendant la nuit. Presque toujours sur son séant, une sueur froide couvrait son front ; même au milieu de l'hiver, sa croisée restait ouverte, et il se plaignait qu'il n'avait pas d'air ; la suffocation devenait souvent imminente, et depuis deux ans il goûtait à peine deux heures de sommeil chaque nuit. Toutes les ressources de l'art avaient été inutiles : on avait méconnu la cause de son mal, et il était temps d'y remédier ; le malade maigrissait à vue d'œil, quoiqu'il conservât un appétit excellent. M. G., plein de confiance en ma méthode, se livra à mes soins. Une éruption très-forte fut sollicitée sur la poitrine et le dos ; son efficacité fut telle qu'au bout de huit jours sa respiration devint entièrement libre ; sa nouvelle position avait quelque chose de merveilleux ; les dartres reparurent, elles furent traitées méthodiquement ; en huit mois la guérison fut complète.

CROUP, COQUELUCHE.

Baglivi et Werlhoff rapportent plusieurs observations de coqueluche due à la répercussion de la teigne.

Un enfant de trois ans, né de parents malsains, avait tout le corps couvert d'une croûte dartreuse. Cette éruption disparut par suite de frictions faites avec une pommade soufrée, sans traitement dépuratif. Aussitôt des symptômes de croup se manifestèrent ; la respiration s'embarrassa , la voix devint rauque et sifflante ; l'enfant était dans une anxiété extrême : il succomba.

Un enfant , âgé de sept ans , d'une constitution très-nerveuse , avait la tête entièrement recouverte d'une croûte teigneuse; on le pansait matin et soir avec du beurre et de la poirée ; la suppuration était abondante ; un médecin consulté conseilla pour tout traitement des douches sulfureuses. Six de ces douches n'avaient pas été administrées que la tête allait bien , l'écoulement humoral se tarit ; mais bientôt les terribles symptômes du croup se déclarèrent : l'enfant était d'une pâleur extrême , il était en proie à des mouvements convulsifs ; il écumait de la bouche, il avait des accès de suffocation , et tout présageait une fin déplorable. Je n'avais pas un instant à perdre : des sangsues appliquées au cou , un vésicatoire à la nuque, des bains de pieds synapisés , une potion antinerveuse, et surtout une application faite à la tête pour exciter une forte suppuration ; tels furent les moyens qui rendirent cet enfant à la vie. Un traitement méthodique et continué environ six mois guérit l'affection teigneuse. Je ne puis concevoir qu'il y ait des médecins assez inexpérimentés pour ne pas sentir tous les dangers qu'il y a d'arrêter sans précaution des écoulements dépurateurs, et par conséquent éminemment salutaires.

Un enfant de cinq ans et demi avait depuis sa naissance un écoulement d'oreille que l'on eut l'imprudence d'arrêter sans user d'un traitement intérieur dépuratif. Aussitôt des symptômes de croup et de fièvre cérébrale se déclarèrent; appelé en consultation avec le docteur Castel, tous les moyens que nous mîmes en usage furent inutiles : le malade succomba après onze jours de maladie. Nous fîmes l'ouverture du cadavre en présence des docteurs Laboirie et Duchatel ; nous reconnûmes l'existence d'une violente inflammation dans tout le trajet des organes respiratoires et l'engorgement de la partie droite du cerveau, avec suppuration d'une matière grisâtre sanguinolente d'une horrible fétidité. Il y avait évidemment transport d'humeur à la fois sur le poumon et sur le cerveau.

PALPITATIONS DE CŒUR.

Lancisi et Hoffmann rapportent plusieurs observations de palpitations de cœur dues à la répercussion des dartres et du mal vénérien. Stahl parle d'une jeune dame affectée d'une semblable maladie, et qui n'en fut délivrée que par une éruption dartreuse qui se manifesta sur une grande partie du corps. Il est facile de voir que les palpitations de cœur tenaient au principe dartreux, puisqu'elles cessèrent dès qu'il se porta à la peau.

Les palpitations sont très-souvent la suite de ces vices humoraux et du principe rhumatismal ou goutteux. Elles sont fréquemment le résultat des préparations mercurielles.

Deux frères, l'un de trente-six ans et l'autre de quarante ans, portaient à la tête une dartre de nature écailleuse, qui avait déterminé la chute de presque tous les cheveux ; ils éprouvaient de violentes palpitations de cœur : ils étaient maigres et dépérissaient de jour en jour. Les moyens mis en usage avaient été infructueux. Soumis tous deux à un traitement curatif pendant plus d'un an, ils ont obtenu une solide guérison, et le plus jeune s'est considérablement fortifié.

ANÉVRYSME DU COEUR.

Morgani, Albertini et Valsalva rapportent plusieurs observations d'individus morts d'anévrysme du cœur, par suite de dartres répercutées. J'ai été témoin d'un fait assez remarquable. Le professeur Hallé et moi fûmes appelés en consultation pour donner nos soins à un jeune homme de vingt-deux ans, affecté d'anévrysme au cœur. Voici son histoire : depuis son enfance il avait eu des dartres ; elles disparurent par suite d'une médication répercussive ; aussitôt des douleurs rhumatismales se manifestèrent à toutes les articulations. Par l'effet d'un émétique elles cessèrent, et un anévrysme se développa. Lorsque nous vîmes ce malade , il était d'une maigreur extrême , les jambes étaient enflées ; il éprou‑ vait une gêne excessive dans l'acte de la respiration ; les batte‑ ments de cœur étaient d'une telle force qu'on les apercevait à cinq pas de distance. Toutes les ressources de l'art furent inutiles ; il succomba dans un état vraiment déplorable.

PULMONIE ET CRACHEMENT DE SANG.

Ce sont deux maladies qui sont presque toujours et tour à tour la conséquence l'une de l'autre ; le plus souvent elles frappent l'homme au plus bel âge de la vie. C'est dans les ouvrages de Strack, de Bayle, de Laennec et de Stahl, que l'on peut trouver de nombreux exemples de pulmonie et de crachement de sang oc‑ casionnés par l'existence d'un principe dartreux, ou par l'abus des préparations mercurielles.

Si je ne craignais de dépasser les bornes que je me suis pres‑ crites, je pourrais rapporter de nombreuses observations qui con‑ statent que des pulmonies et des crachements de sang sont fort souvent le résultat du vice dartreux qui porte ses ravages sur les poumons. Je rappelle à mon souvenir l'histoire d'un jeune homme âgé de vingt-six ans , qui portait sur différentes parties du corps quelques taches dartreuses ; il toussait horriblement et crachait abondamment une matière verdâtre ; il maigraissait à vue d'œil ; sans un traitement de huit mois qui lui rendit la santé, il eût suc‑ combé aux ravages d'une pulmonie d'autant plus dangereuse qu'elle était accompagnée d'un crachement de sang qui se renou‑ velait assez souvent.

CATARRHE PULMONAIRE.

Cette affection, qui se manifeste par l'expulsion d'une matière glaireuse, jaunâtre, verdâtre, quelquefois d'un blanc sale et tacheté de petits points noirs, atteint plus particulièrement les vieillards, mais les adultes n'en sont pas exempts ; j'ai donné mes soins à une foule de jeunes gens qui, par suite de rhumes négligés, par des excès dans le rapprochement des sexes, ou par l'abus des mercuriaux, avaient contracté cette irritation dans la membrane muqueuse qui tapisse les bronches ; il est d'autant plus urgent de se débarrasser de cette affection qu'on la voit fréquemment dégénérer en phthisie pulmonaire. Le principe dartreux est aussi très-fréquemment la cause de l'affection dont je parle.

M. B., âgé de soixante-huit ans, portait depuis vingt-cinq ans sur les bras, la poitrine et les cuisses, une dartre écailleuse qui disparut par l'emploi d'une pommade soufrée ; aussitôt un catarrhe pulmoraire se manifesta. M. B. passait les nuits les plus affreuses, il ne dormait jamais plus de deux heures, et dans une extrême agitation. Vingt jours de traitement, en ramenant les dartres à la peau, opérèrent le plus grand soulagement ; en six mois la guérison était complète.

MAUX DE GORGE.

Ils doivent très-souvent leur origine au principe dartreux, écrouelleux ou scorbutique. Douleur plus ou moins forte, rougeur violacée du voile du palais, gonflement et supuration des amygdales, quelquefois désorganisation de toutes ces parties et carie du palais; tels sont les symptômes de ces maladies, qui sont très-fréquentes, et dont voici plusieurs exemples.

M. D., âgé de quarante-cinq ans, éprouvait depuis dix ans un mal de gorge qui avait résisté à tous les adoucissants dont il avait fait usage ; les saignées, les vésicatoires n'avaient pas eu plus de succès; le mal fit des progrès, et lorsque je vis le malade pour la première fois, non-seulement le voile du palais était d'un rouge violacé, mais encore les amygdales étaient rongées dans plusieurs

points. Les renseignements que le malade me donna me confir-
mèrent dans cette pensée qu'un vice dartreux héréditaire, et l'abus
du mercure dans une affection vénérienne qu'il éprouva , étaient
la source de tous ces symptômes, qui cédèrent à un traitement convenable.

Mlle P., âgée de vingt-deux ans, issue d'une mère écrouelleuse,
éprouvait depuis l'âge de treize ans un mal de gorge accompagné
d'une sécheresse insupportable ; les amygdales étaient gonflées, et
il s'échappait de ces glandes une matière purulente assez blanche.
On espérait que l'époque de la menstruation opérerait un changement favorable. On fut trompé dans cette attente : il devenait donc
évident que cette maladie tenait à un vice dartreux que j'ai considéré comme héréditaire , car le grand-père de cette demoiselle
avait eu longtemps à la jambe une plaie de mauvaise nature. Confiée à mes soins, elle guérit au bout de neuf mois de traitement.

M. de G., âgé de quarante-neuf ans , d'une très-forte constitution, éprouvait depuis l'âge de vingt ans un mal de gorge accompagné tantôt d'une grande sécheresse se propageant jusque dans le nez,
et d'autres fois d'une sécrétion muqueuse très-abondante et
exhalant une odeur infecte. Une petite dartre écailleuse existait à l'aisselle droite. Ce mal de gorge, de nature dartreuse,
était héréditaire, car toute la famille de M. de G., sans exception,
en avait été plus ou moins affectée. Sa sœur avait eu le palais
carié par cette affreuse maladie qui lui donna la mort. M. de G.
obtint une cure complète par mes soins, que je lui prodiguai quinze
mois environ.

MALADIE DES YEUX.

Depuis la plus haute antiquité on a été à même de constater
que le plus grand nombre des maladies de ces organes, et surtout
des paupières, doivent le plus souvent leur origine au principe
dartreux lié au vice scrofuleux. Scarpa et Wisman, médecins an-

glais, rapportent plusieurs cas d'inflammation des paupières qui n'avaient pas d'autre origine. Schmaker et Richter qui, dans leurs ouvrages, ont traité de la *cécité* (perte de la vue), nous ont transmis plusieurs observations où elle avait été le résultat de dartres répercutées, de maladies vénériennes négligées, ou bien la suite de l'abus des mercuriaux.

Une femme âgée de vingt-huit ans, affectée depuis huit ans d'un gonflement des paupières, avec perte des cils et écoulement purulent, était considérée comme incurable; confiée à mes soins par M. le docteur Peyre, médecin de l'établissement de Tivoli, j'eus la satisfaction de la guérir après sept à huit mois de traitement; on ne dirait jamais que ses yeux ont été si longtemps affectés par ce vice humoral qui était héréditaire, car sa mère avait éprouvé la même maladie.

MALADIES DES OREILLES.

Il est très-rare que les écoulements d'oreille ne soient pas de nature dartreuse; j'en ai guéri plusieurs qui n'avaient pas d'autre origine.

Venieslas Trnka, dans son ouvrage publié én 1778, rapporte plusieurs cas de surdité occasionnée par le transport du principe dartreux sur l'organe de l'ouïe. Il est rare qu'une dartre occupant quelque partie de l'oreille ne finisse pas par en atteindre l'intérieur.

Une femme âgée de trente-trois ans, d'un tempérament nerveux, lymphatique, portait à la partie supérieure des cuisses une dartre écailleuse qui occasionnait de violentes démangeaisons; quelques bains sulfureux, sans traitement interne, les firent disparaître; mais aussitôt un suintement abondant de l'oreille droite, accompagné de surdité complète, se manifesta; les moyens ordinaires échouèrent : cinq mois de traitement opérèrent une guérison radicale.

J'ai guéri plusieurs personnes qui avaient entièrement perdu la
faculté d'entendre ; je dois pourtant avouer que je n'ai pas toujours été également heureux.

EXOSTOSE OU GONFLEMENT ET CARIE DES OS.

C'est une chose très-fréquente que de voir ces maladies se développer par suite d'une infection dartreuse ou vénérienne. J'ai
donné mes soins à un jeune homme qui, après avoir cohabité longtemps avec une personne profondément souillée par le vice dartreux, vit se développer sur différentes parties de sa tête des tumeurs
qui n'étaient autres que le gonflement des os du crâne, occasionné
par ce principe. Cette maladie avait une telle opiniâtreté, qu'il
fallut dix-huit mois de traitement pour obtenir une cure radicale.

Un ouvrier menuisier, par suite d'un vice dartreux et écrouelleux
fortement invétéré, portait sur toute la partie supérieure du pied
droit une dartre croûteuse qui avait donné lieu à un ulcère occupant le gros orteil ; la troisième phalange était cariée, il fallut
l'extirper ; ce fut le professeur Dubois qui fit l'opération. Soumis
à un traitement dépuratif énergique, sa guérison s'opéra après neuf
ou dix mois environ.

OBSTRUCTIONS DU FOIE.

C'est dans les ouvrages de Bianchi, de Boerhaave, de Morgagni et de Portal, que l'on peut trouver de nombreux exemples
d'obstructions du foie occasionnées par un vice dartreux. De
concert avec le docteur Dubois, j'ai donné mes soins à un individu qui, par suite de la répercussion de quelques boutons dartreux existant aux jambes, fut affecté de cette maladie. Nous rap-
pelâmes l'éruption au dehors, et l'amélioration fut manifeste :
un traitement dépuratif rendit sa guérison complète.

Un Génevois, qui avait été confié à mes soins par le docteur
Dufour, était depuis nombre d'années en proie aux ravages d'une
dartre boutonneuse occupant le dos et le visage. Cette dégoûtante
incommodité était accompagnée d'une grande maigreur, d'un teint

jaune safrané , de digestions difficiles et d'une douleur lancinante vers la région du foie. Treize mois d'un traitement sévère opérèrent une cure complète. Quelques membres de l'Académie royale de médecine ont été les témoins d'un succès aussi inespéré.

CATARRHE VÉSICAL , PISSEMENT DE SANG.

Cette hémorrhagie de la vessie doit très-souvent son origine aux dartres répercutées. Hippocrate avait observé qu'elles se portaient fréquemment sur cet organe. J'ai guéri un médecin d'une affection semblable, qui était le résultat d'une dartre écailleuse occupant les lèvres, et qu'il avait eu l'imprudence de faire disparaître par des lotions répercussives.

J'ai donné mes soins à un individu qui, par suite de la disparition d'une dartre qu'il portait derrière les oreilles , était affecté d'une très-vive irritation de la vessie ; le sang se mêlait aux urines qu'il sentait le besoin de rendre à chaque instant ; ce qui était fort incommode. Une grande amélioration se manifesta après quinze jours de traitement, et au bout de six mois la cure était complète.

Un homme, âgé de cinquante-cinq ans, avait eu des dartres dans sa jeunesse ; elles disparurent. A l'âge de cinquante ans, il ressentit de l'irritation dans la vessie, des envies fréquentes d'uriner ; peu à peu ses urines se chargèrent de matières glaireuses très-abondantes. Sous l'influence de cette affection , sa santé se détériorait, il maigrissait à vue d'œil. Un traitement à la fois dépuratif et tonique combattit cette affection avec un tel succès que sa guérison fut complète au bout de huit mois environ.

INCONTINENCE D'URINE

ou écoulement involontaire d'urine.

Cette incommodité fort désagréable est souvent le résultat d'un principe dartreux fixé sur les organes génitaux ou sur la membrane tapissant l'intérieur de la vessie, qui, sans cesse irritée, donne lieu à l'excrétion presque continuelle de l'urine. Le fait suivant en est la preuve. Un individu âgé de quarante-cinq ans, affecté d'une dartre boutonneuse occupant le pourtour de la couronne du gland, éprouvait jour et nuit des envies continuelles de rendre ses urines. Elles étaient très-chargées, et contenaient une grande quantité de matières glaireuses, ce qui me fit supposer avec juste raison que l'intérieur de la vessie était en proie aux ravages de l'affection dartreuse; Un traitement de onze mois guérit cette affection, qui était héréditaire, car le père de cet individu avait eu des dartres et la goutte.

GRAVELLE.

Les médecins ont observé que les personnes atteintes de dartres ont les urines plus glaireuses, plus bourbeuses, et que chez elles il se manifeste souvent des graviers qui grossissent et forment des pierres d'un volume assez considérable. Le traitement dépuratif, combiné à divers sels fondants, met un terme à cette tendance qu'ont les urines à produire des matières terreuses. Les personnes atteintes de goutte et de rhumatisme sont fréquemment calculeuses.

MALADIES DE L'ESTOMAC.

Douleurs chroniques, difficulté de digérer.

Un fait que les médecins modernes paraissent avoir perdu de vue, c'est que le vice dartreux atteint fréquemment la membrane muqueuse qui tapisse l'estomac. On éprouve alors des douleurs sourdes ou vives, de la gêne dans l'acte de la digestion, et l'économie se détériore sous l'influence de ce trouble de l'organe digestif. Je suis à même d'observer très-fréquemment que les dartreux ont les digestions difficiles, et que c'est vainement qu'on a recours aux adoucissants, à l'application des sangsues, tandis que l'emploi d'un moyen doux et dépuratif est le seul qui puisse combattre avec succès ce trouble des organes digestifs dont je viens de parler. Nous ajouterons que, lorsque les affections de l'estomac ont longtemps persisté, elles dégénèrent en affections cancéreuses, maladie mortelle, vulgairement appelée affection du *pylore*.

MALADIES DES INTESTINS.

Colique, dévoiement, inflammation chronique.

Ces divers états, qui sont caractérisés par une douleur vive de la région du ventre, par des déjections plus ou moins abondantes, diversement nuancées, et par des douleurs sourdes vers la fin de l'acte de la digestion, sont fréquemment le résultat de l'emploi de substances irritantes ou d'une alimentation de même nature. D'autres fois, elles doivent leur origine à la répercussion d'une affection dartreuse, ainsi que M. Alibert en rapporte des exemples. Je suis très-fréquemment consulté pour des maladies semblables, et je n'ai qu'à me louer de l'emploi du *dépuratif* combiné à la *liqueur antinerveuse*, dont j'ai parlé dans le cours de cet ouvrage.

CANCER DU RECTUM, FISTULES.

Lorsque le principe dartreux se porte à l'anus, il peut y produire des désordres considérables. Les premiers symptômes qu'on éprouve sont d'abord des démangeaisons intolérales; plus tard, les parties malades s'ulcèrent et deviennent fistuleuses.

Un individu portait au fondement une dartre de nature écailleuse; il la négligea au point qu'elle grandit beaucoup, et se propagea dans l'intérieur de l'intestin rectum, où elle détermina un cancer qui devint incurable.

HÉMORRHOÏDES.

Dehaen et Alberti, un des disciples de Stahl, parlent d'hémorrhoïdes occasionnées ou entretenues par un vice dartreux. Il n'est pas de jour que je ne sois à même de faire semblable remarque. Les personnes qui portent des dartres au fondement sont très-sujettes aux *affections hémorrhoïdales*.

M. P. , âgé de soixante ans, d'un tempérament bilieux, était depuis environ vingt-cinq ans affecté d'une dartre écailleuse humide, occupant tout le pourtour de l'anus. Des hémorrhoïdes très-douloureuses et parfois saignantes, jointes à de très-vives démangeaisons, lui rendaient les nuits insupportables ; son mal semblait s'accroître à chaque renouvellement de lune. Il avait épuisé sans succès toutes les ressources de la médecine, et me fut adressé par le célèbre Hallé. J'eus la satisfaction de le guérir après huit mois de traitement.

CONSTIPATION.

Cette incommodité est fréquente chez les personnes qui ont une inflammation permanente du canal digestif. Un traitement dépuratif et adoucissant est très-propre à combattre cette maladie, qui est une cause fréquente de lourdeur de tête, de fatigue générale et de mélancolie.

CANCER DU SEIN ET DE LA MATRICE.

Il n'est pas de médecin observateur qui n'ait été à même de constater que le vice dartreux et vénérien est une source fréquente de maladies. Citons quelques exemples.

Une femme, parvenue à l'âge critique, vit se développer aux parties sexuelles une dartre très-intense et caractérisée par de vives démangeaisons. Tous les moyens mis en usage, les bains sulfureux, les jus d'herbes, furent inutiles : le mal s'étendit vers le col de la matrice ; une ulcération se forma, et la malade succomba après plusieurs années de souffrance.

Une dame, âgée de quarante-huit ans, avait eu des dartres toute sa vie, particulièrement sous les bras. Au moment où elle cessa d'être réglée, une petite croûte se manifesta au mamelon du sein gauche ; elle grandit, la glande s'engorga, devint douloureuse, rougit et s'ulcéra. Par suite de divers moyens employés, et surtout d'une pommade mercurielle qu'un vétérinaire conseilla, la plaie prit de l'étendue, et une excavation assez grande pour y cacher le poing fut le résultat de cette médication. Cette dame était désespérée ; elle redoutait une opération qu'on lui conseillait. Nous la soumîmes au traitement dépuratif ; nous fîmes plusieurs applications d'un caustique qui nous a toujours réussi. La cicatrisation était complète après quatre mois d'un traitement qui fut continué environ une année, afin d'éviter toute récidive.

CHUTE DE LA BARBE ET DES CHEVEUX.

Souvent les ravages des dartres et de la syphilis sont si étendus, que la barbe et les cheveux tombent ou que leur couleur s'altère. Il est des individus qui sont devenus entièrement chauves par les progrès extraordinaires de ce genre d'affection.

Je retrace à mon souvenir l'histoire d'un lieutenant de vaisseau qui, par suite de maladies vénériennes mal traitées, vit se développer sur le visage et sur toute la superficie du cuir chevelu une dartre à la fois écailleuse et boutonneuse. Par suite de cette éruption, les cheveux et la barbe tombèrent. Il fallut près de dix-huit mois pour déraciner ce mal, qui donnait à la physionomie de cet individu un aspect effrayant.

MALADIES DES ONGLES.

Par suite d'un principe dartreux, scrofuleux ou vénérien, les ongles subissent des changements notables, comme j'ai été à même de l'observer très-fréquemment. Tantôt ils sont secs et se cassent facilement ; d'autres fois ils ont l'air d'avoir été jaunis par la fumée du tabac ; dans beaucoup de cas ils se dépolissent, deviennent spongieux et donnent à la main un aspect cadavéreux ; enfin, ils prennent quelquefois une couleur violacée, tombent et ne se reforment qu'avec beaucoup de lenteur pour retomber de nouveau, souvent pour ne plus renaître, à cause des ulcérations et des caries qui affectent le bout des doigts. J'ai rapporté ailleurs une observation relative à cette maladie, qui est digne du plus grand intérêt.

Un individu, âgé de trente-huit ans, vint me consulter pour une affection excessivement grave. Doué d'un tempérament éminemment lymphatique, il avait eu, dans sa jeunesse, la lèvre supérieure enflée et une dartre écailleuse sèche sur toute la superficie du cuir chevelu. A vingt ans, tous ces symptômes disparurent. Quatre années se passèrent dans un état de santé parfaite. A vingt-cinq ans, le menton devint le siége d'une forte éruption boutonneuse. Différentes parties du corps s'affectèrent, les mains devinrent écailleuses. Le mal se propagea jusqu'aux doigts des pieds et des mains; les ongles ne tardèrent pas à s'affecter : ils jaunirent, perdirent leur poli, et leur partie spongieuse fut mise à nu. Les mains de cet individu avaient un aspect cadavéreux; l'ensemble de sa physionomie repoussait et portait la trace des plus cruelles douleurs, douleurs à la fois physiques et morales ; car les démangeaisons qu'il éprouvait ne lui laissaient pas un instant de repos, et son âme était en proie à cette pénible affliction que doit éprouver tout individu qui voit sans cesse tout son être atteindre insensiblement le dernier degré de désorganisation.

Un traitement mieux raisonné que tous ceux qu'il avait inutilement employés amena un prompt soulagement. Ce bien-être physique réagit sur son moral : bercé par l'espérance d'une guérison certaine, il seconda mes efforts avec un courage digne du plus grand intérêt : une guérison complète, à l'abri de toute récidive, fut le résultat d'un traitement qui dura dix-huit mois.

ENGELURES.

Cette maladie, qui semble particulière à l'enfance, quoique cependant elle attaque aussi les adultes et les vieillards, a pour siége les mains, les pieds, les oreilles et le bout du nez. Les engelures commencent à se former vers la fin de l'automne, s'accroissent pendant l'hiver, diminuent ou guérissent pendant le printemps, pour reparaître de nouveau au retour du froid. L'engorgement rouge-violet de la peau, un prurit incommode ; dans des cas graves, un engorgement profond, de la gêne dans les mouvements, des crevasses, des ulcérations gangréneuses ; tels sont les symptômes qui caractérisent cette maladie, qui attaque de préférence les individus faibles, lymphatiques, écrouelleux, ou qui portent le germe d'une infection dartreuse. L'emploi d'un traitement dépuratif et tonique à la fois devient indispensable pour triompher de ce mal.

ÉRYSIPÈLE.

Quels que soient les endroits que puisse occuper cette inflammation de la peau, son apparition à certaines époques indique le plus souvent l'existence d'une acrimonie dartreuse du sang, acrimonie qui ne demande souvent qu'une circonstance pour faire explosion. J'ai donné mes soins à beaucoup de dartreux qui avaient été affectés d'érysipèle plusieurs années avant le développement de la maladie cutanée.

CLOUS.

Il est rare que leur apparition ne soit pas le signe d'un vice dartreux existant dans l'économie. Sur vingt malades affectés de dartres, il en est au moins quinze qui accusent avoir eu des furoncles avant le développement de leur affection cutanée.

Un individu, âgé de cinquante-six ans, tout couvert d'une dartre écailleuse sèche, vit en quelques jours se développer sur toute la superficie de son corps soixante-quinze clous. Rien n'était plus déplorable que sa situation : ses souffrances étaient des plus cruelles, toute position était intolérable ; le ventre étant le moins affecté, il était presque toujours couché sur cette partie. Une fièvre très-violente se développa. Des bains, des cataplasmes et deux saignées amenèrent du soulagement ; un traitement d'une année environ opéra une guérison complète ; depuis cinq ans le malade n'a pas eu le plus léger bouton.

DÉPÔTS OU ABCÈS.

J'ai souvent été àmême d'observer que, par suite d'un principe dartreux existant dans l'économie, il survenait dans différentes parties du corps des dépôts ou des abcès qui paraissaient guérir pour revenir de nouveau à certaines époques. Il n'y a qu'un traitement antidartreux qui puisse combattre cette disposition humorale.

Un ancien militaire, ayant fait les guerres d'Égypte, avait eu plusieurs fois la gale et la syphilis. Rentré dans ses foyers, quelques dartres se manifestèrent sous les aisselles, et au bout de quelques mois un dépôt se forma sous chaque bras; ces dépôts furent ouverts, et la cicatrisation s'opéra. Depuis cette époque, deux fois tous les ans, pareil symptôme s'était manifesté; et depuis douze ans il était en proie à cette incommodité, lorsqu'il vint me consulter. Il ne me fut pas difficile d'apprécier qu'un vice dartreux était la cause de ces dépôts. Un traitement de quinze mois détruisit cette mauvaise disposition.

ULCÈRE DE LA BOUCHE, DU NEZ ET DU GOSIER.

Dans mes considérations générales sur les dartres et le mal vénérien, j'ai dit que ces deux affections rampent quelquefois sur la membrane muqueuse qui tapisse la bouche, le nez et le gosier.

Un conducteur de diligence avait eu plusieurs maladies vénériennes qu'il négligea. Un petit ulcère se manifesta vers le fond de la gorge; exaspéré par un régime échauffant et par l'abus des mercuriaux, il s'étendit, détruisit une partie du voile du palais; le palais lui-même fut promptement envahi, et lorsque je vis ce malheureux, une partie des os de la voûte palatine était cariée, la salive et les aliments pénétraient en partie dans les fosses nasales, qui, par une perforation assez étendue, communiquaient avec la bouche. Les parties malades furent brûlées à plusieurs reprises; une partie des os s'exfolia, ce qui nécessita l'application d'un obturateur pour détruire toute communication entre la bouche et le nez. Un traitement longtemps continué cicatrisa tous les ulcères existant dans différentes parties de la gorge. Aujourd'hui le malade n'éprouve de cette maladie qu'un peu de difficulté dans la prononciation, résultat de la destruction d'une partie du voile du palais et de la diminution des amygdales.

APHTHES.

Ce sont de petites ulcérations superficielles occupant la langue, les gencives, et le plus ordinairement l'intérieur des joues et des lèvres. Elles se propagent quelquefois sur une grande étendue des voies digestives et y font éprouver la sensation d'une chaleur brûlante. Quoi qu'il en soit, cette affection peut devoir son origine à un principe dartreux ou vénérien. Mes observations à cet égard coïncident avec celles que nous ont données Wagler et Ketelner.

CARIE DES DENTS, LEUR CHUTE; GONFLEMENT SCORBUTIQUE DES GENCIVES; MAUVAISE HALEINE.

Ces divers états doivent très-fréquemment leur origine au vice dartreux, scrofuleux ou vénérien; l'abus des préparations mercurielles, en décomposant le sang, produit aussi un semblable effet. J'ai vu un grand nombre d'individus qui, par suite de ces dispositions humorales, avaient une haleine infecte et la bouche dans l'état le plus déplorable. Est-il nécessaire de faire comprendre l'urgence d'un traitement à la fois dépuratif et rafraîchissant ?

POLYPES.

Ce sont des excroissances charnues qui se forment dans les narines, les oreilles, la matrice et autres cavités. Elles doivent très-souvent leur origine au principe dartreux ou vénérien qui s'est fixé sur ces organes.

Un perruquier, affecté depuis nombre d'années d'une dartre croûteuse occupant l'extrémité de la verge, communiqua à son épouse sa maladie, qui se manifesta à la matrice sous forme de polype, excroissance qui acquit en quelques années un tel développement, qu'elle atteignit près de deux pouces et demi de longueur. Cette femme fut opérée par le professeur Dubois. Mon traitement, administré pendant six mois, empêcha le retour d'une maladie dont on a vu de nombreux exemples.

J'ai vu à l'Hôtel-Dieu de Paris un malade qui mourut étouffé par suite d'un polype qui avait envahi les cavités nasales, le gosier et les voies aériennes. La situation de ce malheureux était désespérante.

J'ai guéri, sans extirpation et à l'aide d'un caustique convenable, de semblables excroissances ; le traitement interne est indispensable pour empêcher leur retour.

ÉCOULEMENT DES PARTIES GÉNITALES, FLEURS BLANCHES.

C'est dans les ouvrages de Benjamin Bell, de Hunter et de Baillou, qu'on trouve de nombreux exemples d'écoulements occasionnés par le principe dartreux. J'ai donné mes soins à un Américain affecté d'une dartre pustuleuse de nature très-fugace. Lorsqu'elle disparaissait, un écoulement par l'urètre (canal de l'urine) avait lieu ; il cessait aussitôt qu'elle revenait au visage, son siége ordinairement.

Un individu, âgé d'environ trente-cinq ans, avait eu une dartre croûteuse située vers le milieu du dos, de la dimension de la paume de la main. Elle disparut et se porta sur le canal ; de là, démangeaison insupportable dans la partie affectée, envies fréquentes d'uriner et écoulement d'une matière purulente. Traité sans succès depuis trois années, il vint me consulter : je le soulageai en quinze jours, et le guéris en quatre mois.

Les *fleurs blanches*, auxquelles sont sujettes beaucoup de femmes, sont souvent le symptôme d'une affection dartreuse intérieure très-invétérée.

Une dame, âgée de vingt-quatre ans, avait eu dans sa jeunesse les glandes du cou engorgées, et une éruption dartreuse s'était manifestée sur la partie externe des bras. Tous ces symptômes se dissipèrent à l'époque où elle fut réglée. Jusqu'à vingt ans elle jouit d'une bonne santé: mais, à dater de ce moment, ses digestions se dérangèrent, elle maigrit, et un écoulement d'un blanc jaunâtre se manifesta avec abondance. Les médecins qui la traitèrent ne tinrent aucun compte des antécédents, aussi échouèrent-ils. Plus heureux dans la manière d'envisager le mal, qui était à n'en pas douter de nature dartreuse, j'obtins en quelques mois une complète guérison.

RHUMATISME ET GOUTTE.

C'est dans les écrits de Baillou, de Morgagni, de Stahl et de Barthez qu'on peut recueillir des faits nombreux constatant que la goutte et le rhumatisme peuvent devoir leur origine au principe dartreux et vénérien; et sans recourir à de semblables autorités, ne voit-on pas tous les jours ces affections douloureuses cesser par l'apparition soudaine d'une éruption dartreuse, et se développer à leur tour par la répercussion ou la rentrée de cette maladie?

M. D., âgé de quarante-neuf ans, d'une forte constitution, était affecté de plusieurs dartres *farineuses arrondies*, occupant la partie externe des bras et des jambes. Par suite d'une grave maladie, elles disparurent, et au rétablissement de la santé, la peau ne se recouvrit pas du plus petit bouton; mais en revanche les deux genoux et l'épaule droite furent en proie à des douleurs lancinantes qui ne laissaient pas au malade un instant de repos. Les sangsues appliquées sur les points douloureux, les bains, les cataplasmes, améliorèrent bientôt son état, mais le mal persistait. Il était donc entretenu par un principe dartreux. Une guérison opérée en quelques mois vint me confirmer dans cette pensée.

Un individu, âgé de quarante-sept ans, était en même temps atteint de dartres occupant toutes les parties du corps, et de rhumatisme siégeant à toutes les articulations ; il ne marchait qu'avec une extrême difficulté. Il nous suffit de combattre l'affection dartreuse pour faire disparaître le mal articulaire.

HYDROPISIE.

Que l'épanchement d'eau qui la constitue ait lieu dans la tête, dans la poitrine, dans le ventre, dans les jambes ou dans toute l'habitude du corps, cette maladie n'en doit pas moins souvent son origine aux dartres répercutées, qui vont engorger un organe, et plus particulièrement le foie. Si je n'eusse été souvent à même de constater ce fait, de nombreuses observations puisées dans les ouvrages de Morgagni, de Bacher, de Portal et de Monro viendraient le confirmer.

J'ai guéri un négociant de la Guadeloupe qui avait un commencement d'hydropisie de poitrine ; sa respiration était très-gênée, il ne se couchait que difficilement sur le côté droit. Un traitement énergique le débarrassa en trois ou quatre semaines.

Une dame âgée de vingt-neuf ans, à la suite de deux couches qui furent assez heureuses, eut quelques dartres aux cuisses et sur la partie supérieure des mains. Elles étaient écailleuses et donnaient lieu à un suintement assez abondant. Cette affection était des plus désagréables et les démangeaisons violentes ; différentes préparations furent employées sans le moindre succès. On eut recours aux bains de Barèges, qui furent pris au nombre de 47. L'affection disparut, mais aussitôt le ventre se ballonna, il augmentait tous les jours de grosseur ; la région du foie était douloureuse, ce qui dénotait que cet organe était enflammé. Les jambes s'engorgèrent, le visage jaunit, la malade urinait peu.

Rappeler l'éruption dans les parties qu'elle occupait fut mon premier soin ; l'emploi de la *poudre dépurative*, secondée par des purgatifs énergiques, déblaya les organes abdominaux. En vingt jours, tout était dans l'état le plus favorable ; le traitement dépuratif et tonique en même temps dura six mois et demi, et la cure fut radicale.

ULCÈRES DES JAMBES.

Toutes les fois qu'une plaie des jambes ne tend point à se guérir, on doit la considérer comme étant entretenue par une acrimonie des humeurs de nature dartreuse, écrouelleuse, galeuse, vénérienne ou scorbutique. Des coups sont le plus fréquemment, il est vrai, la cause déterminante de ces plaies, qui prennent souvent un aspect hideux et ont une odeur fétide ; mais elles se guériraient naturellement si un principe âcre n'avait occasionné et n'entretenait ce mal, qui, au lieu de se guérir, s'accroît, carie quelquefois les os de la jambe, excite de cruelles douleurs et nécessite fréquemment l'amputation de la jambe.

Un capitaine de marine, auquel on devait couper la jambe par suite d'un ulcère qu'il portait depuis quinze ans, a été guéri par mes soins. L'odeur qui s'exhalait de cette plaie horrible était tellement fétide, que sa fille, qui le pansait habituellement, contracta une fièvre putride dont elle mourut.

Je possède grand nombre d'observations qui constatent les succès de ma méthode dans le traitement de l'ulcère des jambes.

IMPUISSANCE, STÉRILITÉ.

L'incapacité dans le rapprochement, l'impossibilité d'exercer le coït, constituent l'impuissance ; l'inaptitude à féconder, à procréer des enfants, constitue la stérilité. Que le principe dartreux ou vénérien ait son siége à l'intérieur ou à l'extérieur des organes génitaux, qu'il occupe une ou plusieurs parties du corps,

que les fluides soient seuls affectés, lors même qu'il n'existe pas
à l'extérieur la plus légère trace de ce principe, il n'en est pas
moins certain que la stérilité et l'impuissance doivent très-souvent leur origine à une acrimonie humorale. Je possède plusieurs
exemples de cette nature.

POLLUTION NOCTURNE, PRIAPISME,
ou excitabilité des organes génitaux.

Si, comme je viens de le faire observer, un principe dartreux
produit la faiblesse des organes génitaux, d'autres fois, sous
l'influence de ce même principe, ils acquièrent une très-grande
irritabilité. Ces phénomènes, bien différents, tiennent à la
constitution de chaque individu, et à des circonstances souvent
inappréciables. Il en est de cela comme de l'opium, qui irrite
les uns et calme les autres.

Un individu, âgé de cinquante ans environ, était affecté depuis
dix ans d'une dartre farineuse sèche, occupant toute la partie supérieure et postérieure de la tête. Lorsqu'il vint me consulter
(c'était au mois d'avril 1829), il avait presque entièrement perdu ses cheveux. Ses digestions étaient difficiles, et, par suite de
pollutions nocturnes et d'un priapisme continuel pendant la nuit, il
était arrivé à un extrême degré de maigreur. Il était temps de mettre
un terme à cette affection dartreuse qui lui occasionnait d'insupportables démangeaisons et qui désorganisait tout son être physique,
par suite des symptômes nocturnes qui en étaient la conséquence.
Les bains sulfureux, qu'il avait trop longtemps employés, n'a-
vaient fait qu'aggraver sa position; chose facile à apprécier, puisqu'ils apportaient une trop vive excitation vers les organes qu'il
eût fallu calmer. Comme il existe des rapports sympathiques entre les organes génitaux et la partie postérieure de la tête, surtout lorsqu'elle est en proie à une irritation dartreuse, je pus
m'expliquer facilement les phénomènes auxquels ce malade était

en proie. Je combattis l'affection dartreuse par des moyens convenables ; à l'aide des remèdes antinerveux, je calmai en très-peu de jours la trop grande excitabilité des organes génitaux. En huit mois, j'opérai une cure complète, et le malade jouit d'une santé florissante. Ce qui est digne de remarque, c'est qu'après avoir fait plusieurs fois raser la tête à cet individu, ses cheveux, qui étaient gris, ont poussé avec plus de force et sont devenus tout à fait noirs. Ce fait s'est déjà présenté nombre de fois à mon observation.

AMAIGRISSEMENT, FIÈVRE LENTE.

Une acrimonie dartreuse, portant ses ravages à l'intérieur ou se manifestant à l'extérieur par une éruption plus ou moins étendue, est très-communément la cause de l'amaigrissement auquel beaucoup de personnes sont en proie. Quand le mal a fait de grands progrès, quand le sang est en quelque sorte décomposé, alors toute la surface du corps se couvre d'une lèpre épaisse, on maigrit de jour en jour, on est dévoré par une fièvre lente, la paume des mains et la plante des pieds sont brûlantes, toutes les fonctions se troublent, une sueur continuelle affaiblit le malade, une diarrhée incessante le dessèche, et il arrive insensiblement à un état cadavéreux. Arrêter promptement les progrès de ce dessèchement, de cette espèce de désorganisation, est chose essentielle, car il est un terme où toutes les ressources de l'art ne peuvent ranimer une vie qui n'est plus que fugitive. J'ajouterai que les bains et les boissons sulfureuses ne peuvent qu'augmenter cet état de maigreur, auquel le principe dartreux ne dispose déjà que trop.

TRAITEMENT

DES MALADIES CHRONIQUES

DUES A UN PRINCIPE HUMORAL.

Le traitement des maladies chroniques entretenues par un principe humoral, par une indisposition maladive de nos humeurs, par un vice âcre, quelle que soit d'ailleurs sa nature, nécessite impérieusement l'emploi de la poudre végétale dépurative. Nous avons déjà suffisamment fait comprendre toute son efficacité en constatant qu'elle neutralise les principes âcres qui tourmentent l'économie, et qu'elle les élimine par les voies transpiratoires et urinaires. Aujourd'hui que les médecins praticiens, revenant à un humorisme rationnel susceptible de démonstration, reconnaissent que beaucoup de maladies doivent être recherchées dans le sang, que son infection par des matières hétérogènes absorbées, ou bien des matières qui s'y forment naturellement et par suite de maladie, devient une source fréquente d'affections chroniques ; aujourd'hui qu'on ne doute plus qu'elles ne puissent devoir leur origine qu'à des principes acrimonieux et purulents que le sang dépose sur nos organes, on comprend l'heureux et indispensable emploi des médicaments dépuratifs sagement combinés aux autres moyens dont l'expérience des siècles a constaté les heureux effets. Loin de nous, en effet, la pensée que le dépuratif végétal puisse toujours, et dans toute circonstance, guérir une maladie chronique due à un principe humoral sans le secours de médicaments accessoires. Résumons d'une manière très-succincte la marche que nous suivons quand nous avons à combattre des maladies chroniques, quels que soient d'ailleurs les organes qu'elles puissent atteindre :

1° Le malade se soumettra à l'usage du dépuratif; il le prendra aux doses et de la manière indiquée page 305. Cette préparation réunit trois conditions importantes; les éléments qui la composent sont tirés du règne végétal, elle dépure nos fluides et elle calme l'irritation des organes.

2° On retire un effet d'autant plus efficace des pilules toni-purgatives, qu'on est appelé à traiter des maladies dont le siége n'est pas dans le canal digestif. Il est remarquable que c'est particulièrement dans les affections de la tête, des poumons, dans les douleurs nerveuses, rhumatismales, goutteuses, dans les hydropisies, que les purgatifs se montrent héroïques. Ils agissent non-seulement en procurant des selles abondantes qui dépouillent le sang, mais encore en produisant sur les voies digestives une irritation salutaire qui balance ou détruit une irritation fixée sur un autre point de l'économie. Loin de moi la pensée qu'on ne doive jamais procurer des évacuations dans les affections du canal intestinal; mais on doit y procéder avec beaucoup de circonspection, car il faut craindre d'accroître une irritation déjà existante, et avant, évacuer des matières qui croupissent quelquefois dans le canal digestif; il est bien sage d'insister longtemps sur l'emploi des moyens adoucissants. Si la constipation nécessite l'emploi des pilules purgatives, il faut reconnaître aussi qu'elles sont d'autant plus salutaires qu'on s'est préparé, quelques jours à l'avance, à leur usage, par des boissons rafraîchissantes et des lavements de même nature. La méthode évacuante est douée d'une très-haute efficacité quand elle est employée avec sagesse. L'ignorance en a

fait un abus coupable ; au médecin seul il appartient d'en constater tous les avantages.

3° Quand on n'ignore pas que l'inflammation amène la destruction de nos organes, on comprend de suite de quelle ressource précieuse sont les évacuations sanguines. Si on doit s'en montrer plus
avare dans des inflammations chroniques lentes, liées à une disposition humorale, maladive, de nos fluides, il ne s'ensuit pas toujours qu'on doive s'en dispenser. Que de fois avons-nous eu à nous
louer de la saignée dans des affections cérébrales et pulmonaires;
que de fois les sangsues n'ont-elles pas mis un terme à des maladies chroniques de l'estomac, des intestins, de la matrice, des
reins, de la vessie, appliquées sur des tumeurs ; combien de fois
aussi n'ont-elles pas préparé ces parties à recevoir les bienfaits
des fondants externes et internes ! Mais il ne faut pas abuser des
évacuations sanguines; Galien, dans son Traité de la Saignée, blâme
les médecins qui usent de ce moyen jusqu'au blanc. Il constate
qu'une semblable pratique avait décidé une mort prompte, ou
bien avait introduit dans la constitution une faiblesse absolument
incurable. Il est plus prudent, quand le cas l'exige, de faire des
saignées plus modérées et de les répéter selon les besoins. Si on
peut le plus souvent, dans les maladies chroniques où le sujet est
affaibli, se dispenser de tirer du sang, reconnaissons qu'il est des
circonstances où il devient indispensable de le faire, et qu'il n'y a
pas de médecine possible sans les évacuations sanguines sagement
dirigées. Et si, dans beaucoup de circonstances, il est vrai qu'on
doive s'en dispenser, nier leur efficacité dans la majorité des cas,
c'est se montrer étranger à toutes les règles, à tous les progrès de
notre art. Notre méthode appelle donc souvent à son aide les dé-
plétions sanguines, soit par la saignée, soit par les sangsues,
soit aussi par les ventouses, moyen peut-être trop négligé, et
que le baron Larrey, de regrettable mémoire, avait en quelque
sorte retiré de l'oubli.

4° C'est en ne perdant pas de vue que le système nerveux

oue un grand rôle dans la plupart de nos maladies, que nous
avons compris la nécessité d'allier au traitement dépuratif l'emploi
des moyens antinerveux. La préparation dont nous avons parlé,
page 322, obtient chaque jour des résultats dont nous n'avons
qu'à nous louer.

5° Quand on apprécie que, sous l'influence des inflammations
chroniques, nos organes se durcissent, s'engorgent et se détériorent par suite de la suppuration qui finit par s'y établir, on comprend alors combien il devient important pour l'art de guérir de
posséder des moyens fondants, aptes à les ramener à leur état
normal primitif. La liqueur désobstruante dont nous avons parlé,
page 321, obtient des avantages qui ont quelquefois surpassé
toutes nos espérances quand il nous a fallu combattre des obstructions internes ou externes ; dans ce dernier cas, nous ayons recours à des applications fondantes qui concourent efficacement à
combattre l'engorgement des testicules, l'endurcissement des
glandes du sein et de celles qui attaquent les sujets scrofuleux.
Combien de personnes atteintes d'affection cancéreuse au sein et
à la matrice, ont pu, sans le secours d'une opération sanglante et
douloureuse, arriver au terme d'une guérison aussi solide que
désirée ! On a trop de nos jours négligé les médications fondantes
internes et externes, dont je suis à même de constater chaque jour
les heureux effets. Je ne saurais trop le répéter, on ne doit vraiment recourir à l'opération qu'après avoir épuisé tous les autres
moyens, car de nombreuses observations prouvent qu'avec du
temps et de la patience, on peut triompher de ces affections qu'on
a laissées trop longtemps dans le domaine de la chirurgie.

6° Quel est le médecin qui n'a pas été à même de reconnaître que
sous l'influence des affections chroniques où le sang s'appauvrit,
nos forces se détériorent et s'étiolent ? Cette circonstance indique
que dans la majorité des cas les digestions sont troublées, quelles
préparent un chyle peu réparateur et que peu à peu notre force
vitale se détruit, puisque le sang qui est appelé à l'entretenir n'a
plus les qualités qui doivent l'entretenir. C'est dans un tel état où

nos organes, pèchent par faiblesse que les toniques, les préparations amères, deviennent d'une indispensable nécessité ; en même temps qu'elles rendent à l'estomac tout le ton, toute l'énergie dont il a besoin pour raviver la vie digestive, elles impriment à toute l'organisation une activité plus grande, et aident la nature à triompher des maladies auxquelles elle ne pourrait résister si elle n'était livrée qu'à ses propres forces. La médecine physiologique, en préconisant trop peut-être l'emploi des adoucissants, des calmants et des évacuations sanguines, avait trop oublié que la vie a besoin pour s'entretenir des moyens toniques et nourrissants. C'est sous l'empire de ces idées que nous avons conseillé dans la majorité des cas une nourriture substantielle propre à *refaire* le sang, qu'on nous passe cette expression, et c'est dans ce même but que nous avons formulé une composition *fortifiante-stomachique* dont nous constatons chaque jour l'heureux emploi. Personne plus que nous n'a été à même de constater la haute puissance des préparations ferrugineuses dans beaucoup de maladies nerveuses et dans les pâles couleurs, maladie plus particulière aux jeunes filles ; maladie où la vie s'éteint par la décomposition d'un sang privé de vie, de couleur et de ses principes constituants.

7° Nous avons trop compris la puissance des vésicatoires et des cautères pour ne pas y avoir recours dans beaucoup de cas ; qui pourrait méconnaître les avantages qu'il y a à favoriser à l'extérieur une suppuration qui en même temps qu'elle dépouille le sang d'un principe acrimonieux, porte à la peau une irritation salutaire qui balance et détruit une irritation fixée sur un organe intérieur ? Quelquefois nous cherchons à produire sur une grande étendue de la peau des éruptions boutonneuses dont nous avons souvent obtenu d'heureux résultats ; disons cependant qu'on ne saurait abuser de ces moyens sans préjudice ; disons qu'on doit souvent s'en montrer avare, n'y avoir recours que dans des cas graves, et qu'on ne doit pas oublier qu'il est des malades nerveux qui n'en éprouvent que de désastreux effets.

dans le traitement des affections chroniques de l'estomac, du poumon, où l'irritation semble être un des principaux éléments de la maladie. C'est aux plantes que j'ai demandé des moyens efficaces pour les combattre, c'est à leur secours que des milliers d'individus doivent l'existence ; et il est une vérité dont je me suis convaincu, c'est que l'art ne peut jamais imiter ces heureux mélanges qui se forment au sein de la nature. Quelque efficaces que soient les sirops de gomme, de guimauve, de capillaire, de violette, jamais ils ne sauraient avoir les propriétés adoucissantes du *suc de carotte*. Le principe mucilagineux et sucré est tellement bien combiné dans ce produit végétal, qu'il devient une ressource précieuse dans un

8° Enfin nous avons constaté tous les avantages de la préparation du suc de carotte (1) combiné avec la poudre végétale dépurative,

(1) Le règne végétal est une mine féconde d'inépuisables richesses. Une nature toujours bienfaisante s'est plu à répandre sur cette terre des antidotes à tous les maux qui assiégent notre existence fugitive. Partout la main du Créateur se montre grande et généreuse; partout elle appelle nos respects, notre reconnaissance et notre admiration.

Pour préparer le suc dont il a été parlé, on prend deux ou trois grosses carottes jaunâtres ou·rouges ; on désigne communément à Paris ces dernières sous le nom de carottes de Crécy (elles me paraissent plus juteuses); on les laisse tremper pendant une demi-heure dans de l'eau ; après on les râpe, on en met la pulpe dans une serviette qui est très-fortement tordue, de manière à extraire tout le suc de ce résidu, qui reste presque sec par suite de cette opération. On obtient environ un verre de suc de carottes, qui, mélangé à deux verres d'eau pure, constitue une préparation douce, légère, et d'une facile digestion. On prend cette boisson dans le courant de la journée; elle peut être prise froide ou tiède : je préfère cette dernière température en hiver. Unie à la poudre végétale, cette préparation du suc de carotte est à la fois dépurative et adoucissante, deux qualités bien précieuses pour combattre avec avantage les maladies du sang et l'irritation ou l'inflammation de nos organes.

La pulpe de carotte, appliquée sur des ulcères douloureux, sur des tumeurs graves, a procuré de promptes améliorations, surtout quand on combine avec ce moyen l'emploi des préparations fondantes.

grand nombre d'affections inflammatoires qui s'étaient montrées rebelles à l'emploi de beaucoup d'autres moyens. La pulpe de carotte, appliquée sur des ulcères douloureux, sur des tumeurs graves, a amené de très-promptes améliorations, surtout quand on combine à ce moyen l'emploi des préparations fondantes.

Dans cet exposé, qui résume ma méthode, j'ai prouvé que j'étais médecin éclectique ; j'ai rendu justice aux travaux de nos devanciers, dont les médecins modernes tiennent trop peu de compte, et peut-être que dans le vaste champ que tant de siècles d'expérience ont fécondé, m'a-t-il été permis de séparer l'ivraie du bon grain. Jamais je ne me suis enthousiasmé pour tel ou tel moyen au détriment d'un autre ; mais, ainsi que je l'ai déjà dit, semblable à l'abeille qui puise sur chaque fleur de quoi composer son miel, j'ai pris dans chaque méthode ce qu'elle pouvait avoir de bon pour en composer un tout, et n'ai eu qu'à me louer de cette marche. Étranger à tout esprit de système, c'est par le doute, et surtout par une sage expérimentation, que j'ai marché avec quelques succès dans le sentier si difficile de notre art.

TABLE.

FIN DE LA TABLE.

TRAITÉ

LA NATURE ET LA GUÉRISON

DES

MALADIES DE LA PEAU.

Typ. Vinchon, rue J.-J. Rousseau, 8.

MÉDAILLE

DÉCERNÉE AU DOCTEUR BELLIOL, PAR LA VILLE DE PARIS.

RÉCOMPENSE DE SES TRAVAUX

et de son

DÉVOUEMENT.

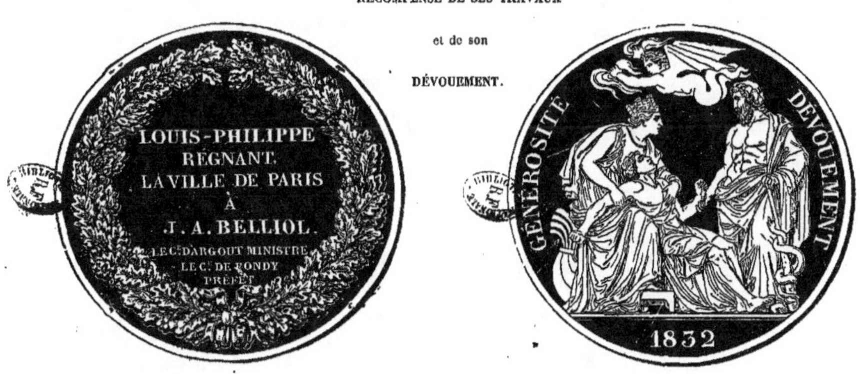

TRAITÉ

SUR

LA NATURE ET LA GUÉRISON

DES

MALADIES DE LA PEAU

(DARTRES, TEIGNE, SCROFULES, ULCÈRE, CANCER, SYPHILIS)

OU SE TROUVENT EXPOSÉS LES AVANTAGES D'UN

TRAITEMENT VÉGÉTAL, DÉPURATIF. ET RAFRAICHISSANT

PAR LE DOCTEUR BELLIOL,

DES FACULTÉS DE MÉDECINE DE PARIS ET DE MONTPELLIER,

PRÉCÉDÉ DU RAPPORT D'UNE COMMISSION MÉDICALE

CONSTATANT L'EFFICACITÉ DE LA NOUVELLE MÉTHODE.

DIXIÈME ÉDITION.

PARIS,

CHEZ RORET, LIBRAIRE, RUE HAUTEFEUILLE, 10 BIS ;

ET CHEZ L'AUTEUR, RUE DES BONS-ENFANTS, 30.

1852

A LA MÉMOIRE

Du Baron ALIBERT,

MÉDECIN DE LOUIS XVIII,

MÉDECIN EN CHEF DE L'HOPITAL SAINT-LOUIS,

PROFESSEUR DE LA FACULTÉ DE MÉDECINE DE PARIS,

OFFICIER DE LA LÉGION D'HONNEUR, CHEVALIER DE SAINT-MICHEL,

MEMBRE DE L'ACADÉMIE ROYALE DE MÉDECINE.

Lorsque dans vos savants écrits vous avez daigné associer mon nom à votre nom illustre, lorsque vous m'avez honoré de votre bienveillante amitié, un sentiment de profonde reconnaissance est resté dans mon cœur, et mon front s'incline respectueusement devant un pieux souvenir.

BELLIOL.